ALTERNATIV HEILEN

Herausgegeben von Gerhard Riemann

Gregor Wilz, geboren 1962 in Offenbach, interessiert sich seit vielen Jahren für die Zusammenhänge von Ernährung und Bewußtsein. Während seines Studiums der Ernährungswissenschaften an der FH Fulda arbeitete er in einer Rohkostklinik. Die positiven Erfahrungen, die der angehende Wissenschaftler dort sammelte, veranlaßten ihn, sich künftig für die Verbreitung einer lebendigen Nahrung im Sinne von Dr. med. Bircher-Benner und Prof. Dr. Werner Kollath einzusetzen. Inzwischen schreibt der Autor für verschiedene Gesundheitszeitschriften und hält Vorträge und Seminare über die segensreichen Wirkungen naturbelassener Nahrung.

W0040237

Vollständig überarbeitete und erweiterte Taschenbuchausgabe
November 1993
Droemersche Verlagsanstalt Th. Knaur Nachf., München
Lizenzausgabe mit freundlicher Genehmigung des Verlages
Ernährung und Bewußtsein
© 1990 Verlag Ernährung und Bewußtsein
Umschlagillustration Susannah zu Knyphausen, München
Satz DTP ba · br
Druck und Bindung Ebner Ulm
Printed in Germany
ISBN 3-426-76057-6

Gregor Wilz

Die vegetarische Rohkost

Heilnahrung für Körper, Seele und Geist

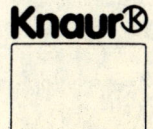

Wer die Gesundheit erwerben will, der muß sich von der Menge der Menschen trennen; denn die Masse geht immer den Weg gegen die Vernunft und versucht immer, ihre Leiden und Schwächen zu verbergen. Laßt uns nie fragen: Was ist das Übliche, sondern: Was ist das Beste!

Seneca

An den Leser

Alles Große und Edle ist einfacher Art
Gottfried Keller

Das Buch, welches Sie nun in Ihren Händen halten, wurde ursprünglich als Diplomarbeit im Fach Ökotrophologie (Hauswirtschafts- und Ernährungswissenschaft) geschrieben. Von Anfang an schrieb ich die Arbeit so, daß sie nicht nur für die Professoren, sondern auch für den Rest der Menschheit bestimmt war. Daher wurde bewußt auf Fachausdrücke verzichtet. Dort, wo dies nicht möglich war, wurden die Fremdwörter erklärt.

Vieles wird dem Leser dieses Buches neu, ja geradezu unwahrscheinlich vorkommen. Daher wurden auch die zahlreichen Quellenangaben, soweit sie als Nachweis dienlich sind, beibehalten.

Der ursprüngliche Titel lautete: »Die vegetarische Rohkost als optimale Grundlage zur Gesunderhaltung, Gesundwerdung und Entwicklung von Körper, Seele und Geist.« Dies hört sich zwar ziemlich kompliziert an, ist jedoch im Grunde genommen ganz einfach. Unsere Nahrung wirkt also nicht nur auf unseren grobstofflichen Körper, sondern auch auf unsere Seele und unseren Geist. Da in der heutigen Zeit eine sehr große Unkenntnis über die beiden letztgenannten Begriffe besteht, wurden diese von mir so präzise und gleichzeitig so einfach wie möglich erklärt.

Ohne Übertreibung darf ich wohl behaupten, daß dieses Buch das erste wirklich ganzheitliche Buch über Ernährung ist. Die »moderne« Naturwissenschaft klammert Seele und Geist aus ihren Forschungen aus. Diejenigen Autoren, welche bis jetzt vereinzelt über die Wirkung der Nahrung auf unsere feinstofflichen Körper geschrieben haben, versäumten es, zu erklären, was die Seele und der Geist des Menschen für eine Bedeutung haben.

Die vegetarische Rohkost ist weder eine neue Ernährungsform, noch ist sie kompliziert, und schon gar nicht ist sie, wie viele meinen, einseitig oder geschmacklos. Dies kann ich nach einiger, vierjähriger Erfahrung mit Frischkost mit gutem Gewissen behaupten.

Gregor Wilz

Inhalt

Vorwort

> Die Natur ist immer wahr, immer ernst.
> Sie versteht keinen Scherz und kennt
> keine Kompromisse. Sie hat immer recht,
> während die Fehler und Irrtümer immer
> von den Menschen gemacht werden.
>
> *J. Wolfgang von Goethe*

Die alarmierende Bilanz unserer Krankheitsstatistik mit immer mehr neuen Krankheiten und immer mehr Kranken, darunter 20 Millionen Rheumakranke, 5 Millionen Diabetiker, 3 Millionen Allergiker, sowie mit 400 000 Herz- und Kreislauferkrankungen und 200 000 Krebstoten pro Jahr hat viele Menschen dazu bewegt, ihre Ernährungsweise zu ändern. Das Leiden, welches mit diesen Krankheiten verbunden ist, bewegte mich dazu, dieses Buch zu schreiben.

Krankheit bzw. Gesundheit werden zweifelsohne von vielen Faktoren bestimmt. Jedoch wird heute kaum jemand bezweifeln, daß unsere Ernährung dabei eine große Rolle – ich möchte sogar behaupten: die Hauptrolle spielt. Es gibt z. Z. Hunderte von Ernährungsformen und Diäten. Jeder Ernährungswissenschaftler kocht sozusagen »sein eigenes Süppchen«. Dabei stehen auf der einen Seite oft extrem einseitige Diäten, auf der anderen Seite die Auswüchse des naturwissenschaftlichen Spezialistentums, wo alles gemessen, gewogen, tabellarisiert, analysiert und synthetisiert wird. Die Ernährungswissenschaft zählt zu den Naturwissenschaften. Die heutige übliche Ernährung hat jedoch oft nur sehr wenig mit Natur zu tun. Zu einem hohen Prozentsatz ist das, was auf den

Teller gelangt, eher de-naturiert. Mit anderen Worten: Die soge-nannte »gutbürgerliche Küche« ist alles andere als gut. Ich be-schreibe in diesem Buch nicht irgendeine neue Ernährungsform oder Diät, sondern eine Ernährung, die auf Naturgesetzen beruht. Die Naturgesetze haben bekanntlich seit Anbeginn der Schöp-fung Gültigkeit und werden auch immer Gültigkeit haben. »Die Natur ist immer wahr«, sagte Goethe.

Wahrheit hat eine fundamentale Eigenschaft: ihre Beständigkeit. Im Gegensatz zu wissenschaftlichen Richtigkeiten verändert sich die Wahrheit nicht.

Jegliche Be- und Verarbeitungen von Lebensmitteln mindern deren Wert (bis auf ganz wenige Ausnahmen wie z. B. milchsau-res Gemüse oder Getreide-Keimlinge). Daher kann man getrost sagen, daß die vegetarische Rohkost die beste von allen Ernäh-rungsformen darstellt.

Manch einer wird die Forderung, sich nur von vegetarischer Rohkost zu ernähren, als fanatisch oder radikal empfinden. Zu-gegeben – ich bin ein Fan von Rohkost. Das Wort radikal kommt übrigens aus dem Lateinischen und bedeutet: an die Wurzel gehen. Zweifelsohne gehe ich mit diesem Buch an die Wurzel, in die Tiefe der unveränderlichen und ewig gültigen Naturgesetze. In diesem Sinne lasse ich mich gerne als »radikal« bezeichnen.

Sicherlich wird sich auch manch einer fragen, warum ich in einer wissenschaftlichen Arbeit zur Erlangung des Grades eines Di-plom-Oecotrophologen mehr Wert auf die Worte von Jesus Chri-stus als auf die Aussagen einiger sogenannter »anerkannter Wis-senschaftler« lege. Die Antwort auf diese Frage gibt der wohl genialste Arzt, der jemals über diese Erde gewandelt ist. Gemeint ist Paracelsus; von ihm stammen die Worte: »Die Wahrheit kommt nicht von Professoren, sie kommt von Gott.«

Es ist nicht meine Absicht, die Wissenschaften zu verdammen.

Im Gegenteil – ich möchte eine Synthese herbeiführen zwischen Wissenschaft und Religion. Jenes Geschwisterpaar war jahrhundertelang getrennt, zerstritten. Kein Wunder – viele Wissenschaftler wurden aufgrund ihrer Erkenntnisse als Ketzer verurteilt oder sogar verbrannt (z. B. Galileo Galilei oder Giordano Bruno). Die Inquisition war mit Sicherheit nicht gottgewollt. Wir Menschen haben von Gott den freien Willen geschenkt bekommen. Wir können somit tun und lassen, was wir wollen – nur: wir müssen die Verantwortung dafür tragen und die Rechnung dafür bezahlen. »Was ihr säet, das werdet ihr ernten« (Gal. 1, 29).

Eine Wissenschaft ohne Miteinbeziehung der göttlichen Naturgesetze hat uns Atomkraftwerke, Giftmüll, Genmanipulationen, Nahrungsmittelfabriken, Mikrowellenherde, Amalgamfüllungen, Wasserstoffbomben und weitere schädliche Dinge gebracht. Es hat den Anschein, daß unsere Wissenschaft in einer »Pubertätskrise« steckt; Pubertierende aber wollen ihre Eltern nicht anerkennen. Genauso erkennen die meisten Wissenschaftler Gott als Schöpfer nicht an. Pubertierende wollen Vater und Mutter nicht mehr, ja sie schämen sich ihrer manchmal. Sie wollen alles selber machen und alles besser wissen. Wissenschaftler versuchen heute, die Welt in materialistischer Anschauungsweise zu erklären – ein Trugschluß sondergleichen. Alle Materie – also auch wir Menschen und unsere Nahrung – ist aus Geist entstanden und ist im tiefsten innersten Wesen immer noch Geist. Davon wird noch ausführlich die Rede sein.

Pubertierende sind auch oft dadurch gekennzeichnet, daß sie allerlei Unsinn vollbringen. Die Auswüchse in der Wissenschaft können jedoch schon nicht mehr als Unsinn bezeichnet werden. Der Planet Erde und seine Bewohner stehen am Rande des Abgrundes. Katastrophen sind schon fast an der Tagesordnung. Das Wort Katastrophe hat eine sehr tiefe Bedeutung. Es kommt aus dem Griechischen und heißt soviel wie: Wendepunkt. Überhaupt ist es von Vorteil, auf die Bedeutung der Worte mehr zu achten. Daher habe ich gelegentlich Bindestriche innerhalb eines Wortes verwendet, um auf die ursprüngliche Bedeutung hinzuweisen.

Ent-wicklung bedeutet, daß etwas in uns steckt, das ent-wickelt werden will/soll/kann/muß/darf. Not-wendig bedeutet, daß eine Wende vonnöten ist. Auf dem Gebiet der Ernährung haben schon etliche Menschen die Wende vollzogen und sind zurückgekehrt zu einer naturbelassenen, gesunden Ernährung, sprich, zu einer vegetarischen Rohkost. Diese wirkt sich nicht nur positiv auf unseren physischen Körper, sondern auch auf Seele und Geist aus. Früher wußte man noch um diese Tatsache, dabei heißt es in einem alten Sprichwort: »Iß roh, und du wirst froh; iß kalt, und du wirst alt.«

Sicherlich haben Sie auch schon einmal den Satz vernommen, der da lautet: »Der Mensch ist, was er ißt.« Das bedeutet jedoch nicht, daß alle Rohköstler »rohe Barbaren« sind. Sich von ungekochten Speisen zu ernähren bedeutet auch nicht einen Rückschritt nach dem Motto: »Zurück auf die Bäume, ihr Affen!«

Es ist mir ein Anliegen, in diesem Buch aufzuzeigen, daß mit vegetarischer Rohkost die Grundlage gegeben ist zu dem, was Mensch-sein wirklich bedeutet. Wir Menschen sind ja bekanntlich nach dem Ebenbild Gottes erschaffen worden. Der »moderne Mensch des 20. Jahrhunderts« steht jedoch aufgrund seiner denaturierten Nahrung da als ein Vitaminpräparat konsumierendes, Anti-Magensäure-Mittel vertilgendes, von Tranquilizern beruhigtes, von Aspirin betäubtes, psychosomatisch krankes, chirurgisch verändertes Lebewesen. »Die Krone der Schöpfung« ist müde, abgespannt, neurotisch, mit Magengeschwüren und Kopfschmerzen; jedoch ohne Mandeln und Blinddarm.

Es liegt mir sehr am Herzen, aufzuzeigen, daß Mensch-sein kein Zustand, sondern eine Aufgabe ist. Jesus Christus, Gottes eingeborener Sohn, hat uns ja bereits vor 2000 Jahren zugerufen: »Werdet vollkommen, wie euer Vater im Himmel vollkommen ist« (Matth. 5, 48). Dies schließt natürlich auch vollkommene Gesundheit mit ein. Diese ist jedoch nur zu erhalten durch vollkommene, sprich naturbelassene Lebensmittel. Wohl dem, der dies zu erkennen vermag.

»Wer die Gesundheit erwerben will, der muß sich von der Menge der Menschen trennen; denn die Masse geht immer den Weg gegen die Vernunft und versucht immer, ihre Leiden und Schwächen zu verbergen. Laßt uns nie fragen: Was ist das Übliche, sondern: Was ist das Beste!« (Seneca, Philosoph und Rohköstler)

1

Einleitung

Gesundheit ist laut Definition der Weltgesundheitsorganisation (WHO) »ein Zustand vollkommenen körperlichen, seelischen und sozialen Wohlbefindens und nicht allein das Fehlen von Krankheit und Gebrechen.« Gesundheit schließt also auch die seelische Gesundheit mit ein. Wir Menschen sind bekanntlich eine Einheit von Körper, Seele und Geist. Die heutige exakt-naturwissenschaftliche Medizin kennt nur das Sicht-, Wäg- und Meßbare. Seele und Geist sind jedoch feinstofflicher Natur und daher unsichtbar, unwägbar und unmeßbar.

Im 17. Jahrhundert schlug der französische Philosoph René Descartes vor, die Wissenschaft solle Geist und Seele aus ihren Überlegungen ausschalten und sich statt dessen auf das Funktionieren des Körpers konzentrieren. Descartes verglich den Körper des Menschen mit einer Maschine und plädierte dafür, diese Körpermaschine Teil für Teil zu untersuchen bis in immer winzigere Details. Auf diese Weise, so glaubte er, könne die Wissenschaft die letzten Wahrheiten über die Natur des Lebens erfassen. Dies war die Technik der Analyse, die in all ihren Überlegungen versuchte, das Komplexe auf das Einfache zu reduzieren. Seither ist die Analyse die dominierende Einstellung zu biologischen Problemen, während ganzheitliche Betrachtung und Synthese auf der Strecke bleiben. Der konventionelle Arzt kann mit analytischen Techniken die Ursachen chronischer Leiden nicht herausfinden. Die »moderne Medizin« nimmt Zuflucht zu Methoden, die versuchen, Symptome zu verändern oder zuzudecken. Gegen

Kopfschmerzen oder Arthritis verschreibt der Arzt heute Schmerzmittel, gegen Bluthochdruck blutdrucksenkende Mittel, gegen Depressionen Antidepressiva usw. Gesünder wird der Patient dadurch freilich nicht. Schon gar nicht werden durch Symptombehandlungen die Ursachen der Krankheit beseitigt. Erfahrungsgemäß sind fast alle Erkrankungen die Folge einer falschen Ernährungsweise. Der Körper des Menschen versucht jahrzehntelang, Ernährungsfehler auszugleichen. Dem sind jedoch Grenzen gesetzt. Nach 20, 30 oder 40 Jahren treten chronische Leiden auf, welche die Lebenskraft und die Lebensfreude erheblich mindern.

»Gesundheit ist nicht alles – ohne Gesundheit ist jedoch alles nichts«, wußte schon Schopenhauer zu sagen. Meistens ruft die körperliche und seelische Erschütterung durch eine ernsthafte Krankheit die Kraft hervor, unser Denken umzuwandeln und uns selbst zu veranlassen, den Weg zur Genesung zu suchen und zu begreifen, daß jeder nur so gesund ist, wie er lebt.

Erkrankt ein Mensch, so sind immer Seele und Geist der betroffenen Person in Mit-Leidenschaft gezogen. Zwischen Körper, Seele und Geist bestehen enge Wechselbeziehungen, da der Körper der Tempel – sprich die äußere Hülle – des Geistes ist.

Um diese Zusammenhänge wußte man in allen Kulturkreisen. Daher findet man in sämtlichen religiösen Schriften auf dieser Erde Gebote für eine rechte Lebensweise. Die Ernährungshinweise innerhalb der verschiedensten Weltreligionen und Mythologien bilden das Grundgerüst für die ersten beiden Kapitel dieses Buches. Dabei darf ich vorwegnehmen, daß in allen alten Überlieferungen dem Menschen eine vegetarische Lebensweise empfohlen wird. In vielen Dokumenten sind sogar Hinweise auf Rohkost als optimale Ernährungsweise zu finden. Das darauffolgende Kapitel beleuchtet die Frage nach der optimalen Nahrungsgrundlage des Menschen aufgrund seiner anatomischen Gegebenheiten.

Ein ausführliches Kapitel setzt sich speziell mit der vegetarischen Ernährungsweise auseinander. Dabei wird berücksichtigt, daß der Fleischverzehr nicht nur gesundheitliche, sondern auch ökologische, ökonomische, soziale und viele weitere Probleme mit sich bringt. Selbstverständlich werden auch ethische Gesichtspunkte angesprochen; dergestalt, daß die weisesten Männer und Frauen der Weltgeschichte zu Wort kommen.

Nach dem Themenkomplex »Vegetarismus« schließt sich ein Kapitel an, worin die geschichtliche Entwicklung der Ernährungsmedizin skizziert wird. Dabei kommt zutage, daß vegetarische Rohkost keine »neuartige Diätform« ist, sondern eine alte überlieferte Ernährungsweise, durch welche bereits vor 5000 Jahren im alten China Heilerfolge erzielt wurden.

Von Hippokrates bis Paracelsus wußten alle Ärzte des Altertums, daß die Frischkost eine Heilnahrung par excellence darstellt. Nachdem die Menschheit immer mehr dazu überging, ihre Nahrung zu denaturieren, mußten vor ca. 100 Jahren einige Ärzte und Forscher wieder regelrechte Pionierarbeit leisten, um den Wert der vegetarischen Rohkost erneut unter Beweis zu stellen. Im Rahmen des 7. Kapitels werden einige von ihnen vorgestellt. Dabei liegt der Schwerpunkt auf ihren Aussagen über die Gesunderhaltung und Gesundwerdung im Zusammenhang mit einer naturbelassenen Nahrung.

Im 8. Kapitel sind einige interessante Aspekte über Nahrungsinhaltsstoffe und deren Wirkung zu finden. Es beinhaltet auch einen wichtigen Themenkomplex, welcher von der konventionellen Schulmedizin eher etwas stiefmütterlich behandelt wird. Gemeint ist die wohl wichtigste Allgemeinfunktion innerhalb unseres Körpers – der Säure-Basen-Haushalt.

Innerhalb des 9. Kapitels wird ausführlicher dargelegt, welchen Einfluß unsere Ernährung auf unsere seelisch-geistige Gesundheit und Entwicklung hat. Da im 20. Jahrhundert eine große Unkenntnis über die Begriffe Seele und Geist herrscht, war es mir ein großes Anliegen, das Wesen von Seele und Geist ausführlich zu durchleuchten. Da der Körper, wie eingangs erwähnt, der Tempel bzw. die Hülle des Geistes ist, wird auch der Frage nachgegangen, wieso der Geist mit dieser Hülle ummantelt ist. Dabei kommen Mystiker und Kirchenväter ebenso zur Sprache wie die wissenschaftlichsten unter den Wissenschaftlern – die Physiker. Nur wenn man die Verdichtung des Geistes, also die Entstehung der Materie, begriffen hat, wird ersichtlich, warum eine Ent-wicklung eigentlich not-wendig ist.

Dabei wird ausführlich davon die Rede sein, welche Rolle unsere Ernährung spielt. Es soll in diesem Kapitel nicht der Eindruck geweckt werden, man könne sich mit Obst und Salat in den Himmel essen. Es war mir jedoch wichtig, klar und deutlich aufzuzeigen, daß alles, was unseren grobstofflichen Körper schädigt, aufgrund der bestehenden Wechselwirkungen auch Seele und Geist eines Menschen in Mit-Leidenschaft zieht. In diesem Themenkomplex sind Aussagen von Philosophen ebenso vorzufinden wie die Erkenntnisse von Dr. Rudolf Steiner, Hildegard von Bingen und Dr. med. M. Bircher-Benner.

Das 10. Kapitel zeigt noch einmal zusammenfassend auf, welch immense Bedeutung unserer Ernährung im Zusammenhang mit der seelisch-geistigen Entwicklung zukommt.

Im 11. und 12. Kapitel schließlich, die für diese Taschenbuchausgabe neu hinzugefügt wurden, findet der Leser wichtige Hinweise und Rezepte zur Praxis der vegetarischen Rohkosternährung.

Dieses Buch über vegetarische Rohkost erhebt keinen Anspruch auf Vollständigkeit. Die unzählig vielen Vorteile, welche eine natürliche Ernährung mit sich bringt, sind noch gar nicht alle erforscht und würden auch bei weitem den Rahmen dieses Buches sprengen. Die angeführten Kapitel beinhalten lediglich diejenigen Fakten, welche mir am wichtigsten erschienen. Ich wünsche den Lesern dieses Buches viel Freude und tiefe Einsichten bzw. Erkenntnisse.

2

Ernährungshinweise der Weltreligionen

Eigentlich müßte es in der Überschrift heißen: »der Weltkonfessionen«. Denn es gibt nur eine Religion: die Religion der Liebe. Was die Menschen aus der Religion mit ihren Dogmen gemacht haben, sind Konfessionen. Daher kommen auch die vielen Widersprüche innerhalb der Konfessionen. Bei Gott gibt es jedoch keinen Widerspruch. Daher gleichen sich auch alle religiösen Schriften, je mehr sie in ihrem Urzustand belassen wurden.

Das oberste Gebot in allen Religionen ist die Liebe zu Gott und zu seiner ganzen Schöpfung. Dies schließt natürlich die Liebe zu den Tieren mit ein. Daher finden wir auch in sämtlichen Religionen das Gebot der vegetarischen Ernährung. In jenen Konfessionen, wo dieses Gebot fehlt, wurden die betreffenden Stellen nachweislich von den Schriftgelehrten im Laufe der Jahrhunderte eliminiert. Ob wir nun das Alte Testament, den Koran oder die Bhagavad-Gita zur Hand nehmen; überall ist das vegetarische Speisegebot fest verankert. Nur wird es heute kaum noch beachtet.

»In einem gesunden Körper ruht auch ein gesunder Geist.« Diesem Naturgesetz wurde früher ebenfalls, als es noch keine Konfessionen gab, mehr Beachtung geschenkt. Die Tatsache, daß alles, was wir uns ein-verleiben, nicht nur auf den Körper wirkt, sondern auch auf Seele und Geist, war in früheren Kulturen bestens bekannt. Heutzutage ist dies sehr zum Leidwesen der Menschheit total in Vergessenheit geraten, obwohl im Neuen Testament klar und deutlich steht: »Wißt ihr nicht, daß ihr Gottes

Tempel seid und der Geist Gottes in euch wohnt? Wer den Tempel Gottes verdirbt, den wird Gott verderben. Denn Gottes Tempel ist heilig, und der seid ihr!« (1. Korinther 3, 16–17).

Die religiösen Schriften innerhalb des Christentums umfassen nicht nur das Alte und das Neue Testament, sondern auch die sogenannten apokryphen Schriften. Apokryph heißt verborgen. Es handelt sich dabei um Dokumente, welche in Archiven, Klöstern oder im Wüstensand verborgen lagen oder noch immer liegen.

In das Alte und Neue Testament wurde von den Theologen nur das aufgenommen, was sie kannten, was sie einigermaßen verstanden und was ihnen in ihr Weltbild paßte. Die wiederentdeckten Evangelien aus den Anfangszeiten des Christentums enthalten viele tiefe Wahrheiten und Weisheiten; sie sind eine große Bereicherung für die Menschheit. Es ist daher ein Herzenswunsch von mir, im folgenden nicht nur die Ernährungsweise des Alten und Neuen Testaments vorzustellen, sondern auch das »Friedensevangelium der Essener« und das »Evangelium des vollkommenen Lebens«.

Das Alte Testament

Schon wenn wir die ersten Seiten der Bibel aufschlagen, finden wir eindeutige und unmißverständliche Worte über die dem Menschen zugedachte Nahrung. Dort sagt Gott: »Seht, ich übergebe euch alles Kraut, das Samen hervorbringt auf der ganzen Erde, und alle Bäume, die samentragende Früchte hervorbringen; das sei eure Nahrung. Allem Wild des Feldes, allen Vögeln des Himmels und allem, was sich auf der Erde regt und Lebensodem in sich hat, gebe ich alles grüne Kraut zur Nahrung! Und es geschah so. Und Gott sah alles, was er gemacht hatte, und siehe, es war sehr gut« (1. Mose 1, 29–31).

Es gibt im Alten Testament noch weitere Stellen über die »Paradieskost«. So heißt es im 3. Buch Mose 25/1a: »Das Land wird euch seine Früchte geben, daß ihr euch satt essen könnt.« Der Prophet Ezechiel offenbart: »Und an den Ufern des Flusses sollen zu beiden Seiten allerlei Fruchtbäume wachsen, deren Laub nie welkt, denn ihr Wasser kommt vom Heiligtum. Ihre Früchte werden als Nahrung und ihre Blätter als Arznei dienen« (Ezechiel 46, 12).

Das wohl älteste ernährungswissenschaftliche Experiment, das den Wert der vegetabilen Ernährung unter Beweis stellt, ist im Buch Daniel beschrieben. Dort wird erzählt, daß König Nebukadnezar Jerusalem belagerte. »Nun befal der König dem Aschpenas, dem Obersten seiner Hofbeamten, er solle israelitische Knaben aus königlichem oder doch adeligem Blute holen lassen, die völlig fehlerfrei, von gutem Aussehen, unterwiesen in aller Weisheit, fein gebildet und wohlerzogen seien … Der König wies ihnen auch eine tägliche Zuteilung von den königlichen Speisen und von dem Weine an, den er selber trank … Nun stand es für Daniel innerlich fest, daß er sich nicht durch die Speise des Königs und den Wein, den dieser trank, verunreinigen wolle; er suchte also beim Obersten der Hofbeamten um die Erlaubnis nach, sich nicht verunreinigen zu müssen. Gott aber ließ Daniel bei dem Obersten der Hofbeamten Gunst und Nachsicht finden … Daniel sprach nun zum Erzieher … ›Versuche es doch einmal für zehn Tage mit deinen Knechten! Man gebe uns nur Gemüse zu essen und Wasser zu trinken. Dann laß dir zeigen, wie wir und wie jene Knaben aussehen, welche die Speise des Königs essen‹ … Er nahm diesen Vorschlag von ihnen an und machte für zehn Tage die Probe. Am Ende der zehn Tage sahen sie besser und wohlernährter aus als alle Knaben, welche die Speise des Königs aßen. Diesen vier Jünglingen (Daniel und seinen drei Freunden) verlieh Gott darum Wissen und Verständnis in jeder Schrift und Weisheit; und Daniel verstand außerdem Gesichte und Träume zu deuten … Sooft der König ihren Rat einholte, fand er sie in allen Fragen, wo es auf Weisheit und Einsicht ankam, allen Zauberern und Wahrsagern in seinem ganzen Reiche zehnmal überlegen« (Daniel 1, 1–21).

Diese Erzählung im Buch Daniel zeigt klar auf, daß eine einfache vegetarische Ernährung nicht nur für den Körper, sondern auch für die geistige Regsamkeit von Vorteil ist. Es gab früher regelrechte Prophetenschulen, wie die Bibel zu berichten weiß. Oberste Voraussetzung, um den »heißen Draht« mit Gott herzustellen, ist und war, sich absolut dem göttlichen Willen zu unterwerfen. Da es nun einmal schon immer im göttlichen Willen gelegen ist, daß wir unseren Körper rein erhalten, ist es nicht verwunderlich, daß die Propheten sich von pflanzlicher Kost ernährten. Im zweiten Buch der Könige lesen wir, daß sich Prophetenschüler von »wilden Gurken und gemahlenem Getreide« ernährten (2. Könige 4, 38–41). In der Erzählung von Daniel klang schon an, daß Alkohol den Kontakt zwischen Gott und Mensch unterbindet. Andere Bibelstellen unterstreichen diese Tatsache: »Der Herr redete mit Aaron und sprach: Du und deine Söhne mit dir sollt keinen Wein noch starkes Getränk trinken … auf daß ihr könnt unterscheiden, was heilig und unheilig, was unrein und rein ist« (3. Mose 10, 8–10).

Daß eine reine Ernährung selbst Unfruchtbarkeit wieder rückgängig machen kann, ist im Buch der Richter aufgezeichnet: »Da war ein Mann aus Zorea vom Geschlechte Dans mit Namen Manoach. Seine Frau war unfruchtbar und hatte kein Kind bekommen. Dieser Frau erschien der Engel Jahwes und sprach zu ihr: ›Du bist unfruchtbar und hast kein Kind bekommen. Nun aber sei auf der Hut; trinke keinen Wein und nichts Berauschendes und iß nichts Unreines. Denn du sollst empfangen und einen Sohn gebären«« (Richter 13, 2–5).

Schon seit Tausenden von Jahren sucht der Mensch, wenn er krank ist, die Schuld für sein Leiden überall, nur nicht bei sich selbst. Daß Krankheit kein willkürlicher Schlag des Schicksals und schon gar nicht Strafe von Gott ist, darüber klärt uns die heilige Schrift ebenfalls auf. Dort spricht der Psalmist: »Bevor ich leiden mußte, irrte ich. Nun aber halte ich Dein Wort. Du bist so gut und handelst gut … Mir war heilsam, daß ich litt« (Psalm 119, 67).

Kurt Allgeier schreibt in seinem Buch »Mit der Bibel heilen«: »Der Mensch ist eingebunden in die ganze Schöpfung und mit ihr verwirkt. Im Menschen ist die ganze Schöpfung existent, wirksam. Deshalb kann der Mensch nur gesund sein, wenn er in völliger Harmonie mit der Schöpfung lebt. Sünde ist Unordnung, der Versuch, aus dem kosmischen Verbund auszubrechen, die Schöpfung zu mißachten. Heilung ist Rückkehr in die Ordnung.«

Das Wort Sünde kommt von Absondern. Das Absondern vom Willen Gottes zog schon immer verhängnisvolle Folgen nach sich, wie die (Fehl-)Entwicklung der Erde bisher gezeigt hat. Das Töten und Verzehren von Tieren liegt mit Sicherheit nicht im göttlichen Willen. So kann man auch im Buch Genesis lesen: »Fleisch mit seiner Seele, nämlich dem Blut, sollt ihr nicht essen« (1. Mose 9, 3–5).

Zweifelsohne ist das Alte Testament voll von Berichten über Tieropfer, die Gott Jahwe angeblich gefordert hat. Daß solche Opfer für Gott ein Greuel sind, läßt er immer wieder durch seine Propheten sagen. So heißt es bei Jeremia: »Ich habe euren Vätern des Tages, da ich sie aus Ägyptenland führte, weder gesagt noch geboten von Brandopfern und anderen Opfern; sondern dies gebot ich ihnen und sprach: Gehorchet meinem Wort« (Jeremia 7, 22 und 23). An anderer Stelle steht: »Meinst du, daß ich Ochsenfleisch essen wolle oder Bocksblut trinken? Opfere Gott Dank und halte dem Höchsten dein Gelübde« (Psalm 50, 13).

Durch den Propheten Jesaja spricht Gott: »Was soll mir die Menge eurer Schlachtopfer? … Brandopfer von Widdern und Fett von Mastkälbern habe ich satt. Das Blut von Stieren und Böcken bin ich leid … Bringt mir nicht dauernd vergebliche Gaben, ihr Rauch ist mir ein Greuel … Mögt ihr noch so viel beten, ich höre nicht hin. Eure Hände sind voll Blut« (Jesaja 1, 11–16). An anderer Stelle heißt es: »Wer einen Ochsen schlachtet, gleicht dem, der einen Mann erschlägt« (Jesaja 66, 3).

Wie kommt es nun zu Widersprüchen in der Bibel? Heißt es doch an anderer Stelle: »Du magst schlachten und Fleisch essen in allen deinen Städten nach Lust deiner Seele, nach dem Segen des Herrn, deines Gottes, den er dir gegeben hat« (5. Mose 12, 15 und 16).

Ist Gott wankelmütig und launisch? Mal so, dann wieder ganz anders? Gewiß nicht! Des Rätsels Lösung gibt uns der größte aller Propheten, Gottes Sohn Jesus Christus. Er sagt folgende Worte, die im Matthäusevangelium niedergelegt sind: »Auf den Lehrstuhl des Mose haben sich die Schriftgelehrten und Pharisäer gesetzt … Wehe aber euch, ihr Schriftgelehrten und Pharisäer, ihr Heuchler! Ihr verschließt das Himmelreich vor den Menschen. Denn ihr selbst kommt nicht hinein, und die, die hinein wollen, laßt ihr nicht hinein« (Matth. 23, 2–13). Auch die Wechselwirkung zwischen Körper, Seele und Geist spricht er an, indem er ausruft »Wehe euch, ihr Schriftgelehrten und Pharisäer, ihr Heuchler! Ihr reinigt das Äußere von Becher und Schüssel, innen aber sind sie von Raub und Unmäßigkeit. Blinder Pharisäer, reinige zuerst, was im Becher ist, damit auch sein Äußeres rein werde … Ihr gleicht getünchten Gräbern, die von außen schön aussehen, innen aber voll sind von Totengebeinen und aller Unreinheit. So erscheint auch ihr äußerlich den Menschen als Gerechte, innerlich aber seid ihr voll von Heuchelei und Gesetzlosigkeit« (Matth. 23, 25–29).

Das Neue Testament

Mit dem Auftreten von Jesus Christus auf der Weltenbühne verschwindet ein für allemal das alte Zerrbild vom strafenden, rächenden Gott. Gott wird wieder ins rechte Licht gerückt und gemäß seiner Ureigenschaft als ein Gott der Liebe bezeichnet. Ausgerechnet von Jesus Christus, Gottes eingeborenem Sohn, nimmt man heute gemeinhin an, daß er Fleisch gegessen und Wein getrunken habe, wo doch alle großen Propheten und Religionsstifter Vegetarier und Alkoholabstinenzler waren. Zum Glück gab es damals noch keine Zigaretten, sonst würde man ihm heute womöglich noch nachsagen, er habe geraucht.

Wie kam es nun dazu, daß man heute landläufig gerade von ihm, der sagte, daß der Körper der Tempel Gottes sei, annimmt, er habe Osterlamm gegessen und dazu Wein getrunken? Die Antwort auf diese Frage erfährt man, indem man zurückblickt auf die Entstehung der Heiligen Schrift. Detlef Nielsen, Professor der Religionsgeschichte, erklärt: »Für die Kirche und die meisten Laienchristen bildet die Bibel eine kompakte Einheit, ein göttliches, gleichsam vom Himmel gefallenes Buch … Protestantische Theologen und gebildete Laien wissen indessen, daß wir es hier mit einer bunten Mannigfaltigkeit verschiedener, teilweise einander widersprechender Schriften zu tun haben, die in einem Zeitraum von etwa 100 Jahren entstanden sind, etwa 50 bis 150 Jahre nach Christi Geburt.«[2]

Der Theologe C. A. Skriver vermerkt zum gleichen Thema: »Gott schreibt keine Bücher, Jesus auch nicht. Jesus kannte von der Bibel nur die Schriften des Alten Testaments. Jesus, die Apostel und die Urgemeinde haben das Neue Testament nie in der Hand gehabt, weil es das damals noch nicht gab. Das Alte Testament wurde erst im 1. und 2. Jahrhundert n. Chr., das Neue Testament im 2.–4. Jahrhundert ›kanonisiert‹, d. h. einigermaßen festgelegt … Die Bibel eint alle Christen, aber sie spaltet sie auch. Die Zerrissenheit der Christenheit kommt von den Widersprüchen innerhalb der Bibel und von der Vielfalt der Auslegungsmöglichkeiten. Die Bibel ist eben nicht eindeutig. Man kann die Wahrheit nicht einfach aus ihr ablesen. Sie enthält nicht nur Wahrheiten, sondern auch Irrtümer, nicht nur Unvergängliches, sondern auch Zeitgebundenes, nicht nur Göttliches, sondern auch viel Menschliches.«[3]

Im vierten Jahrhundert wurde das Christentum unter Konstantin dem Großen zur Staatsreligion erklärt. Seit jener Zeit mußte die Bibel etliche Veränderungen und Bearbeitungen erleiden, da die »weltlichen Herrscher« ganz andere Interessen hatten (und immer noch haben) als Jesus Christus, dessen Reich nicht von dieser Welt ist. Professor Nestle, eine Autorität auf dem Gebiete der Kirchengeschichte und der Evangelien-Urtexte, berichtet: »Gewisse Gelehrte, *Correctores* genannt, waren nach dem Konzil von Nicäa 325 n. Chr. durch die kirchlichen Behörden ernannt worden und tatsächlich bevollmächtigt, den Text der Heiligen Schrift zu korrigieren im Sinne dessen, was als strenggläubig richtig betrachtet wurde!«[4]

Die Stellen, die aus dem Urevangelium herausgestrichen wurden, betreffen in erster Linie die Liebe Jesu zu den Tieren, die Aussa-

28

gen, wo er zur reinen Ernährung und deren Einfluß auf Seele und Geist spricht, und die Erklärungen über die leibliche Wiedergeburt der Seele. Wenn ich die Bibel trotz allem des öfteren zitiere, so deswegen, weil sie dennoch viele Weisheiten und Wahrheiten enthält. Der »rote Faden« blieb sozusagen erhalten.

Das Evangelium des vollkommenen Lebens

Ein Buch von schier unschätzbarem Wert ist das »Evangelium des vollkommenen Lebens«. Dieses Urevangelium wurde in einem Kloster in Tibet aufbewahrt, wo es vor den Händen der Fälscher in Sicherheit war. Es wurde im Jahre 1901 zum ersten Male aus dem Aramäischen übersetzt. Dieses Evangelium enthält noch all jene Fragmente, die im heutigen Neuen Testament aus obengenannten Gründen fehlen. Bekanntlich schmeckt frisches Quellwasser besser als ein Rinnsal, welches schon allerlei Prozeduren über sich ergehen lassen mußte. Wohlan, trinken wir ein wenig von der frischen Quelle:

Was steht im Urevangelium betreffs des Osterlammes?

»Aber Judas sprach abermals: ›Steht nicht geschrieben im Gesetze, daß ein Lamm geschlachtet werden müsse für das Osterfest innerhalb der Tore?‹ Und Jesus antwortete: ›Wenn ich auf das Kreuz gehoben werde, dann wird das Lamm wahrlich geschlachtet sein. Wehe aber dem Menschen, durch den es in die Hände der Schlächter geliefert wird. Es wäre ihm besser, daß er nie geboren wäre. Wahrlich, ich sage euch, darum bin ich in die Welt gekommen, daß ich alle Blutopfer und das Essen vom Fleisch der Tiere und Vögel abschaffe. Am Anfang gab Gott allen die Früchte der Bäume und die Saaten und die Kräuter zur Nahrung; doch die sich mehr liebten denn Gott oder ihre Genossen verdarben ihre

Sitten und schufen Krankheiten ihren Körpern und füllten die Erde mit Lüsten und Gewalttätigkeit.«[5]

An anderer Stelle spricht er zu seinen Jüngern: »Von den Früchten der Bäume und der Saat der Pflanzen allein genieße ich, und diese werden vom Geiste in mein Fleisch und Blut verwandelt. Von diesen und ähnlichem allein sollt ihr, die ihr an mich glaubt und meine Jünger seid, essen, denn von diesen, im Geiste, kommen den Menschen Leben und Gesundheit und Heilung … Ebenso wie das Getreide und die Weintrauben in Fleisch und Blut verwandelt werden, also müssen auch eure irdischen Gedanken in geistige verwandelt werden. Suchet die Verwandlung des Körperlichen in das Geistige!«[6] In dem Kapitel über die Gebote Gottes ist zu lesen: »Ihr sollt nicht das Fleisch essen noch das Blut eines getöteten Geschöpfes trinken, noch etwas, welches Schaden eurer Gesundheit oder euren Sinnen bringt.«[7] Es gibt in diesem Urevangelium noch weitere Stellen, die ähnlich wie jene klingen und auf eine gesunde, vegetarische Ernährung hinweisen.[8]

Möglicherweise wird mir nun der eine oder andere vorwerfen, ich würde die Behauptung, Jesus Christus habe kein Fleisch gegessen, mit einem einzigen Buch begründen. All jene lade ich ein, die Publikation »Die Lebensweise Jesu und der ersten Christen« des Theologen C. A. Skriver zu lesen. Der Autor weist anhand dutzender Schriften nach, daß Jesus Christus niemals Fleisch verzehrt hat.

Soviel vorerst zum Thema Fleisch. Was ist nun mit dem Wasser, das Jesus in Wein verwandelt hat? Auch jene Stelle ist im Urevangelium enthalten. Jedoch klärt uns Dr. W. Winsch hierzu folgendermaßen auf: »Im Altertum bedeutete das Wort ›Wein‹ ebenso zweierlei wie jetzt, nämlich ein gegorenes und ein nicht gegorenes Getränk. Der ungegorene, alkoholfreie Wein wurde so hergestellt, daß man frischen Weinsaft bis zur Honigdicke einkochte und ihn auf diese Weise haltbar machte. Beim Trinken wurde er bis auf das Zwanzigfache mit Wasser verdünnt. Auch im heutigen Palestina wird überall eingedickter Weinsaft, sogenannter ›Gibbin‹, angeboten.«[9]

Der Rabbiner Dr. S. M. Isaacs äußert sich zum Thema »Wein«: »Im Heiligen Lande werden gewöhnlich keine gegorenen Getränke getrunken. Die besten Weine sind süß und ungegoren. Bei ihren Festen (mit Einschluß der Hochzeitsfeste) werden von den rechtgläubigen Juden niemals gegorene Getränke gebraucht. Bei öffentlichen sowohl als bei privaten Dankopfern und Libationen wird die Frucht des Weinsaftes oder der ungegorene Traubensaft oder ungegorene Wein aus Weinbeeren gebraucht als Symbol der Danksagung; denn die Gärung ist für uns Juden ein Symbol der Verderbnis (Korruption), wie dieselbe ja in der Tat ein Zersetzungsprozeß ist.«[10]

Dies sind eindeutige Aussagen, die genügen mögen, um die Frage, ob Jesus Christus vergorenen Wein getrunken hat, mit einem klaren Nein zu beantworten. Die doppelte Bedeutung eines einzelnen Wortes führte noch zu einem anderen, geradezu peinlichen Übersetzungsfehler. Im Neuen Testament steht geschrieben, daß sich Johannes der Täufer von »wildem Honig und Heuschrecken« ernährte (Matth. 3, 4). Im Urevangelium steht, daß seine Nahrung wilder Honig und die Früchte des Erbsenbrotbaumes waren.[11] Dieser Übersetzungsfehler im Neuen Testament beruht darauf, daß das Originalwort (lat. *locusta*) zweierlei Bedeutungen hat: Es kann sowohl Erbsenbrotbaum als auch tropische Heuschrecke heißen. Daß der Erbsenbrotbaum heute Johannisbrotbaum genannt wird, ist ein weiterer Hinweis, daß Johannes der Täufer keine Insekten vertilgt hat.

Viele »Omnivoren« (Allesesser) berufen sich heutzutage gerne auf eine Stelle im Neuen Testament, wo der Gottessohn angeblich gesagt haben soll: »Nicht das, was in den Mund hineinkommt, macht den Menschen unrein« (Matth. 15, 11). Im ursprünglichen Text klingt es da noch ganz anders: »*Nicht allein* unreine Sachen, welche in den Körper eingehen, verunreinigen den Menschen, als vielmehr die üblen und unreinen Gedanken, welche sie aus ihren Herzen ausgießen, verunreinigen den inneren Menschen und ebenso die anderen. Darum beherrscht eure Gedanken und reinigt eure Herzen und lasset eure Nahrung rein sein.«[12]

Das Friedensevangelium der Essener

Ein hervorragendes Dokument von zeitloser Gültigkeit ist das nahezu zweitausend Jahre alte »Friedensevangelium der Essener«. Die Essener waren eine Glaubensgemeinschaft, die zu biblischen Zeiten im Heiligen Land lebte. Jesus Christus lebte unter ihnen und lehrte sie u. a. über die Bedeutung des Fastens und der naturgemäßen Ernährung. Der ursprüngliche aramäische Text stammt aus den Archiven des Vatikans und wurde vor rund 50 Jahren von Dr. E. B. Székeley zum ersten Mal ins Englische übersetzt. Mittlerweile wurden schon weit über 5 Millionen Exemplare dieses Buches in aller Welt verkauft. Székeley schreibt im Vorwort seiner Übersetzung: »Der Leser, der die folgenden Seiten mit Aufmerksamkeit studiert, wird die ewige Lebenskraft und machtvolle Evidenz dieser grundlegenden Wahrheiten fühlen, die die Menschheit heute dringender benötigt als je zuvor.«[13]
Soviel zu dem Werk an sich. Hören wir nun, was Jesus Christus über die vegetarische Rohkost und ihre Wirkung auf Körper, Seele und Geist zu sagen hat:

Tötet weder Mensch noch Tier, noch eure Nahrung,
die euer Mund aufnimmt. Denn, wenn ihr lebendige
Nahrung eßt, wird sie euch beleben, aber wenn ihr
eure Nahrung tötet, wird euch die tote Nahrung
ebenfalls töten. Denn Leben kommt nur vom Leben, und
vom Tod kommt immer nur Tod. Denn alles, was eure
Nahrung tötet, tötet auch euren Körper. Und was
eure Körper tötet, tötet auch eure Seelen. Und
eure Körper werden, was eure Nahrung ist, so wie
euer Geist das wird, was eure Gedanken sind. Eßt
darum nichts, was Feuer oder Frost oder Wasser
zerstört hat. Denn gekochte, erfrorene und verfaulte
Nahrung wird euren Körper ebenso verbrennen,
erfrieren und verfaulen lassen. Seid nicht wie der
dumme Landwirt, der auf seinem Feld gekochten,
erfrorenen und verfaulten Samen aussäte. Und der Herbst
kam und seine Felder trugen nichts. Und seine Not
war groß. Sondern seid wie der Bauer, der lebendige
Saat auf seine Felder säte, und dessen Felder
lebendige Weizenähren trugen, den er ausgesät hatte.
Denn wahrlich, ich sage euch, lebt nur durch das
Feuer des Lebens, und bereitet eure Speise nicht
mit dem Feuer des Todes, das eure Nahrung tötet,
eure Körper und Seelen auch.[14]

Jesus Christus erklärt hier in wenigen Sätzen deutlich und klar,
wie die Nahrung auf Körper, Seele und Geist wirkt. Eigentlich
bedürften diese Worte keines Kommentares, jedoch kommt mir
gerade ein Satz von Thomas von Aquin in den Sinn: »Was Gottes
Sohn gesagt, das glaub' ich hier allein. Er ist der Wahrheit Wort,
und was kann wahrer sein?«

Jesus Christus sprach vor seinen Zuhörern zwei verschiedene Arten von Feuer an: »Herr, wo ist das Feuer des Lebens (der Geist Gottes)?« fragten einige von ihnen. »In euch, in eurem Blut und in euren Körpern.« »Und das Feuer des Todes?« fragten andere. »Es ist das Feuer, das außerhalb eures Körpers brennt, das heißer als euer Blut ist. Mit diesem Feuer des Todes kocht ihr eure Nahrung zu Hause und auf dem Felde. Wahrlich, ich sage euch, es ist das gleiche Feuer, das eure Nahrung und euren Körper zerstört, genauso wie das Feuer der Bosheit, das eure Gedanken verwüstet und euren Geist. Denn der Körper ist das, was ihr eßt, und euer Geist ist das, was ihr denkt. Eßt deshalb nichts, das ein stärkeres Feuer als das Feuer des Lebens tötete. Deshalb bereitet und eßt alle Früchte der Bäume und alle Gräser des Feldes und alle Milch von Tieren, die genießbar ist. Denn all diese werden vom Feuer des Lebens genährt und gereift, alle sind das Geschenk der Engel unserer Erdenmutter. Aber eßt nichts, dem nur das Feuer des Todes Geschmack gibt, denn das ist vom Satan.«[15]
Der Gottessohn sprach nicht nur davon, was wir essen sollten, sondern auch, wie wir essen sollten: »Kocht nicht, noch mischt alle Dinge miteinander, damit eure Eingeweide keine dampfenden Sümpfe werden. Denn ich sage euch wahrlich, dies ist in den Augen des Herrn abscheulich … Denn wahrlich, ich sage euch, wenn ihr alle Arten von Nahrung in eurem Körper vermischt, dann wird der Friede eures Körpers aufhören, und ein endloser Krieg wird in euch wüten. Und er wird ausgelöscht werden, so wie Familien und Königreiche ihre eigene Zerstörung einleiten, wenn sie sich spalten. Denn euer Gott ist der Gott des Friedens und unterstützt keine Teilung … Und wenn ihr eßt, eßt nie bis zur Völle. Flieht den Versuchungen des Satans und hört auf die Stimme der Engel Gottes. Denn Satan und seine Macht verführt euch, immer mehr und mehr zu essen. Lebt aus dem Geist und

widersteht den Begierden des Körpers ... Atmet tief und lang bei allen euren Mahlzeiten, daß der Engel der Luft eure Mahlzeiten segnet. Und kaut eure Nahrung gut mit euren Zähnen, daß sie Wasser wird und daß der Engel des Wassers sie in eurem Körper zu Blut umwandeln kann. Und eßt langsam, als ob es ein Gebet sei, das ihr dem Herrn widmet ... Denn wahrlich, ich sage euch, die Macht Gottes kommt in euch, wenn ihr auf diese Art an seinem Tische eßt ... Denn der Tisch des Herrn ist wie ein Altar, und der, der am Tische Gottes ißt, ist in einem Tempel. Denn ich sage euch wahrlich, die Körper der Menschensöhne werden zu einem Tempel umgewandelt und ihre inneren Teile zu einem Altar, wenn sie die Gebote Gottes halten. Leg deshalb nichts auf den Altar Gottes, wenn dein Geist verdrossen ist, noch denke schlecht über andere im Tempel Gottes. Und betretet das Allerheiligste des Herrn nur, wenn ihr den Ruf der Engel fühlt, denn alles, was ihr in Traurigkeit, oder in Ärger, oder ohne Wunsch eßt, wird Gift in eurem Körper.«[16]

Jesus Christus ruft uns auch auf, an einem Tag in der Woche zu fasten: »An sechs Tagen nährt eure Körper mit den Geschenken der Erdenmutter, aber am siebten Tag weiht eure Körper eurem Himmlischen Vater. Und am siebten Tag eßt keine Erdenspeise, sondern lebt nur vom Worte Gottes ... Und Gott wird euch ein langes Leben auf Erden geben, damit ihr ein ewiges Leben im Reich der Himmel haben werdet. Denn wahrlich, ich sage euch, wenn ihr keine Krankheiten auf Erden mehr sehen werdet, werdet ihr für immer im Königreich der Himmel leben.«[17] Es kommt also nicht von ungefähr, daß man Gottes eingeborenen Sohn damals als »Heiland« bezeichnete und ihn auch heute noch so nennt.

Das Urchristentum

Aus der Anfangszeit des Christentums sind zahlreiche Zeugnisse überliefert, die besagen, daß die fleischlose Kost in den ersten drei Jahrhunderten n. Chr. unter den Christen weit verbreitet war. Die Geschichtsschreiber des 2. Jahrhunderts berichten, daß die Apostel Petrus, Andreas, Johannes, Philippus, Thomas, Matthäus, Markus und Lukas Vegetarier waren. Petrus sagt von sich selbst: »Ich lebe von Brot und Oliven, wozu ich nur selten Gemüse hinzufüge.«[18]

In den Anfangszeiten des Christentums wußten die Nachfolger Christi auch noch um die Wechselwirkungen von Körper, Seele und Geist. Daher wundert es nicht, daß sie in ihren Schriften immer wieder darauf eingehen, so auch Clemens von Alexandrien. Er lebte von 150 bis 220 n. Chr. und gilt als der Stifter der theologischen Schule in Alexandrien. In seinen Abhandlungen eifert er auch immer wieder gegen die Unmäßigkeit. »Manche Menschen leben, um zu essen, gleich den unvernünftigen Tieren, deren Leben ihr Bauch und nichts weiter ist. Aber der Lehrer ermahnt uns, zu essen, um zu leben. Denn weder ist das Essen unser Geschäft, noch ist das Vergnügen unser Zweck. Daher muß eine Auswahl in der Nahrung getroffen werden, sie muß einfach und reizlos sein, wie es sich für einfache und unverkünstelte Kinder schickt, sie muß zur Lebenserhaltung, nicht zum Luxus dienen. Die Reichen haben noch nicht erkannt, daß Gott seine Kreatur mit Speise und Trank nicht zum Vergnügen, sondern zum Unterhalte versorgte und daß dem Körper aus einem Überfluß an Speisen kein Vorteil wächst. Im Gegenteil sind diejenigen die Stärksten, Gesundesten und Edelsten, welche die mäßigste Kost genießen, so wie die Dienstboten gesunder und stärker als ihre Herrschaften sind und die Ackersleute nicht nur kräftiger, sondern auch *weiser* als die Gutsherren und Reichen. Denn sie haben den Geist nicht unter der Nahrung begraben ... Wir müssen uns vor solchen Nahrungsmitteln hüten, welche die Eßlust täuschen und uns reizen, ohne Hunger zu essen, denn gibt es nicht innerhalb einer mäßigen Einfachheit eine Mannigfaltigkeit von gesunden Speisen: Gemüse, Wurzeln, Oliven, Kräuter, Milch, Käse, Obst und allerhand trockener Nahrungsmittel.«

Auch auf die Bedeutung der Rohkost weist Clemens von Alexandrien hin: »Unter den Nahrungsmitteln sind diejenigen vorzuziehen, welche ohne die Anwendung des Feuers unmittelbar genossen werden können, denn sie sind stets bereit und die einfachsten. Demgemäß lebte der Apostel Matthäus von Samenkörnern, hartschaligen Früchten und Gemüse ohne Fleisch. Und Johannes, der die Mäßigkeit im äußersten Grade übte, aß Blattknospen und wilden Honig. Man behauptet auch, daß die Körper der Kinder durch eine enthaltsame Diät zu rechtem Wachstum gedeihen, alsdann wird auch der Geist, der den Körper zu seinem Wachstum durchdringt, nicht von übermäßiger Speise durchstopft und an seiner freien Entwicklung gehindert.«[19]

Basilius der Große, Kirchenvater, Erzbischof von Cäsarea und Patriarch der orientalischen Mönche, wurde 329 n. Chr. in Kappadozien geboren. Er studierte in Konstantinopel, in Athen, in Cäsarea und Palästina. Wie sein Vater widmete sich auch er dem Stande der Rechtsgelehrten, zog sich dann aber von diesem Beruf zurück, um sich in geistliche Studien zu vertiefen. Über Ernährung findet sich in den Episteln folgende Stelle: »Der Leib, der mit Fleischspeisen beschwert wird, wird von Krankheiten heimgesucht, eine mäßige Lebensweise macht ihn gesunder und stärker und schneidet dem Übel die Wurzel ab. Die Dünste der Fleischspeisen verdunkeln das Licht des Geistes. Mit welcher Art von Fleischspeisen auch der Magen gefüllt werde, so werden immer unreine Bewegungen erzeugt, die Seele wird gleichsam unter der Last der Speise erstickt, verliert die Herrschaft und die Fähigkeit zum Denken. Solange man mäßig lebt, wird das Glück des Hauses sich mehren, die Tiere werden sich in Sicherheit befinden, man wird kein Blut vergießen, keine Tiere töten. Das Messer der Küche wird unnütz sein, die Tafel wird nur gedeckt mit Früchten, welche die Natur spendet, und man wird sich damit begnügen lassen.

Johannes der Täufer hatte weder Bett noch Tisch, noch Erbteil, noch Rind, noch Getreide, noch Bücher, noch irgendwelche notwendigen Lebensbedürfnisse, daher verdiente er das Lob, welches der Sohn Gottes ihm zollte, daß er der Größte aller Menschenkinder sei. Wenn du Fleisch liebst und deinen Körper mästest, so machst du deinen Geist schwerfällig, das Fett, welches sich dem Fleische ansetzt, schwächt die Kräfte des Geistes. Verachtest du nicht diese verderblichen Fleischgerichte? Man kann schwerlich die Tugend lieben, wenn man sich an Fleischgerichten und Festmahlen erfreut.«[20]

Wir vernehmen auch hier eindeutige Worte darüber, daß Fleisch ein Hemmschuh in der seelisch-geistigen Entwicklung darstellt. Ähnlich äußert sich auch Gregor von Nazianz, der Kirchenvater von Kappadozien: »Die Schwelgereien in Fleischgerichten sind ein schändliches Unrecht, und ich wünsche, daß ihr vor allen Dingen bestrebt sein möget, eurer Seele eine Nahrung zu reichen, welche ewige Dauer hat.«[21]

Auch St. Johannes Chrysostomus spricht sich gegen den Fleischverzehr aus. Chrysostomus, der 344 n. Chr. das Licht der Welt erblickte, wurde wegen seiner theologischen Gelehrsamkeit »der Augustinus der Griechen« genannt. Aufgrund seiner Wohltätigkeit erhielt er den Beinamen »der Almosenspender«, und wegen seiner Beredsamkeit hieß er nach seinem Tode »Chrysostomus«

(der Goldmundige). Über das Leben, das er und seine Mönche führten, schreibt er: »Keine Ströme von Blut fließen hier, kein Fleisch wird geschlachtet und zerhackt, leckere Kost und schwerer Kopf ist diesen Mönchen unbekannt. Man riecht hier nicht den schrecklichen Dunst des Fleischmahles oder die unangenehmen Gerüche der Küche und hört kein Getöse und keinen wüsten Lärm. Es wird nur Brot genossen, das mit eigener Arbeit gewonnen wurde, und Wasser, das eine reine Quelle darbietet. Wird ausnahmsweise ein üppiges Mahl gewünscht, so besteht dasselbe aus Früchten und wird mit einem größeren Genuß verzehrt als königliche Mahlzeiten.«[22]

Dem heiligen Hieronymus (331–420) wird der Satz zugeschrieben: »*Cibi innocentes,* unschuldige Speisen, sind Speisen, die ohne Blutvergießen gewonnen werden.«[23] Als Bonifatius, der Apostel der Deutschen, im Jahre 744 das Kloster Fulda gegründet hatte, schrieb er an den damaligen Papst Zacharias: »Wir haben ein Kloster errichtet und Mönche dorthin gesetzt, die nach der Regel des Heiligen Vaters Benedikt leben. Männer von strengster Enthaltsamkeit, die nicht Fleisch, auch nicht Wein noch sonstige berauschende Getränke genießen, die nicht von Knechten unterstützt, durch ihrer eigenen Hände Arbeit Genüge finden.«[24]

Wie schon erwähnt, fiel dann das Christentum in staatliche Hände, und jene Stellen aus der Heiligen Schrift, die fleischlose Kost, Alkoholabstinenz und Enthaltsamkeit gebieten, wurden sukzessive gestrichen. (Wehe euch, ihr Schriftgelehrten und Pharisäer …) Kein Wunder, daß diese Kastrierung des Evangeliums zum moralischen Verfall geführt hat. Der Lehre von Jesus Christus mußten Genußsucht und Machtgier Platz machen. Kreuzzüge, Inquisitionen und andere Verbrechen waren die Folge dieses verstaatlichten Christentums. Jedoch gab es zu allen Zeiten Menschen und Gruppen, welche die Heilsbotschaft von Jesus Christus aufgriffen und nach seiner Lehre lebten und sich folglich auch von vegetarischer Rohkost ernährten. Da sie der offiziellen Kirche ein Dorn im Augen waren, wurden sie aufs grausamste verfolgt und ermordet. So etwa die Bugomilen, die Albigenser, die Duchoborzen oder die Katharer. Innerhalb der Kirche gab es seit dem Eingreifen der weltlichen Herrscher in das Christentum nur wenige, die noch vom Geiste Gottes durchdrungen waren. Der heilige Franz von Assisi (1172–1226) war einer von ihnen. Er stand in tiefer Verbindung mit Gott und hatte daher auch tiefe Einblicke in die Zusammenhänge der Schöpfung. Von ihm stammt der Ausspruch: »Alle Gebilde der Schöpfung sind Kinder eines Vaters und daher des Menschen Brüder … Gott wünscht, daß wir den Tieren beistehen, wenn sie der Hilfe bedürfen. Ein jedes Wesen in der Bedrängnis hat gleiches Recht auf Schutz.«[25]

Selbstverständlich wußte auch er, daß Tiere beseelte Wesen sind, daher hat er auch mit ihnen gesprochen. Jesus Christus hat ja auch nicht gesagt, predigt mein Evangelium allen Menschen, sondern aller *Kreatur*.

Die Kirche heute

Wie stehen die Schriftgelehrten und Theologen der heutigen Zeit zu den Tieren? Der allgemeine Tenor kommt in folgender Erklärung von Bischof Josef Machens zum Ausdruck, der in einem Fastenbrief schrieb: »Tiere haben keine geistige Seele und kennen kein Fortleben nach dem Tode. Darum haben sie auch keinerlei Würde, auf die sie Rechte bauen könnten. Und in der Tat, Tiere haben keine Rechte. Sie haben keinen Anspruch auf Dasein und Gesundheit, auf Eigentum und guten Ruf.«[26] Wer wundert sich da noch, daß ein entseeltes Christentum heute intensive Verbindungen zur Mafia pflegt?[27]

Einer der wenigen Leuchten in der Finsternis christlich-abendländischer Theologie ist der Pastor Carl Andreas Skriver. In seinem Buch »Der Verrat der Kirchen an den Tieren« kommentiert er das Pamphlet von Bischof Martens wie folgt: »Das ist ein Freibrief für alle großen und kleinen Tiermörder … Dieser Fall ist kein Einzelfall, sondern die Repräsentation des Ungeistes der Kirche in dieser Frage. Sie ist das Ende des Evangeliums für alle Kreatur, die Untergrabung und Ausrottung der Möglichkeit künftiger Offenbarung der Söhne Gottes. Theologische Repräsentanten dieser Art, sie mögen Bischöfe, Professoren oder Pfarrer sein, haben kein Recht mehr, das Christentum zu vertreten, weil sie keine Ahnung mehr haben von dem Gott des Lichtes und dem Geist der Söhne Gottes, sondern Untertanen und Diener des Satans sind. Hier gilt das Wort Jesu: Hütet euch vor den Pharisäern und Schriftgelehrten!« Über die Ernährung des Menschen erläutert Skriver: »Die Ethik der Ernährung zielt ab auf die Reinheit der Hände von Bluttat, die Reinheit unter der Haut und die Reinheit des Herzens. Aber von der ›Reinheit des Herzens‹ kann keine Rede sein bei einem unreinen Allesesser, der sich keine Gedanken und keine Gewissensbisse macht über die grauenhaften Verbrechen an der Tierwelt, die täglich in der christlichen Welt geschehen, nur für die Zwecke der menschlichen Ernährung.«[28]

Über die Wechselwirkungen zwischen dem Körperlichen und dem Seelisch-Geistigen im Menschen möchte ich folgende Worte des Theologen wörtlich wiedergeben: »Die vegetarische Ernährung ist für den Menschen nicht schädlich, im Gegenteil, sie ist gesund, verlängert das Leben, verschönert den Menschen und fördert seine Spiritualität, seine Empfänglichkeit für den Heiligen

Geist … Sobald nun irgendein Mensch, wo immer auf dieser Erde, das vegetarische Urspeisegebot Gottes wieder vernimmt und zur reinen Pflanzenkost wieder zurückkehrt, springt der Motor der individuellen Lebenskraft in ihm wie befreit wieder an zu regenerierender Leistung, und in dem Maße, wie der Tempel des Leibes sich selbst reinigt, fängt auch das Wasser des Lebens in ihm wieder an zu sprudeln und wird ein Gefäß des göttlichen Geistes. Daraus haben alle religiösen Eingeweihten zu allen Zeiten die Konsequenzen gezogen. Natürlich ist alles eine Gabe Gottes, der reine Leib und der reine Geist, die reinen Herzens sind und die Reinheit und Gesundheit des Leibes auch wirklich wollen.«[29]

Hinduismus

Der Hinduismus ist die älteste überlieferte Hochreligion auf dieser Erde. Seine Überlieferungen gehen zurück auf die Veden, die vor ca. 4000 Jahren auf der Grundlage göttlicher Offenbarungen niedergeschrieben wurden. Diese Grundgedanken wurden in der Mitte des ersten vorchristlichen Jahrtausends in den Upanischaden weiter ausformuliert. Dort heißt es: »Der einzige Gott ist in allen Wesen verborgen, durchdringt alles und wohnt als Seele in allen Wesen.« Weiter wird gesagt: »Die Seele der Geschöpfe ist eine Einheit, nur von Geschöpf zu Geschöpf verteilt. Eine Einheit ist Vielheit zugleich, wie der Mond sich in vielerlei Gewässern spiegelt. Dies ist die Wahrheit: Wie aus einem hellen Feuer zu Tausenden ihm gleiche Funken hervorgehen, so entstehen aus dem Unwandelbaren allerlei Wesen und kehren in ihn zurück.«[30] Dieses Zurückkehren geschieht über den Weg der Evolution, indem eine Seele so oft geboren wird, bis die Vollendung der Seele erlangt wird.

Ziel des Hinduismus, ja eigentlich aller Religionen, ist die Vereinigung der Einzelseele (Atman) mit Gott (Brahman). In Indien ist das Wissen um das Gesetz von Ursache und Wirkung noch in die Herzen der Menschen eingeschrieben. Jede Handlung zieht eine Reaktion nach sich. Was immer einer tut, sagt oder denkt, wird also zu gegebener Zeit zu ihm zurückkehren. Auch in der Bibel finden wir die Niederschrift dieses elementaren Schöpfungsgesetzes. Dort steht: »Was ihr säet, das werdet ihr ernten« (Gal. 1, 29). Nur ist dies bei den meisten in Vergessenheit geraten, da fast alle Christen in dem Wahn leben, Jesus Christus habe sie von allen Sünden befreit. Das Karma-Gesetz und die Lehre der leiblichen Wiedergeburt der Seele wurde erst im Jahre 538 auf dem Konzil in Konstantinopel auf Veranlassung des damaligen Kaisers Justinian aus den Urschriften der Bibel gestrichen. Kaiser Justinian beherrschte die Kirche vor rund 1500 Jahren und ließ den seinerzeit amtierenden Papst in den Kerker werfen. Auf diesem Fundament des damaligen Kaisers Justinian basiert die heutige irrige Ansicht der Kirchen, daß eine Seele nur einmal auf dieser Erde lebt.[31] Diese kleine Anmerkung am Rande sollte zeigen, daß die eigentlichen Grundgedanken aller Religionen gleich sind; sofern sie nicht durch Menschen verändert werden, welche glauben, es besser als Gott zu wissen.

»Alles ist dem Wesen nach göttlich« und: »Jede Tat kehrt zu mir zurück.« Aus diesen beiden Kernsätzen ergibt sich im Hinduismus die Forderung des *Ahimsa,* des Nichttötens, Nichtverletzens und Nichtschädigens. Ahimsa ist die höchste Maxime für das ethische des Hindu, und Mahatma Gandhi hat sie in der neueren Zeit in einzigartiger Weise propagiert und auch vorgelebt. Selbstverständlich war auch Mahatma Gandhi Vegetarier. *Mahatma* heißt »die große Seele«, und er hat wahrhaftig Großes vollbracht. Indien ist noch heute das Land mit dem höchsten Vegetarieranteil in der Bevölkerung auf dieser Erde. Dies ist nicht verwunderlich, heißt es doch in den heiligen Schriften der Inder: »Lebewesen persönlich töten, sie durch andere töten lassen und zum Töten ermutigen, sind die drei Hauptformen gewalttätigen Tötens.« Als schuldig werden auch diejenigen bezeichnet, die Fleisch kaufen, essen oder kochen.[32]

Folgende Worte von Swami Vivekananda erinnern sehr an die Erkenntnisse des hl. Franz v. Assisi. In seinem Buch »Bekenntnisse des Hinduismus« schreibt Vivekananda: »Zwischen mir und dem kleinsten Tier liegt der Unterschied nur in der Erscheinungsform, im Prinzip sind wir das gleiche, das Tier ist mein Bruder und besitzt die gleiche Seele wie ich. Dieser Gedanke der Gleichheit ist der größte, den Indien lehrte. Das Wort von der Bruderschaft des Menschen wird in Indien zum Gedanken der universalen Verbrüderung allen Lebens, aller Lebewesen bis herunter zum winzigsten Tierchen.«[33]

Rabindranath Tagore weist in seinem Buch »Sadhana« (Der Weg der Vollendung) auf das Streben der Inder nach Harmonie und Einheit mit Gott hin: »Dies ist der Grund, warum in Indien ein ganzes Volk, das sich einst vom Fleisch nährte, diese Nahrung aufgab, aus dem Gefühl der Liebe zu allem Lebenden – eine Tatsache, die einzig dasteht in der Geschichte der Menschheit.«[34]

Selbstverständlich weiß man gerade auch in Indien, daß Fleischesser in ihrer geistigen Entwicklung stagnieren. Der ehemalige indische Staatspräsident, Dr. Rajendra Prasad, ließ vor ca. 30 Jahren verlauten: »Ich glaube kaum, daß irgendein anderes Land eine solch große Anzahl von Vegetariern innerhalb seiner Bevölkerung aufweist und sich seit Generationen schon der Fleischkost enthalten hat, und dieses nicht nur deshalb, weil man sie etwa für ungeeignet für den Menschen hielt, sondern weil man sie sogar als schädlich für die geistige Entwicklung ansah!«[35]

44

Ähnlich klingt auch folgende Aussage seines Nachfolgers Vekanta Giri: »Ich bin einer von jenen, die überzeugt sind, daß die gesündeste und naturgemäßeste Nahrung die Gemüse, Früchte und Milchprodukte für den Menschen bleiben und daß die vegetarische Kost ein einfaches Leben und hohes Denken gewährleistet.«[36] In den heiligen Schriften Indiens ist auch der Hinweis auf Rohkost fest verankert. So steht in der Bhagavad-Gita: »… die Gottlosen, die gute Nahrung um der Gier des Magens willen kochen, sündigen, wenn sie sie verzehren.«[37]

Der Hinduismus charakterisiert je nach dem Stande der geistigen Entwicklung drei verschiedene Menschentypen. Der Sattwa-Mensch, der in seiner Entwicklung am höchsten steht; der Radja-Mensch, der sich von seinen Trieben leiten läßt und der Tama-Mensch auf dem niedrigsten Stand der geistigen Entwicklung. Betreffend der von den verschiedenen Charakteren bevorzugten Nahrung ist in der Bhagavad-Gita zu lesen: »Dreierlei Nahrung gibt es, die verschiedenen Menschen genehm ist. Der Sattwa-Mensch liebt Essen, das Lebenskraft, Stärke und Gesundheit erhöht. Eine solche Ernährung fördert körperliche und geistige Gesundheit. Sie ist saftig, beruhigend, frisch und wohlschmekkend. Der Radja-Mensch bevorzugt bittere, saure, salzige, gepfefferte, brennende Nahrung, die gesundheitsschädigend, Geist und Körper abträglich ist. Der Tama-Mensch genießt schales, abgestandenes, verdorbenes, unreines Essen und ißt gern das, was andere übriglassen«.

Leider gerät dieses Wissen aus den alten Schriften in Indien mehr und mehr in Vergessenheit. Viele Inder ernähren sich heute nach schlechtem westlichem Vorbild von schaler, abgestandener, verdorbener, unreiner »Junk-Food«. Die »Hamburger-Kultur« breitet sich leider auch in Indien aus.

Buddhismus

Der Buddhismus liegt begründet in den Lehren des Gautama Buddha (560–480 v. Chr.). Auch er verkündete genau wie der Hinduismus und das Urchristentum die Verwandtschaft alles Lebendigen und die Wiedergeburt der Seelen bis zur Vollendung. Ziel des Buddhismus ist bekanntlich *Nirvana,* das fälschlicherweise oft mit »nichts« übersetzt wird. Nirvana bedeutet jedoch das völlige Freisein (wörtlich *nir-vana:* das Verlöschen) von Begierde, Haß und Wahn, ein nicht mehr beschreibbarer Zustand von Glückseligkeit, jenseits der Bindung an die Sinne und aller Wahnvorstellungen von einem Ego. Erst in diesem Entwicklungsstand ist eine Seele wirklich frei und nicht mehr an das Rad der Wiedergeburt gebunden. Der Buddhismus ist eine Religion mit hohen ethischen Grundsätzen, voll Sanftmut und Achtung vor allem Lebenden. Diese Religion ist heute vor allem in Tibet, China, Japan, Kaschmir und Südostasien verbreitet. Da Buddha das Überwinden allen Leides zum höchsten Ziel proklamiert hat, versteht sich von selbst, daß Buddhisten dem Leiden aller Wesen gegenüber sehr sensibel sind. Dabei kennt der Buddhismus keine Befehle, sondern nur Tugendgebote, die auch als Gebote der Vernunft bezeichnet werden.

Man soll nicht tugendhaft leben, weil Buddha es sagt, sondern weil Tugend zum Wohle der Menschen führt. Dem Anfänger des geistigen Pfades empfiehlt der Buddha fünf Grundtugenden, die sogenannten fünf *Sila:* nicht töten, nicht stehlen, nicht ausschweifen, nicht lügen, nicht sich berauschen. Das erste Tugendgebot lautet wörtlich: »Ein jedes Wesen scheuet Qual, und jedem ist sein Leben lieb: Erkenn dich selbst in jedem Sein, und quäle nicht und töte nicht.«[38]

Aus dem Wissen der Seelenwanderung und dem Hintergrund der

auf dem Weg der Evolution sich vervollkommnenden Wesen ergibt sich, daß Fleischessen und das Töten oder Schlachten der Tiere als Todsünden angesehen werden. Von Buddha ist überliefert, daß er niemals ein lebendes Wesen tötete, nicht einmal eine Ameise, weil er auch mit dem geringsten Wesen gleiches Erbarmen hatte wie mit dem höchsten. Ähnlich wie 2000 Jahre später der hl. Franz v. Assisi äußert sich auch Gautama Buddha: »Die Wesen mögen alle glücklich leben, und keinen mög ein Übel treffen! Mög unser ganzes Leben Hilfe sein an anderen!«[39]

Islam

Die dritte große monotheistische Lehre (Lehre von einem Gott) ist der Islam. Diese Weltreligion ist durch die gegenwärtige politische Lage für manche in Mißkredit geraten. Jedoch meinte der Prophet Mohammed mit dem »heiligen Krieg« nicht die Blutrache bis zum letzten Mann, wie das heute von einigen Moslems verkündet wird. Der Prophet Mohammed, der im 6./7. Jahrhundert n. Chr. lebte, erklärte, der echte große Krieg, der in den Augen Gottes wohlgefällig ist, sei jener Kampf gegen die eigenen niederen Neigungen, gegen den egoistischen Trieb. Nur durch diesen Kampf könne letztendlich die absolute Hingabe an Gott und die Einswerdung mit ihm erreicht werden. Sprachlich hängt »Islam« zusammen mit dem arabischen Wort *salem* – Frieden. *Islam* bedeutet wörtlich Hingabe, völlige Übergabe des Eigenwillens an Gott, wodurch dem einzelnen und der Welt Frieden gebracht wird. Wie alle echten Propheten lebte auch Mohammed sehr genügsam. Er ernährte sich von Gerstenbrot, Datteln und Quellwasser. Auch ist überliefert, daß er ein großer Tierfreund war. Er verkündete daher: »Der Bauch sollte nicht zum Friedhof der Tiere werden.«[40]

An vielen Stellen des Korans wird darauf hingewiesen, daß vor Gott alle, also auch die Tiere, gleiche Rechte haben und letztendlich auch sie zu Gott zurückkehren:

> Wahrlich, kein Tier gibt es und keinen Vogel,
> der mit seinen Schwingen fliegt, die nicht Völker
> wie wir wären … Alsdann werden auch sie zu ihrem
> Herrn versammelt. (Sure 6, 38)

Im gleichen Werk sagt der Prophet im Namen Gottes: »Das unnötige Schlachten, Töten, Schlagen und grausame Behandeln von Tieren ist eine große Sünde.« An anderer Stelle heißt es: »Wer gegenüber einem Tier Mitleid fühlt, dem wird Gott auch Mitleid schenken.«[41]

Doch tauchen auch im Koran Widersprüche auf, wie folgender Satz zeigt: »Gott hat euch Rinder und andere Tiere geschaffen. Ihr könnt sie nützen, um euch warm zu kleiden und ihr Fleisch essen.«[42] Das letzte Zitat läßt offensichtlich werden, daß im Koran, ebenso wie in der Bibel, die göttlichen Offenbarungen von Menschenhänden bewußt verändert wurden. Wehe euch, ihr Schriftgelehrten und Pharisäer …

Mazdaznan

Mazdaznan heißt übersetzt »Meisterlehre« und geht zurück auf den Propheten Zarathustra, der ca. 1000 bis 600 Jahre v. Chr. lebte. Wie alle Propheten hatte er die Aufgabe von Gott, den Menschen den Sinn und Zweck des Erdenlebens nahezubringen, welcher in der Einswerdung mit Gott liegt.

Zarathustra lehrte, daß dies nur möglich ist, wenn der Mensch die Naturgesetze anerkennt. Lebt der Mensch nach den Gesetzen der

Natur, erntet er reichen Segen; mißachtet er sie, sind Leiden und Krankheiten die Folgen. Zarathustra verkündete ebenso wie Jesus Christus, daß der wahre Tempel Gottes der menschliche Körper ist. Je bewußter der Mensch lebt und die Naturgesetze beachtet, desto größer sind Herzenskultur und Leistungsfähigkeit. Je mehr man die Gebote Gottes mißachtet, desto weniger erkennt man Gottes Wesen und Gegenwart.

Zarathustra legte größten Wert auf die Reinheit und vollkommene Entwicklung des Körpers, weil Gott sich nur in einem reinen und vollkommenen Körper offenbaren kann. Er lehrte ferner, daß, wenn der Mensch Fleisch verzehrt, sein Fortschritt gehemmt und gestört wird und er unmöglich die Reife, die Vollkommenheit als Mensch erreichen kann. Der Prophet empfahl seinen Schülern den Genuß von Getreide, damit ihre Seelen erhellt werden, wie folgendes Zitat von Rudolf Steiner erkennen läßt:

»Zarathustra lehrte seine Schüler so: Ihr esset die Früchte des Feldes. Sie sind von der Sonne beschienen, aber in der Sonne lebt das hohe Geisteswesen. Von dem Kosmos, von außen, kommt die Kraft des hohen Geisteswesens mit den Strahlen in die Früchte des Feldes hinein. Ihr esset die Früchte des Feldes, dasjenige, was in euch den Stoff auslöst. Laßt euch erfüllt sein von den geistigen Kräften der Sonne; die Sonne geht in euch auf, indem ihr die Früchte des Feldes genießt. Tut das in besonders feierlicher Stunde, nehmt euch in besonders feierlicher Stunde etwas, was bereitet ist aus den Früchten des Feldes. Meditiert ihr darüber, wie die Sonne darinnen ist, meditiert ihr, bis euch das Stückchen Brot strahlend wird, und genießt es, dann seid euch bewußt: aus dem weiten Weltenall ist der Geist der Sonne in euch eingezogen und in euch lebend geworden.«[43]

Die Lehre des Meisters wird gegenwärtig in vielen Ländern dieser Erde verbreitet. In Deutschland hat sich dies u. a. der Humanist

Arthur Buschmann zur Aufgabe gemacht. Über Religion schreibt er, daß wir wieder eine wahre Religion brauchen, damit der Mensch in seinem wunderbaren Körper sich der Gegenwart Gottes bewußt wird und sein Ziel in der Vervollkommnung und Höherentwicklung klar sieht. »Was die ganze Menschheit heute braucht, ist Religion, nicht Konfession. Wahre Religion verbindet die Menschen untereinander, Konfession scheidet die Menschen … Das Wort Religion ist abgeleitet von *religio,* d. h. *re* = wieder, *ligio* = Verbindung, also Wiederverbindung mit Gott … Es soll also eine Verbindung zustande kommen zwischen dem irdischen, sterblichen Körper mit dem universellen unsterblichen Wesenskern, dem im Herzen befindlichen göttlichen Individuum. A. Buschmann hat also klar erkannt, daß der Gottesfunke in unserem Herzen ruht und daß die Verbindung mit Gott nur über den Weg des Herzens geht. »Je kultivierter das Herz, um so größer ist die Verbindung mit der Gottes-Intelligenz (mit Gott). Um so mehr kann der Mensch den Zustand der Religion in sich herstellen, um so größer ist sein Blickfeld in geistiger Hinsicht.«[44]
Nachdrücklich weist der Vertreter der Meisterlehre auf die Bedeutung der körperlichen Reinheit und somit Gesundheit hin: »Die Grundlehren der Urreligion waren Reinheit des Blutes und des ganzen Körpers. Fleisch getöteter Tiere zu essen war streng verboten. Da das Wort Religion auf Verbindung hinweist, wie wir das bereits erwähnt haben, so sollte Religion außer der Verbindung mit Gott, daraus hervorgehend auch die Verbindung der Menschen untereinander und die Verbindung mit der Natur herstellen können, was gleichbedeutend ist mit der Harmonie mit sich selbst. Religion schließt in sich das Einssein aller Dinge und Wesen in ihrem gemeinsamen Bindeglied, dem Geist, dem Leben, das wir Gott zu nennen pflegen. Religion ist unabhängig von jeder äußeren Form, also von jeder Konfession. Welchen Aus-

gangspunkt der Religion wir auch geben mögen, immer sind alle drei Wesensseiten des Menschen: Körper – Seele – Geist, zu berücksichtigen, daß diese drei zusammenarbeiten müssen, wenn unsere Religion befriedigen und wenn sie Dauer und Bestand haben soll.

Die Religionssysteme, die in Konfession endeten, sind alle untergegangen. Das gleiche wird den heutigen Konfessionen drohen. Nur die wahre Religion wird Bestand haben, die ausgeht von dem Naturgesetz, daß des Menschen Körper, Seele und Geist in dieser Welt der Erscheinungen eine untrennbare Einheit sind. Daraus resultiert, daß Religion im weitesten Sinne alles ist, was die Einheitlichkeit, die Harmonie und den Frieden fördert. Der körperliche Zustand, die Körperlichkeit, spielt bei der Urreligion eine außerordentlich wichtige Rolle. Denn der Zustand unseres Körpers bestimmt den Grad der Verbindungsfähigkeit mit Gott. Je reiner und besser unser Körper, desto reiner und besser ist auch unser Seelen- und Geistesleben, desto leichter also unsere Verbindung mit Gott. Deshalb haben auch alle Religionsbräuche, welcher Art sie auch immer waren, ursprünglich stets eine körperliche Förderung, Reinigung, Veredelung und Vervollkommnung des Körpers bewußt erstrebt, weil dadurch die Verbindung mit Gott gefördert und erleichtert wird. Der Körper ist nun einmal das Werkzeug des Geistes, das die Natur uns gegeben hat und das der sichtbare Ausdruck des göttlichen Geistes sein sollte …

Solange die Völker in ihren Religionssystemen den Dreiklang von Körper, Seele, Geist bewußt rein erhielten, stiegen sie in ihrer Entwicklung aufwärts. Aber sobald die Vernachlässigung der Körperreinheit einsetzte, kam man ab von der Religion, und an deren Stelle trat die Konfession. Nunmehr ging es bergab mit dem Volke und seiner Entwicklung, es kam der Zerfall, der Tanz um das goldene Kalb, das geschützt werden mußte mit der Einrichtung von Militär usw. Die Folgen waren Krieg und Zerstörung,

Zersetzung, Verwilderung und Vorrohung der Volksmassen.«[45]
Buschmann geht an vielen Stellen seines Buches im besonderen
auf die Reinheit des Blutes ein: »Da die Gesundheit des Menschen vom Zustande des Blutes abhängt, so verstehen wir auch,
weshalb unsere Vorfahren die Reinheit des Blutes als das höchste
Gut betrachteten. Deshalb wird in altpersischen und urchristli-
chen Schriften eindringlich vor dem Essen der Tierleichen (auch
Fisch gehört in diese Kategorie) gewarnt, außerdem soll man
nichts essen, was irgendwie einen Fäulnis- oder Versäuerungs-
prozeß in der Verdauung erzeugt. Der normale Entwicklungspro-
zeß und der normale Gesundheitszustand des Menschen sind
gefährdet, sobald er vom natürlich-reinen Zustande abweicht und
in den unnatürlich-unreinen Zustand übergeht, wie wir das heutzutage überall in der Menschheit feststellen können.«[46]
»Das Leichengift des Fleisches regt wohl die Herztätigkeit an,
aber nur, damit diese nachher um so mehr zusammensinkt. Das
Herz sinkt beim Fleischesser auch räumlich in der Brust, kein
Wunder, wenn die Menschen dann herzlos werden und im Intellekt sich versuchen zu halten bei rein materieller Einstellung …
Daraus folgert, daß wir keine edlen, aufbauenden und friedlieben-
den Gedanken entwickeln können, solange das Blut unrein und
mit Fremdstoffen aller Art belastet sind.«
Eindringlich weist Buschmann auch darauf hin, daß Angst und
Verbrechen im Fleischverzehr begründet liegt: »Das ganze Ver-
brecherwesen hat seinen Ursprung im Vertilgen des Fleisches.
Jedes Verbrechen ist lediglich eine Auslösung von Gewalttaten,
die im Tiertöten beginnt. Jeder Krieg ist die Auslösung von
Furchtgedanken, die beim Vertilgen der so schmackhaft gemachten Tierleiche in den menschlichen Körper gelangen und das
ganze Denken beeinflussen. Man beobachtet es doch, daß, sobald
das Tier in die Nähe des Schlachthauses geführt wird, es zittert

vor Furcht am ganzen Körper. Diese Schwingungen der Furcht durchzittern seinen ganzen Körper, und sie bleiben im Zellengewebe des Fleisches. Der Mensch, der das Fleisch ißt, wird ganz naturgemäß davon berührt, diese Furchtschwingungen übertragen sich auf den menschlichen Körper und gelangen, wie gesagt, in das Gehirn des Menschen. Der Furchtgedanke ist es aber, der alle Übel in der Welt in Erscheinung treten läßt, sie direkt hervorruft.«[47]

Vielleicht wird jetzt manch einem klar, warum mit dem ständig steigenden Fleischverzehr parallel dazu die vielfältigen Phobien (Ängste) vor allem möglichen sich breitmachen. Aus den geschilderten Zusammenhängen wird auch der tiefe Sinne der Worte von L. Tolstoi ersichtlich, als er die Menschheit mahnte: »Solange es Schlachthäuser gibt, wird es auch Schlachtfelder geben!«

Die Lehren des Propheten und Meisters Zarathustra zeigen viele Übereinstimmungen mit den Lehren des Meisters aller Meister – Jesus Christus. Überhaupt zeigen alle Religionen in ihrem Urzustand übereinstimmende Parallelen auf. Nur das, was die Schriftgelehrten und Theologen innerhalb der vielen Konfessionen mit ihren Dogmen daraus gemacht haben, läßt Widersprüche erkennen. Alle Religionen haben zum Ziel, die Einswerdung mit Gott wiederzuerlangen, von dem wir uns einst durch eigenes Verschulden getrennt haben. Um diese Einswerdung – Samadhi, Nirvana, Tao, kosmisches Bewußtsein – zu erlangen, ist völlige Harmonie in sich und mit jedem Schöpfungsteil Grundvoraussetzung. Dieses resultiert ganz einfach daraus, daß Gott in uns und in jedem Schöpfungsteil lebt. Die Ausführungen der zarathustrischen Lehre haben noch einmal tiefgreifend verdeutlicht, daß Körper, Seele und Geist auf dieser Erde eine untrennbare Einheit bilden. Alles, was den Körper schädigt, hat auch negativen Einfluß auf Seele und Geist. Aus diesem Wissen heraus waren in allen Urreligionen Gebote für eine reine, fleischlose und natürliche Ernährung fest verankert.

3

Ernährungshinweise in mythologischen Schriften

Der Großteil der heutigen Menschheit hat in den letzten Jahrzehnten eine Haltung eingenommen, die vor dem Wort Mythos ein »nur« denkt. Es ist etwas »nur Mythos, Sage oder Legende«. Mit einer für unsere Zeit typischen Arroganz schauen wir auf alle früheren Kulturen und alle nicht technisierten Völker herab und meinen, sie wären immer unterentwickelt. Wir gehen immer davon aus, daß frühere Kulturen dümmer, rückständiger und weniger weit waren, als wir es sind. Wir setzen einfach voraus, daß unsere Art zu leben, unsere von der Wissenschaft und Technik geprägte Welt den absoluten Gipfel der Entwicklung darstellt. Man steckt weithin in dem Wahn, dies sei das Höchste, was Mensch-sein erreichen kann. Die Zeit ist reif, um an dieser Hybris etwas zu rütteln. Vielleicht waren unsere Vorfahren gar nicht soviel dümmer. Mit Sicherheit waren frühere Kulturen in vielen Belangen weiser als wir. Ganz gewiß ist das, was wir zur Zeit vollbringen, nicht die letzte Lösung für das, was Mensch-sein bedeutet.

Schauen wir uns einmal mit mehr Bescheidenheit das an, was frühere Kulturen hervorgebracht haben, dann erkennen wir, daß sie in vielen Belangen weiter waren als wir. Sobald wir wieder lernen, die Sprache der Symbole zu verstehen, dann werden wir den Begriff des »Mythos« nicht mehr einseitig abfällig beurteilen. Mythologien, Sagen und Legenden enthalten Wahrheiten und Weisheiten, sofern wir noch aufgeschlossen sind. Mythologien können in gewisser Weise als »Nahrung für die Seele« bezeichnet werden. Über den Mythos wurde früheren Kulturen Wissen nahegebracht, die sie in ihrer ganzen Entwicklung fördern sollte.

»Jeder Mythos – und darin unterscheidet sich der Mythos von allen Formen literarischer Phantasie – stellt den Anspruch, Einblick in das letzte Wesen transzendenter Wirklichkeit zu geben. Mythos will also weder erschrecken, erheben, erbauen oder gar unterhalten, sondern Mythos, wie ihn die Mysterien zur Grundlage haben, will eine definitive Aussage machen.«[1] Mythologien sind genau wie alle anderen religiösen Schriften dazu da, den Menschen Anhaltspunkte für ihre Entwicklung zu geben. Sie sollen dem Menschen helfen, das verlorene Paradies wiederzufinden.

In vielen Überlieferungen der Vorzeit wird das Verlassen des Paradieses in Verbindung gebracht mit dem Genuß »verbotener Speisen«. Ob es bei Adam und Eva wirklich der Apfel war, ist fraglich. Tatsache ist, daß sie sich dem Willen Gottes widersetzt hatten. Was der Wille Gottes in bezug auf unsere Nahrung ist, wurde im Kapitel »Religionen« bereits ausführlich dargestellt.

Doch schauen wir nun, was uns die Mythen, Sagen und Legenden früherer Kulturen zu sagen haben.

Die Prometheus-Sage

Schon die Weisen des alten Griechenlands erkannten scharfsinnig, daß Feuerspeisen eine vor Gott nicht gefällige Anmaßung der Menschen sind, woraus den Menschen Leid und Krankheiten erwachsen. Der griechische Geschichtsschreiber Hesodius berichtet, daß die Menschen anfangs frei von Krankheiten und Drangsal lebten.

Der Titan Prometheus stieg dann zu den Göttern in den Olymp hinauf, stahl Zeus das Feuer und brachte es den Menschen auf die Erde herunter. Prometheus, der das Feuer gestohlen hatte, wurde von Zeus hart bestraft. Er ließ ihn an einen Felsen festschmieden und schickte einen Adler, der jeden Tag an seiner Leber hackte und riß und Teile davon verzehrte. Während der Nacht wuchs jedoch die Leber wieder, um am folgenden Tage aufs neue zerfetzt und von dem raubgierigen Adler verzehrt zu werden.

Wer die Sprache der Bilder versteht, dem offenbart sich hier der tiefe Sinn des Geschehens. Prometheus ist das Symbol des vordringenden, nach Göttlichkeit strebenden Menschengeistes, der die Kunst des Feuermachens entdeckt. Zum Menschengeist gehört aber auch ein Körper, der fortan mit Feuerspeisen ernährt wird. Die Leber ist der Inbegriff des Ernährungsgeschehens im Körper, das Wunderwerk innerhalb unseres Stoffwechsels. Nichts hat die Leber, die oft als chemische Fabrik bezeichnet wird, so hart getroffen wie die durch Feuer zerstörte Nahrung. Feuer (Hitze) wirkt wie ein Sprengkeil in der organischen Zusammensetzung der natürlichen Nahrungsstoffe. Die gesundheitsfördernden biochemischen Verbindungen, welche die Natur mit größer Sorgfalt aufgebaut hat, werden durch Hitze auseinandergerissen, losgelöst aus ihrer ursprünglichen Zusammensetzung und verlieren somit ihre heilbringende Wirkung. Die Hauptarbeitszeit der Leber sind die Stunden der Nacht. Dann versucht sie, sich von allen schädlichen Einflüssen, die sie tagsüber verarbeiten muß, zu regenerieren. Daher überliefert die Sage, daß die Leber des Nachts wieder gewachsen ist.

Der Felsen, an den Prometheus geschmiedet ist, symbolisiert, daß der Mensch durch die Feuernahrung an seine Leiden gefesselt ist.

Er kann sich nicht mehr frei bewegen und seine wahre Aufgabe erfüllen. Die Sage endet mit der Verheißung, daß dann, wenn Zeus das Feuer von Prometheus zurückerhält, sein Leiden aufhört und er in den Olymp zurückkehren kann. Dieses Bild will sagen, daß der Mensch erst, wenn er aufhört, seine Nahrung durch Feuer zu zerstören, den Weg in das verlorene Paradies wieder antreten kann.[2]

Die Legende von der verlorenen Perle

Der Arzt Dr. Bircher-Benner gibt in seinem Buch »Fragen des Lebens und der Gesundheit« eine alte überlieferte Legende wieder, die verdeutlicht, welchen Schatz wir preisgegeben haben, als wir der natürlichen Nahrung den Rücken zukehrten. Der Inhalt des Gleichnisses lautet wie folgt:
»Der König sendet seinen Sohn nach Ägyptenland mit dem Auftrag, dort eine Perle zu holen, die in einem vom Drachen bewachten tiefen Brunnen liegt. Doch die Ägypter umgarnten den Königssohn mit ihren Listen.

Da ich von ihrer Speise, die sie mir boten, aß,
da war's, daß ich die Eltern und auch mein Ziel vergaß,
daß ich vergaß die Perle, um die man mich gesandt,
daß ich sie heimwärts bringe aus dem Ägyptenland.
Ich diente ihren Herrschern und lag in tiefem Bann.
Das hatte mir die Speise und ihre List getan.

Die Eltern aber wußten, was mit ihrem Sohne geschah. Sie sandten ihm einen Brief, der ihm alles wieder in Erinnerung brachte, seine Herkunft und das Ziel seiner Sendung. Da schlä-

57

ferte er mit Liedern und zauberstarken Namen den zischenden Drachen ein, holte die Perle und kehrte heim in sein Königreich.«[3] Die Geschichte des ausgesandten Königssohnes erinnert stark an das Gleichnis vom verlorenen Sohn, welches in der Bibel überliefert ist. Verlorene Königssöhne und -töchter sind wir letztendlich alle, da wir ja nach Gottes Ebenbild von ihm erschaffen wurden, uns von ihm entfernten, um nun wieder den Rückweg *(re-ligio)* anzutreten. Die Legende von der verlorenen Perle läßt erkennen, welche dominierende Rolle die Ernährung auf diesem Rückweg spielt.

Demeter und Persephone

Eine weitere Sage, welche die Bedeutung der Nahrung auf dem Pfad der Aufwärtsentwicklung herausstellt, ist der Mythos um Demeter und ihre Tochter Persephone: »Demeter, als Erdenmutter bezeichnet, segnet die Erde mit allem, was schön und gut ist. Sie läßt Früchte wachsen und reifen und verwandelt durch ihren Segen ungehobelte Barbaren in edle Menschen. Ihr zur Seite steht ihre jungfräuliche Tochter Persephone. Mutter und Tochter haben ein inniges Verhältnis zueinander, und solange sie zusammen wirken, ist die Erde in jeder Weise gesegnet. Da raubt Pluton, der Herr der Unterwelt, die Tochter und führt sie in den Hades (die Hölle). Der Raub der Tochter bringt die Mutter zur Verzweiflung. Demeter wandert unerkannt über diese Erde auf der Suche nach ihrer inniggeliebten Persephone. Da verdorrt alles Leben auf der Erde, von der die Göttin Demeter ihre segnende Hand zurückgezogen hat. Die Erdenmutter findet schließlich Unterkunft am Königshofe in Eleusis. Eines Tages kommt Hekate, die Türhüterin, aufgeregt in den Palast gestürzt und verkündet, sie habe aus der Höhle des Pluton eine klagende Frauenstimme gehört. Demeter erkennt sofort, daß dies die Stimme von Persephone ist. Nun kann sie zu Zeus gehen und von ihm fordern, daß der Räuber die Tochter wieder freigeben müsse. Aber, welch Tragödie, die Tochter hatte bereits von der Speise ›des Totenreiches‹ gegessen, was ihre Loslösung vom Hades unmöglich macht; sie blieb dem Tod verfallen. So kann Zeus in seiner Gerechtigkeit sich nicht anders entscheiden, als daß die Tochter für ein halbes Jahr auf die Erde zurückkehren kann, dann aber wieder für ein halbes Jahr in den Hades gehen muß, ein ewiger Wechsel von Sterben und Wiederauferstehen.«

Auch diese Erzählung dreht sich um eine verlorene Tochter, die das »Paradies« verließ und deren endgültiger Rückkehr in die wahre Heimat ein Riegel vorgeschoben wird, da sie von der »Speise des Totenreiches« genossen hat. Sie ist seitdem an das Rad der Wiedergeburt gebunden.

Interessant ist noch, wie die Sage endet: »Demeter schenkt einem König die erste ›Weizenähre‹, womit neues Leben auf der Erde beginnt. Der König verbreitet den Weizen auf der ganzen Erde. Überall wachsen Felder, strahlen in einem goldenen Licht, und das Glück kehrt in die Welt zurück.«

4

Vegetarische Rohkost aus anatomischer Sicht

Nachdem wir einen Einblick in einige Religionen und Mythologien genommen haben, ist es nun ratsam, etwas mehr über den menschlichen Körper zu erfahren. Es stellt sich nämlich die Frage: Welche Nahrungsart ist dem Menschen von seiner Struktur her zugedacht?

Der überwiegende Anteil ernstzunehmender Forscher geht davon aus, daß der Mensch von Natur aus *Frugivore* (Früchteesser) ist. Von gewissen Wissenschaftlern, die wohl selber überzeugte Fleischesser sind, kann man jedoch immer wieder hören oder lesen, daß der Mensch von seinem Anpassungsvermögen her ein *Omnivore* sei. Die Entwicklungsgeschichte der Ernährung der Vormenschen (Homiden) über Millionen von Jahren zeigt jedoch, daß sich die Vorfahren der Menschen über fast alle Entwicklungsphasen hinweg ausschließlich oder stark überwiegend von roher, pflanzlicher Kost ernährten. Lediglich in Notzeiten, z. B. während der Eiszeit, wurde der Vormensch gezwungen, Tiere zu töten und zu essen. Unsere Vorfahren haben jedoch immer wieder versucht, etwa durch die Entwicklung des Ackerbaus, zur naturgemäßen Pflanzenkost zurückzukehren.

Zu dieser Tatsache äußert sich der berühmte Arzt Hippokrates (460–377 v. Chr.): »(Die Menschen) bekamen nämlich von der schweren tierischen Kost viele und ernste Beschwerden … aus diesem Grunde haben dann auch diese, glaube ich, eine ihrer

Natur entsprechende Ernährung gesucht und diese gefunden, die wir jetzt zu uns nehmen.«[1]

Selbst in der Epoche, für die der Begriff des »Jägers und Sammlers« geprägt wurde, war der Mensch überwiegend Pflanzenesser. Kulturforscher wissen heute, daß die Jagd zu aufwendig, gefährlich und auch zu unsicher war, um als Basis für die Ernährung zu dienen. Die Ernährungsgrundlage stellen auch in jener Zeit Pflanzen dar, da sie viel einfacher zur Verfügung standen. Aus den Tierknochenfunden früherer menschlicher Siedlungen kann heute nicht definitiv der Rückschluß auf überwiegende Fleischkost gezogen werden, da Pflanzenreste von der Natur vollkommen abgebaut werden und somit heute nicht mehr auffindbar sind. Auch die Höhlenmalereien mit der Darstellung von Tieren sind keineswegs als Beweis für eine vorwiegende Fleischkost in jener Phase der Evolution anzusehen, da diese Bilder eine mythologische und religiöse Bedeutung hatten. Der Tatbestand, daß der Mensch von seiner Anlage her Pflanzenköstler ist, wird auch durch Untersuchungsergebnisse bestätigt, die an den Universitäten von Berkeley, Carolina, Südkalifornien, Minnesota und London durchgeführt wurden.

In den 50er Jahren dieses Jahrhunderts fand man in den Mooren Skandinaviens Leichen, die Aufschluß gaben, welche Nahrung die Menschen vor rund 2000 Jahren in jenen Breitengraden verzehrten. Bei der Untersuchung der noch vollständig vorhandenen Därme fand man nicht eine Spur von Fleisch oder animalischer Nahrung, dagegen Getreidekörner, Samen und Pflanzenreste von nicht weniger als 18 verschiedenen Getreide- und Kräuterarten. Das Gebiß der Leichen zeigte keine Spur von Karies, und der ganze Körper war wundervoll gut entwickelt; nicht das geringste Anzeichen einer Krankheit war zu finden.[2]

Der Ernährungsexperte H. Diamond skizzierte die wesentlichen anatomischen Unterschiede zwischen einem *Karnivoren* (Fleischverzehrer) und einem *Frugivoren* (Früchteesser):

- Die Zähne eines fleischfressenden Tieres sind lang, scharf und spitz, und zwar alle! Unsere Backenzähne haben die Aufgabe zu zerquetschen und zu zermahlen. Die Kiefer eines Fleischfressers bewegen sich nur aufwärts und abwärts, zum Reißen und Beißen. Unsere Kiefer bewegen sich seitwärts, um zu mahlen.
- Der Speichel eines Fleischfressers ist säurehaltig und für die Verdauung tierischen Eiweißes eingerichtet, er enthält kein Ptyalin, ein Wirkstoff für die Stärkeverdauung. Unser Speichel ist alkalisch und enthält Ptyalin für die Verdauung der Stärke.
- Der Magen eines Fleischfressers ist ein einfacher runder Sack, der zehnmal so viel Salzsäure absondert wie der Magen eines Nicht-Fleischfressers. Unser Magen hat eine längliche Form, eine komplizierte Struktur und ist in einer Windung mit dem Zwölffingerdarm verbunden.
- Die Därme eines Fleischfressers sind dreimal so lang wie sein Körper, um eine rasche Ausscheidung schnell faulender Nahrung zu gewährleisten. Unsere Därme sind zwölfmal so lang wie unser Körper, um die Nahrung so lange zu halten, bis alle Nährstoffe aufgenommen werden können.
- Die Leber eines Fleischfressers kann 10–15mal mehr Harnsäure ausfiltern als die Leber eines Nicht-Fleischfressers. Unsere Leber kann nur eine kleine Menge Harnsäure ausfiltern. Harnsäure ist ein äußerst gefährliches Gift, das eine Menge Unheil in unserem Körper anrichten kann. Jeder Fleischverzehr hinterläßt große Mengen Harnsäure in unserem Organismus. Der menschliche Organismus verfügt jedoch nicht über das Enzym Uricase, wie es die Fleisch- und Allesfresser haben, um Harnsäure abbauen zu können.

- Ein Fleischfresser kann Schweiß nicht durch die Haut absondern, er hat keine Hautporen. Wir können schwitzen, und wir haben Poren.
- Der Urin eines Fleischfressers ist sauer. Unser Urin ist alkalisch.
- Die Zunge eines Fleischfressers ist rauh, unsere Zunge ist glatt.
- Unsere Hände haben die perfekte Form, um Obst vom Baum pflücken zu können, sie sind nicht dafür geschaffen, Därme aus dem Kadaver eines toten Tieres zu reißen, wie es die Pranken eines Fleischfressers können.

Zusammenfassend sagt H. Diamond, daß wir Menschen nicht eine einzige anatomische Voraussetzung besitzen, die darauf hinweist, daß wir für den Verzehr von Fleisch geschaffen sind.[3]
Durch folgende, wenig bekannte Tatsachen wird der zwingende Schluß, daß wir uns von roher pflanzlicher Kost ernähren sollten, noch mehr verdeutlicht: »Unser Blinddarm, auch Wurmfortsatz oder Appendix genannt, wird heute von vielen Medizinern als ›nutzloses Anhängsel‹ bezeichnet. Durch Toxine (Gifte), die von der Fleischkost her resultieren, entzündet sich der Blinddarm bei vielen Menschen und wird daher operativ entfernt. Dieses Organ hat jedoch, wie all unsere Organe, eine enorm wichtige Aufgabe zu erfüllen. Der Wurmfortsatz wurde uns von unserem Schöpfer gegeben, um aus Pflanzenbestandteilen (Cellulose) Mineralstoffe, insbesondere Calcium herauszulösen, damit sie für den Körper verfügbar sind. Fleischverzehrer decken ihren Calciumbedarf aus den verzehrten Knochen des Beutetieres. Da Raubtiere, wie schon erwähnt, zehnmal so viel Salzsäure im Magen aufweisen wie wir, ist es diesen möglich, verschlungene Knochenbestandteile aufzulösen. Daher braucht und hat ein Raubtier auch keinen Wurmfortsatz.«[4]

Die Schlußfolgerung, daß der Mensch von Natur aus Pflanzenköstler ist, wird durch eine weitere Tatsache unterstützt: Der
Mensch ist nicht in der Lage, das für viele Stoffwechselfunktio-
nen wichtige Vitamin C zu synthetisieren. Jene Lebewesen, die
dies ebenfalls nicht vermögen, sind reine Pflanzenköstler (Affen,
Kaninchen, Meerschweinchen). Der Grund hierfür ist offensichtlich: Frugivoren, zu welchen auch der Mensch zählt, nehmen über
die pflanzliche Rohkost ausreichende Mengen an Vitamin C auf,
welche somit eine Eigensynthese unnötig machen.«[5]
Die genannten Beispiele der vergleichenden Anatomie mögen
verdeutlicht haben, daß wir Menschen von Natur aus in allen
Belangen auf den Verzehr von roher Pflanzennahrung ausgelegt
sind.

5

Vegetarische Rohkost –
die bessere Alternative

Der Begriff »Vegetarier« wird heute von manch einem fälschlicherweise mit »dahinvegetieren« assoziiert. Doch dies trifft den Kern der Sache überhaupt nicht. Die Begriffe »Vegetarier, Vegetarismus, vegetarisch« haben ihre gemeinsame Wurzel im Lateinischen:

vegetare – (be)leben, wachsen
vegetus (von *vegere*) – rüstig, munter, lebenskräftig
vegetabilis – zum Leben, Wachsen fähig

Die Gründe, sich des Verzehrs toter Tiere zu enthalten, sind recht vielfältig. Im Vordergrund stehen jedoch ethische Gesichtspunkte. Ethik ist nach der Definition von Albert Schweitzer »die grenzenlose Ehrfurcht vor dem Leben«. Wollte ich darüber viele Worte verlieren, so wäre dies nur Stückwerk. Über den ethischen Aspekt des Vegetarismus haben sich in treffender Weise die klügsten Köpfe dieser Welt geäußert. Daher wird das folgende Kapitel ausschließlich aus Zitaten bestehen.

Vegetarische Ernährung aus Gründen der Ethik

»Ehrfurcht vor dem Leben ist Abscheu vor dem Töten!« *(Magnus Swantje)*[1]

»Die Tiere empfinden wie der Mensch Freude und Schmerz, Glück und Unglück; sie werden durch dieselben Gemütsbewegungen betroffen wie wir.« *(Charles Darwin)*[2]

»Seid gut zu den Menschen, zu den Pflanzen und zu den Tieren! Hetzt weder Menschen noch Tiere, noch fügt ihnen Leid zu!« *(Laotse)*[3]

»Wahre menschliche Kultur gibt es erst, wenn nicht nur die Menschenfresserei, sondern jeder Fleischgenuß als Kannibalismus gilt.« *(Wilhelm Busch)*[4]

»Ein Tier halten, damit man es aufessen kann, ist ein Verrat.« *(Edward Carpenter)*[5]

»Gibt es nicht andere Nahrungsmittel, ohne daß man Blut gebraucht? Heißt es nicht, die Menschen zur Grausamkeit ermutigen, wenn man ihnen gestattet, den Tieren das Messer in das Herz zu stoßen?« *(Denis Diderot, frz. Philosoph der Aufklärung)*[6]

»Die Zahl der Vegetarier würde sicher ins Unermeßliche sich steigern, wenn der gebildete Mensch die Tiere, derer er sich als Nahrung bedient, selbst schlachten müßte.« *(Christian Morgenstern)*[7]

»Die vermeintliche Rechtlosigkeit der Tiere, der Wahn, daß unser Handeln gegen sie ohne moralische Bedeutung sei, daß es gegen die Tiere keine Pflichten gäbe, ist geradezu eine empörende Roheit und Barbarei. Erst wenn jene einfache und über alle Zweifel erhabene Wahrheit, daß die Tiere in der Hauptsache und im wesentlichen ganz dasselbe sind wie wir, ins Volk gedrungen sein wird, werden die Tiere nicht mehr als rechtlose Wesen dastehen. Es ist an der Zeit, daß das ewige Wesen, welches in uns, auch in allen Tieren lebt, als solches erkannt, geschont und geachtet wird.« *(Schopenhauer)*[8]

»Tierschutz ist Menschenschutz. Wir schützen durch ihn die Menschenseele vor Verrohung.« *(Magnus Swantje)*[9]

»Vom Tiermord zum Menschenmord ist nur ein Schritt und damit auch von der Tierquälerei zur Menschenquälerei.« *(Tolstoi)*[10]

»Wie weit sind solche Menschen, die Tiere töten können, noch von einem Verbrechen entfernt?« *(Pythagoras)*[11]

»Wer die Opfer nicht schreien hören kann, nicht zucken sehen kann, dem es aber, sobald er außer Seh- und Hörweite ist, gleichgültig ist, daß es schreit und daß es zuckt, der hat wohl Nerven, aber – Herz hat er nicht.« *(Bertha von Suttner)*[12]

»Gewiß ist es, daß dieses scheußliche Blutbad, welches unaufhörlich in unseren Schlachthäusern und Küchen stattfindet, uns nicht mehr als ein Übel erscheint, im Gegenteil betrachten wir diese Scheußlichkeit, welche oft pestilenzialisch wirkt, als einen Segen des Herrn und danken ihm in unseren Gebeten für diese Mördereien. Kann es denn aber etwas Abscheulicheres geben, als sich beständig von Leichenfleisch ernähren? Und dennoch finde ich unter uns keinen Sittenlehrer, keinen unter unseren geschwätzigen Predigern, selbst keinen unter unseren scheinheiligen Menschen, der den geringsten Einwand erhöbe gegen diese schändliche, uns zur Natur gewordene Gewohnheit.« *(Voltaire, frz. Philosoph und Schriftsteller)*[13]

»Wer über das gewöhnliche Leben hinaus will, der scheut blutige Nahrung und wählt nicht den Tod zu seinem Speisemeister.« *(Josef von Görres, kath. Romantiker)*[14]

»Gott sagte zwar, herrscht über die Fische im Meer, über die Vögel unter dem Himmel und über alles Getier, das auf Erden kriecht; aber wo und seit wann bedeutet denn ›herrschen‹ über die Untertanen, sie totschießen und ihnen das Fell über die Ohren ziehen, oder sie einfangen, in Käfigen fett machen und sie dann aufessen? Heißt herrschen nicht, weise regieren und gütig lenken und leiten, was unter einem ist?« *(C. A. Skriver)*[15]

»Wer einen Ochsen schlachtet, gleicht dem, der einen Mann erschlägt.« *(Jesaja)*[16]

»Wahrlich, ich sage euch, der, der tötet, tötet sich selbst und wer vom Fleisch erschlagener Tiere ißt, ißt vom Körper des Todes. Denn in seinem Blut wird jeder Tropfen ihres Blutes sich in Gift umwandeln … Tötet nicht, noch esset das Fleisch eurer unschuldigen Beute, wenn ihr nicht Sklaven des Satans werden wollt.« *(Jesus Christus)*[17]

»Bedenke, daß ein Gott in deinem Leibe wohnt – und vor Entweihung sei der Tempel stets verschont.« *(Rückert)*[18]

»Was erwarten wir von einer Religion, wenn wir das Mitleid mit den Tieren ausschließen?« *(Richard Wagner)*[19]

»Die religiöse Ehrfurcht vor dem, was unter uns ist, umfaßt natürlich auch die Tierwelt und legt dem Menschen die Pflicht auf, die unter ihm entstehenden Geschöpfe zu ehren und zu schonen.« *(Johann Wolfgang von Goethe)*[20]

»Liebe die Tiere, liebe jegliches Gewächs und jegliche Dinge!
Wenn du alles liebst, so wird sich dir das Geheimnis Gottes in
allen Dingen offenbaren, und du wirst schließlich alle Welt mit
Liebe umfassen!« *(Dostojewski)*[21]

»Meiner Ansicht nach würde die vegetarische Lebensweise durch
ihren rein körperlichen Einfluß auf das Wesen des Menschen
einen sehr günstigen Einfluß auf das Los der Menschheit haben.«
(Albert Einstein)[22]

»Schlachthäuser sind Pestgeschwüre am Leibe der Humanität.
Alles Elend kommt von dieser Krankheit!« *(Reinhold Braun)*[23]

Der Eiweißmythos

Da der menschliche Körper in all seinen Geweben, Organen,
Muskeln etc. Eiweiß-(Protein)-Verbindungen enthält, glaubt man,
daß der Mensch seinem Körper solche oder ähnliche Stoffe zuführen müsse. »Otto Normalverbraucher« glaubt, daß er sich mit
dem Fleisch der Tiere und ihrer Erzeugnisse auch die Kraft und
den Lebensmut der Tiere einverleibe. Er ist fest davon überzeugt,
Fleisch nicht missen zu können, da es für die Erhaltung seines
Lebens unerläßlich sei. Selbst Ärzte und Forscher sind bis heute
von diesem Irrglauben nicht freigekommen.
Die analytische Naturwissenschaft stellte fest, daß Eiweiße innerhalb ihrer elementaren Bestandteile aus Aminosäuren zusammengesetzt sind. Es gibt deren 20, wovon der menschliche Körper
8 nicht selbst synthetisieren kann. Man bezeichnet sie als essentielle Aminosäuren. Früher nahm man an, daß nur tierische Eiweiße alle essentiellen Aminosäuren enthalten. Mittlerweile hat

man jedoch festgestellt, daß pflanzliche Kost ebenfalls alle lebensnotwendigen Aminosäuren enthält. Durch Kombination verschiedener pflanzlicher Lebensmittel wird dem Körper hochwertiges Eiweiß in ausreichender Menge zugeführt.

Es ist jedoch nicht unbedingt nötig, innerhalb einer Mahlzeit für eine vollständige Proteinzufuhr zu sorgen. Ausschlaggebend ist die Gesamtzufuhr an Aminosäuren im Laufe des Tages, der Woche oder des Monats. Es tritt keineswegs ein Mangel ein, wenn man sich bei einer Mahlzeit nicht alle Aminosäuren zuführt. Innerhalb unserer Leber und in anderen Körperzellen bestehen Speichermöglichkeiten für Aminosäuren, welche bei Bedarf abgerufen werden können.[24]

Früher nahm man an, daß die Gesamtproteinzufuhr pro Tag 110–130 g betragen sollte. Dies stützte sich vor allem auf Anschauungen der Forscher Liebig, Pettenhofer, Voit und Rubner. Aufgrund späterer Untersuchungen wurde das Eiweißminimum von der offiziellen Ernährungslehre auf ca. 70 g pro Tag festgelegt. Es liegen jedoch etliche Untersuchungen vor, die mit Sicherheit beweisen, daß eine Zufuhr von 30–35 g täglich voll ausreicht und daß diese Menge aus rein pflanzlichen Nahrungsmitteln gedeckt werden kann.

Über die zu hohen Empfehlungen der Proteinzufuhr, die von Forschern und Ärzten ausgesprochen werden, klagt P. Mulford: »Der Arzt versteht im besten Falle etwas von Krankheit, aber nichts von der Gesundheit, schon des seltenen Vorkommens des letzteren wegen. Er kommt ja mit normalen gesunden Menschen gar nicht in Berührung. Daher die wahnwitzigen Statistiken über die den Menschen täglich notwendige Eiweißmenge, zu der beispielsweise der große Liebig kam, weil er lauter aufgeschwemmte, mit Bierbäuchen behaftete Couleurstudenten zu Versuchsobjekten hatte, miserable Motoren, dreifachen Heizstoffes bedürftig. Wegen dieser am untauglichen Objekt konstatierten Eiweißmengen wurde dann die Blutbahn ganz normaler Menschen, besonders auch der Kinder, in ganz Europa durch Jahrzehnte mit Eiweißgiften überladen, zumal es sich ja um tierisches Eiweiß handelte. Blinddarmentzündungen, Rheumatismus, Gicht, Arteriosklerose und andere Stoffwechselerkrankungen wurden geradezu gezüchtet.«[25]

Zum gleichen Thema äußert sich auch Rudolf Steiner: »Es ist ja sehr eigentümlich, daß man heute von seiten der Wissenschaft lehrt, nicht 120 Gramm Eiweiß seien nötig, sondern nur 20–50 Gramm. Das ist diejenige Ration, sagt man, die der Mensch eigentlich täglich nötig habe. So schnell hat sich die Wissenschaft in bezug auf ihre Ansichten in zwei Jahrzehnten geändert. Sie sehen also, wieviel eigentlich darauf zu geben ist, wenn irgend etwas sozusagen wissenschaftlich festgestellt ist.«[26]

Von welchen Faktoren ist der Eiweißbedarf abhängig? Auch bei der Beantwortung dieser Frage stellt sich heraus, daß die vegetarische Rohkost die optimale Ernährungsform ist. Dies läßt sich durch folgende Tatsachen unter Beweis stellen:

– Beim Kochprozeß, berichtet Kulvinskas, können 40 bis 85 % des Proteingehaltes der meisten Nahrungsmittel zerstört werden.

– Hinzu kommt, daß gekochte Speisen im allgemeinen mit einer Temperatur von 40 ° C in den Magen gelangen. Diese Temperatur genügt, um im Magen einige der gastritischen Enzyme, die für die Verdauung notwendig sind, zu zerstören. Des weiteren können viele Menschen Fleisch nicht verdauen, weil es ihnen an pankreatischen Verdauungsenzymen, Galle und Salzsäure fehlt.

– Ein Eiweißüberschuß durch starken Fleischverzehr und die

denaturierte Nahrung bewirken eine Übersäuerung des Organismus, welcher ständig neutralisiert werden muß.

- Der Ernährungsforscher R. Berg stellte bei Untersuchungen fest, daß bei einer basenüberschüssigen Ernährung, welche die vegetarische Rohkost ja zweifelsohne darstellt, der Eiweißbedarf nur 26 g pro Tag beträgt. Bei einer säurebildenden Kost kann der Bedarf bis zu 200 g täglich ansteigen.

- Zudem stellte R. Berg fest, daß bei einem übermäßigen Salzkonsum (schon ab 8 g täglich) Schäden in der Eiweißverdauung auftreten können.

- Es treten ebenfalls Mängel in der Eiweißresorption durch den Verzehr von Industriezucker auf. Der Schadstoff Zucker hemmt die Resorption der essentiellen Aminosäure Lysin.[27]

Welche Schäden entstehen durch einen Eiweißüberschuß? Der durchschnittliche Eiweißverzehr des Bundesbürgers liegt z. Z. zwischen ca. 86 g bei Frauen und 105 g bei Männern. Spätestens seit den Untersuchungen von Prof. Dr. med. L. Wendt, der seit über 50 Jahren auf dem Gebiet der Eiweißspeicherkrankheiten forscht, ist es nicht mehr zu verantworten, den Eiweißüberkonsum als unschädlich oder harmlos zu bagatellisieren. Prof. Wendt fand heraus, daß Eiweiß, wenn es im Überschuß konsumiert wird, Ablagerungen in den feinen Blutgefäßen (Kapillaren) und im Zwischenzellgewebe zurückläßt. Durch Eiweißeinlagerungen können die Gefäßwände dreißigfach verdickt werden. Jene Kapillarwände haben die Aufgabe, die Nahrungsstoffe (z. B. Vitamine, Mineralstoffe, Amionsäuren, Sauerstoff etc.) in die Zellen zu schleusen. Aufgrund der verminderten Durchlässigkeit der feinen Bluthaargefäße und des Zwischenzellgewebes werden die Zellen mit allen lebensnotwendigen Stoffen permanent unterversorgt. Der Organismus reagiert hierauf mit erhöhtem Blutdruck, um diesen Mangel zu kompensieren. Das weitverbreitete Symptom des Bluthochdrucks ist also nicht nur eine Folge des hohen Salzkonsums, sondern auch eine Konsequenz des übermäßigen Eiweißverzehrs.

Die Einlagerungen in den Kapillaren und im Zwischenzellgewebe werden in der Ernährungsliteratur oft als »Verschlackung« bezeichnet. An diesem Begriff nehmen einige Wissenschaftler Anstoß, da er zu »unwissenschaftlich« sei. Aber wie auch immer, die Tatsache, daß überschüssiges Eiweiß abgelagert wird, läßt sich nicht hinwegdiskutieren.

Prof. Wendt stellte bei seinen Forschungen fest, daß diese Ablagerungen nicht nur zu Bluthochdruck führen. Da, wie schon erwähnt, die Zellen ständig mit Nährstoffen unterversorgt werden, kommt es zu einer Reihe von Stoffwechselstörungen. Die Liste der daraus resultierenden Symptome und Krankheiten umfaßt alle gängigen Zivilisationskrankheiten:[28]

– Diabetes
– Fettstoffwechselstörungen
– Gicht
– Rheuma
– Arteriosklerose
– Herzinfarkt
– Schlaganfall
– Thrombosen
– Angina pectoris
– Übergewicht
– Paradontose
– Krebs
– Schwächung des Immunsystems
– Azidose u. a. m.

Interessant ist in diesem Zusammenhang noch, daß allein das tierische Eiweiß zu Eiweißspeicherkrankheiten führt. Prof. Wendt sagt dazu selbst: »Bei Vegetariern haben wir noch nie eine ernährungsbedingte Eiweißspeicherkrankheit gesehen. Mit vegetarischer Kost bei Vermeidung tierischen Eiweißes bauen wir sogar den überfüllten Eiweißspeicher ab.«[29]

Viele Menschen greifen in der Anfangszeit, wenn sie von Fleisch- auf pflanzliche Kost umstellen, auf Sojaprodukte zurück. Die Nahrungsmittelindustrie witterte hier sofort einen Markt und brachte eine Reihe von Produkten auf den Markt, die von der Konsistenz und dem Geschmack her stark an Fleisch erinnern. Daß jene Kunstprodukte unserer Gesundheit nicht gerade zuträglich sind, ist bereits aus dem Herstellungsverfahren ersichtlich.

»Im Spinnverfahren wird das Protein eingedickt und durch Spinndrüsen in ein Fällbad gepreßt, ähnlich der Herstellung von synthetischen Textilfasern. Dann werden die hauchfeinen ausgefällten Proteinfasern zu gröberen Fasern verfilzt. Als Bindemittel dient ein Gemisch aus Albumin, Gluten und entfettetem Ölsamenmehl. Zur weiteren Produktgestaltung und -variation (z. B. Rind-, Schweine-, Geflügel-, Fischfleischimitation) können Zusätze erfolgen von Farbstoffen, Aromastoffen, Gewürzen, essentiellen Aminosäuren.«[30]

Als Abschluß für das Kapitel um den Eiweißrummel paßt gut ein Zitat des englischen Schriftstellers George Bernard Shaw: »Seit mehr als einem Vierteljahrhundert lebe und arbeite ich ohne Fleisch, Fisch, Geflügel, Tee, Tabak und Alkohol. Hat ein Beefsteakesser eine höhere Leistungsfähigkeit? Ich glaube, er hat eine niedere. – Abstinenz – Enthaltsamkeit? In diesem Sinne bin ich kein Abstinent und kein Asket, sondern Genießer. – Mir riet allerdings der Arzt einmal: ›Essen Sie Fleisch, sonst müssen Sie sterben!‹ Ich tat keines von beiden!«

Krankheiten, die durch Fleischverzehr entstehen

Die schon erwähnten Eiweißspeicherkrankheiten sind nicht die alleinigen chronischen Leiden, welche durch den Verzehr von Tierleichen entstehen. Es gibt noch etliche Faktoren mehr, die die Entstehung von Krankheiten durch tierische Nahrung begünstigen.

Folgeschäden durch Harn- und Oxalsäure

Jede Zelle enthält in ihrem Kern Nukleinsäuren. Fleisch jeglicher Art enthält extrem hohe Werte dieser Nukleinsäuren. Bei der Verarbeitung der Nukleinsäuren werden Purine freigesetzt, welche wiederum weiter zur Harnsäure abgebaut werden.

Wie schon erwähnt, enthält der menschliche Körper im Gegensatz zum Raubtier keine Enzyme, um Harnsäure weiter abzubauen. Folglich muß die Harnsäure über die Nieren ausgeschieden werden. Je höher der Verzehr an tierischen Nahrungsmitteln nun ist, desto belastender wirkt sich dies auf die Nieren aus. Sind die Nieren überlastet, wird die Harnsäure in den Körpergeweben abgelagert. Diese Harnsäure wird dann von dem betreffenden Menschen nur so lange nicht wahrgenommen, wie die Körperwärme groß genug ist, um sie in kolloidaler organischer Lösung zu halten. Wird jedoch der Körper durch kalte Luft oder durch kaltes Wasser unterkühlt, dann kristallisiert die gespeicherte kolloidale Harnsäure in den betroffenen Gliedern und ruft nun schmerzhafte akute Rheuma- und Gichtanfälle hervor. Dienen diese dem Menschen nicht als Warnung, dann kann die weitere Ansammlung der Harnsäure zu den chronischen Erscheinungsformen der genannten Krankheiten führen. Die chronischen Erscheinungen führen unter Umständen zu Verkrüppelungen in den Gliedern und Gelenken.[31]

Die über die Nahrung zugeführte Menge an Oxalsäure ist zwar geringer als die Harnsäure, jedoch wirkt Oxalsäure ätzend, solange sie nicht durch basische Mineralstoffe aus den Reservoirs des Körpers abgebunden wird. Aufgrund des weithin chronischen Mangels basischer Mineralstoffe (z. B. Calcium, Magnesium, Phosphor) bei der landesüblichen denaturierten Kost erscheint die Oxalsäure als freie Säure in den Nieren. Hier verbindet sie sich mit Calcium zu Calciumoxalat. Diese schwerlöslichen Komplexe sind unter den Namen Nierengries, Harngries, Nierensteine oder Blasensteine bekannt.

Nicht nur Oxalsäure, sondern auch Harnsäure und Phosphorsäure (bei Fisch- und Eierverzehr) verbinden sich mit Calcium in den Nieren zu steinartigen Gebilden. Diese verstopfen die feinen Haargefäßröhrchen der Nieren, die nun ihre Arbeit nicht mehr in der gewohnten Art und Weise verrichten können. Bilden sich größere, mehr oder weniger feste Steine, so können jene die Nierentätigkeit stark beeinträchtigen und geben die Ursache zu den schmerzhaften Nierenkoliken und nicht minder schmerzhaften Harnsteinen.

Die Nieren haben innerhalb des Stoffwechsels wichtige Funktionen zu erfüllen. Sie fungieren nicht nur als Blutreinigungs- und Ausscheidungsorgan. In ihnen werden auch die Grundbausteine zur Bildung der Knochen synthetisiert. Wenn man bedenkt, daß in den Hohlknochen die Synthese der roten Blutkörperchen vonstatten geht, wird klar, warum man die Nieren nicht noch obendrein mit Kochsalz oder Alkohol überlasten sollte.

In den Nebennieren werden auch eine Reihe von Hormonen gebildet, u. a. das bekannte Adrenalin. Dieses Hormon ist ein Antagonist (Gegenwirkstoff) zum Insulin der Bauchspeicheldrüse. Beide wirken zusammen, um den Kohlehydratstoffwechsel im Körper zu regulieren.[32]

Diese Ausführungen mögen genügen, um aufzuzeigen, welch verhängnisvolle Kettenreaktion eine erhöhte Säurekonzentration im Körper hervorrufen kann. Dies bewegte den Ernährungsforscher Walter Sommer zu folgender Aussage: »Wenn wir in unserem Körper alle Bestandteile der Nahrung nutzbar machen wollen, dann müssen wir darauf achten, daß jede genossene Nahrung in dem Zustand gegessen wird, in dem sie uns von der Natur zugewiesen ist, nämlich ungekocht und durch Zubereitung nicht verändert, sondern im lebensvoll erhaltenen Zellgefüge. Jede Behandlung durch Feuerhitze verändert den feinstofflichen Aufbau der organisch gewachsenen Nahrung und erschwert besonders den Nieren die feinstoffliche Destillierarbeit der besonders schwierig aus der Nahrung herauszulösenden Kalk- und Magnesiastoffe.«[33]

Harn- und Oxalsäure sind nicht nur die Ursache für Rheuma, Gicht und Steinbildungen. Harnsäureansammlungen können sich auch in Muskelpartien, Gelenken und Sehnen festsetzen. Daraus resultieren dann Muskel- und Gelenkverspannungen. Setzt sich die Säure an den Austrittsstellen der Nervenbahnen aus der Wirbelsäule fest, so entstehen Stockungen in den abgeschlossenen Organen und Gliedern mit Unterernährung der betroffenen Organe, die dann verkümmern.

Harn- und Oxalsäurereste, welche nicht ausgeschieden oder im Gewebe eingelagert werden, können auch in die Blutbahn und somit in jede Zelle gelangen. Die Wirkung der Harnsäure in den Blutbahnen kann sogar offen und deutlich im Zahnfleisch verfolgt werden. Die feinen Bluthaargefäße (Kapillaren) sind normalerweise in ihren Endbezirken gradlinig. Ist jedoch Säure im Blut, dann verkrampfen sie und nehmen eine verschnörkelte Form an. Davon betroffen sind natürlich auch die Muskelfasern, die von den Kapillaren genährt werden. Dieser Zustand artet im Laufe der Zeit in Erscheinungen aus, die als Zahnfleischerkrankungen unter dem Namen Paradontose bekannt sind. Die Verkrampfung der Kapillaren durch eine erhöhte Säurekonzentration betrifft selbstverständlich alle Bereiche innerhalb unseres Körpers. Am Herzmuskel können sich diese Verkrampfungen besonders gefährlich auswirken. Die Herztätigkeit wird unregelmäßig, es stellen sich Herzklappenfehler und Verkrampfungen der Herztätigkeit ein, die schwere Angstzustände hervorrufen.[34]

Die Veränderung der Kapillaren durch Säure kann unter einem Kapillarmikroskop beobachtet werden. Prof. Gänslen und Prof. O. Müller konnten im Rahmen ihrer Untersuchungen einwandfrei nachweisen, daß sich bei überwiegender Fleischkost schon nach zehn Tagen die Kapillaren zu korkenzieherartigen Gebilden verkrampfen. Die Entartungen der feinen Bluthaargefäße kann man vor allem auch bei krebskranken Patienten beobachten. Interessant sind in diesem Zusammenhang die Studien des Forschers Gaywilers. Er fand heraus, daß bei Patienten, welche mit vegetarischer Rohkost ernährt wurden, sich die Kapillaren wieder regenerierten. Man sah unter dem Kapillarmikroskop schon nach einigen Wochen, daß bei dieser Ernährung die Bluthaargefäße die ursprüngliche gerade Form wieder annahmen, sofern es noch nicht zu größeren Defekten gekommen war.[35]

Ein letzter Punkt darf im Zusammenhang mit der Harn- und Oxalsäure nicht unerwähnt bleiben: Die Schilddrüsen und die Mandeln versuchen, solange sie noch dazu fähig sind, die Säureflut vom Gehirn fernzuhalten. Die Überanstrengung der Drüsen zeigt sich rein äußerlich durch die Schwellung derselben am Hals. Bei Fortsetzung der Ernährung mit Fleischspeisen und denaturierter Kost artet der Zustand in die Erscheinungen der Basedowschen Krankheit aus. In Verkennung dieser Tatsache wird die Schilddrüse bzw. ein Teil davon operativ entfernt. Die Folgen dieser Operation sind verheerend. Da die Sicherheitsschranke nicht mehr existiert, gelangen nun die Säuren und weitere Toxine in das Gehirn. Dort entwickeln sich dann schwere Störungen, sogenannte Geisteskrankheiten.[36]

Folgeschäden durch Fäulnisbildung

Im Gegensatz zu Pflanzen, die feste Zellwände und ein einfaches Kreislaufsystem haben, sterben Tierzellen sehr schnell ab, sobald sie nicht mehr mit Blut versorgt werden. Der Tierkörper geht sofort nach Eintritt des Todes unaufhaltsam in die Verwesung (gleich Fäulnis) über. Durch die Fäulnis entstehen eine ganze Reihe von toxischen (giftigen) Zersetzungsprodukten. Diese, als Nahrung in den Körper hineingebracht, werden dort trotz Kochen und Erhitzen weiter faulen und verwesen. Die mit Fäulnisbakterien durchsetzten Nahrungsbestandteile gelangen so in den Verdauungskanal. Gelangen sie in gelöster Form in den Dünndarm, schreitet dort die faulige Zersetzung fort. Die übelriechenden Gase zeugen von ihrer Anwesenheit, die für Dritte oft unerträglich wird. Dabei ist zu bemerken, daß sich in den inneren Organen keine schmerzempfindlichen Nerven befinden. Die Gasstauungen werden also, obwohl sie vehemente Folgen bis hin zum Darmdurchbruch haben können, kaum beachtet. Gelangt der Speisebrei in den Dickdarm, so rufen die Fäulnisbazillen dort Lähmungserscheinungen hervor. Diese führen dann, nebst der ballaststoffarmen Kost (z. B. Weißbrot) zu dem weitverbreiteten Symptom der Stuhlverstopfung. Es wird von verschiedenen Forschern darauf hingewiesen, daß ein eindeutiger Zusammenhang zwischen Stuhlverstopfung und Krebs besteht. Der Grund hierfür liegt klar auf der Hand. Die Einwirkzeit von krebsauslösenden Stoffen im Darm wird durch die Verstopfung erheblich verlängert. Ballaststoffe, die ja in vegetarischer Rohkost ausreichend vorhanden sind, vermögen hingegen kanzerogene Stoffe vermehrt zu binden.

Die erwähnten Gase, die bei der Fleischzersetzung im Darm entstehen, führen zu einer Reihe von Symptomen, welche weithin wenig bekannt sind. W. Sommer berichtet: »Die Gase gehen nun beileibe nicht alle durch den After ab. Die meisten werden durch die Darmwände des Dickdarms hindurchgelassen, da diese gasdurchlässig sind. Ein Teil wird vom Darmwasser aufgesogen, sie gehen mit diesem in die Bauchhöhle. Damit gelangen sie in die Körpersäfte und wandern mit diesen in alle Teile des Körpers, in alle Organe und steigen schließlich ins Gehirn. Sie erzeugen dort einen unerträglichen Kopfdruck und Kopfschmerzen. Die Gase dringen in die Lungen und in alle Organe und verderben schon durch ihre bloße Anwesenheit jeden normalen Lebensablauf. Wo sich auch immer die Blähgase aus der Darmfäule ansammeln, entstehen Druckgefühle und Beklemmungen. Wird das Herz durch sie beengt und drücken sie auf die Organe im Brustkorb, entstehen Herzbeklemmungen und Kurzatmigkeit … Ganze Bücher sind allein schon über diese Wirkung fauliger Darmgase im Körper geschrieben und allerlei Heilbehandlungen vorgeschlagen worden, aber nur selten kommt einer auf den Gedanken, die Fleischmahlzeiten aufzugeben, um zu gesunden.«[37]

Nicht allein die Gase dringen in alle Organe des Körpers, sondern auch die Fäulnisbakterien an sich. Durch die Magensäure werden die fleischartigen Stoffe so weit aufgelöst, daß sie teilweise durch Osmose, d. h. Durchdringung der Zellwände, in die Blut- und Lymphbahnen gelangen können. Jene unvollkommen gelösten, in leichter Fäulnis befindlichen Reste der Fleisch-, Fisch- und Eierspeisen werden mit den Körpersäften durch den ganzen Körper getragen. Sie finden im gesamten Organismus die Möglichkeit, faulige Entzündungsherde hervorzurufen. Dies kann die

Ursache für eitrige Entzündungsherde hervorrufen. Derartige Erscheinungen können sich bemerkbar machen als: Mittelohrentzündungen, Stirnhöhlenvereiterung, Polypenbildung, Hirnhautreizungen, Gehirntumore, Rippenfellentzündung, Augenentzündung, Lungentuberkulose, Unterleibserkrankungen der Frauen, Geschlechtskrankheiten u. a. m.

Bisher hat kaum jemand daran gedacht, daß hier die Ursachen für die genannten Krankheiten liegen können. Seit Jahrzehnten sucht man die Krankheitsursachen nur noch in Bakterien, Pilzen, Viren etc. Dabei hatte schon der Entdecker der Kleinstlebewesen, L. Pasteur, erkannt, daß das Bakterium an sich nichts ist, sondern daß der Nährboden der ausschlaggebende Faktor ist.

An dieser Stelle möchte ich noch einmal W. Sommer zu Wort kommen lassen: »Die Auflösung der Gewebe gibt den Bazillen, Mikroben, Viren u. s. w. doch nur den geeigneten Nährboden. Heilt das Gewebe aus und vermeidet man durch Umstellung der Ernährung die Wiederkehr, dann verschwinden beileibe nicht die Bazillen u. s. w., sondern der Nährboden für diese im Körper, und das ist das Entscheidende.«[38]

Abschließend zum Thema Fäulnisbildung im und durch Fleisch noch eine beeindruckende Tabelle, welche der Schrift »Warum kein Fleisch – kein Fisch – kein Ei?« entnommen wurde:

	Fäulnisbazillen in 1 Gramm
Beefsteak	1 500 000
Schweinefleisch	2 900 000
Rinderleber	31 000 000
Hamburgerbeef	75 000 000
Schweineleber	95 000 000
Fischfleisch	120 000 000
Ei	150–220 000 000

	Fäulnisbazillen in 1 Gramm
Kalbsmist	15 000 000
Pferdemist	25 000 000
Ziegenmist	69 000 000

Fleischverzehr als Ursache von Krebs

Die Entstehung von Krebs durch Verstopfung, Gifte und Säuren im Darm und in der Blutbahn fand schon kurz Erwähnung. Jedoch gibt es noch weitere Gründe, welche die Entstehung von Tumoren begünstigen. Tierische Nahrungsmittel enthalten nebst erhitzten Speisen hohe Konzentrationen an gesättigten Fettsäuren. Diese leisten erwiesenermaßen Krebserkrankungen Vorschub. Seit 1964 weiß man um den Zusammenhang, der zwischen gesättigten Fettsäuren und Brust-, Pankreas-, Unterleibs- und Prostatakrebs besteht.

Ein weiterer Faktor, der gegen tierische Nahrung spricht, ist die Tatsache, daß überschüssiges Protein im Magen zum giftigen Ammoniak verarbeitet wird. Ammoniak erzeugt einerseits Nitritbakterien, die zu den bekanntesten krebsverursachenden Stoffen zählen. Ammoniak erhöht andererseits auch die Empfänglichkeit für Virusinfektionen, die erwiesenermaßen Krebs hervorrufen.[39]

Auch folgender Sachverhalt spielt bei der Entstehung von Krebs eine Rolle: Für die Stoffwechselverarbeitung von Purinen werden die beiden essentiellen Stoffe Folsäure und Inosit benötigt. Diese Stoffe sind aber auch an der Zellteilung beteiligt. Da nun Folsäure und Inosit für die Verarbeitung der Übermengen an Purinstoffen herangezogen werden, stehen sie für die Steuerung der Zellteilung nicht mehr ausreichend zur Verfügung. Dadurch wird die unkontrollierte Zellteilung, sprich Krebs, begünstigt.

Der Tatbestand, daß Fleischesser in erhöhtem Maße krebsgefährdet sind, zeigt sich auch anhand epidemiologischer Studien. In den USA wurde eine Untersuchung an 50 000 Vegetariern durchgeführt. Die Studie zeigte deutlich, daß diese Gruppe eine erstaunlich niedrige Krebsrate hatte. Sämtliche Krebsarten traten signifikant seltener auf als in einer Vergleichsgruppe von Fleischessern gleichen Alters und Geschlechtes.[40]

Die Ergebnisse der amerikanischen Studie werden noch durch viele weitere Vegetarierstudien bestätigt. Auch das deutsche Krebsforschungszentrum in Heidelberg kam bei einer großangelegten Fünfjahresstudie zu dem Schluß, daß Vegetarier erkennbar seltener an Krebs erkranken als Nichtvegetarier.[41]

Fleischverzehr als Ursache von Herzkrankheiten

Nebst dem Krebs zählen Herzkrankheiten in den zivilisierten Ländern zu den häufigsten Todesursachen. Selbst Kinder können heute schon an Arterienverkalkung leiden. Sämtliche diesbezügliche Studien verweisen auf dieselbe Ursache: Ablagerungen von Protein, Fett und anorganischen, d. h. durch Hitze für den Körper unbrauchbar gemachten Mineralstoffen.

Früher nahm man an, daß hauptsächlich das Cholesterin aus der tierischen Nahrung die Hauptursache der Verkalkung ist. Heute weiß man jedoch, daß in erster Linie überschüssiges Protein dafür verantwortlich gemacht werden muß. Wie schon aufgezeigt wurde, wird ein Proteinüberschuß in den Kapillaren und im Zwischenzellgewebe abgelagert und vermindert somit die Versorgung der Zellen. Die Studien von Dr. J. Gainers haben erwiesen, daß schon eine geringe Proteinerhöhung im Blutplasma den Sauerstofftransport im Blut um 60 % reduzieren kann.

An dieser Stelle möchte ich auch noch einmal die Herzschädigungen in Erinnerung rufen, welche durch Harn- und andere Säuren

im Körper verursacht werden. Eine Ausgabe der Zeitschrift der amerikanischen medizinischen Gesellschaft schrieb, »daß eine vegetarische Ernährung 90 % unserer Thrombosen und 97 % der Herzkranzgefäßerkrankungen vorbeugen kann.«[43]
Wie nicht anders zu erwarten, wird die günstige Auswirkung der vegetarischen Kost auch durch die in der BRD durchgeführten Studien bestätigt. Bei den untersuchten Probanden der Gießener Vegetarierstudie lagen die Gesamtcholesterinwerte in 80 % der Fälle unter dem Wert, der heute als normal angesehen wird. Auch die Gesamtmenge der Lipoproteine (Fett-Eiweiß-Verbindungen) war bei den untersuchten Vegetariern insgesamt sehr niedrig. Lipoproteine gelten als Risikofaktoren für Arterioskleroseerkrankungen. Die Heidelberger Vegetarierstudie kam ebenfalls zu dem Schluß, daß Pflanzenköstler signifikant seltener an Krankheiten des Herz-Kreislauf-Systems leiden.[44]

Folgeschäden durch Medikamente und Schwermetalle im Fleisch

Im Gegensatz zu früheren Zeiten kommt heute beim Fleischverzehr eine weitere Gruppe von Risikofaktoren hinzu. Gemeint sind die exogenen Toxine, d. h. von außen zugeführte Gifte. Dazu zählen u. a. Medikamente, Schwermetalle, Konservierungsstoffe etc. Das Volumen des Arzneimittelmarktes steigt nicht nur in bezug auf die Anwendung beim Menschen, sondern auch bei den Tieren.

»Geschäftüchtige, rücksichtslose und skrupellose Kaufleute, zusammen mit Tierärzten, haben ein Riesengeschäft eingeschaltet und verstehen es, mit entsprechenden Tarnungen die Schutzgesetze des Staates zu umgehen. Das Gesamtvolumen des illegalen Arzneimittelmarktes, der vom Geschäftsmann und den

Veterinären über den Landwirt zum Tiermagen führt, wird heute auf 21 Millionen DM geschätzt.«[45]

In den Mästereien erhalten die Tiere heute schon »vorbeugend« Antibiotika, um Infektionen zu unterdrücken und um die Gewichtszunahme zu steigern. Antibiotika können beim Menschen Allergien auslösen. Werden sie über das Tier zugeführt, kann das die Ursache sein für eine Unwirksamkeit bei akutem Krankheitsfall aufgrund einer gewissen Resistenz diesen Stoffen gegenüber, die zwischenzeitlich aufgebaut wurde.

Antibiotika zerstören auch, ob sie nun pur oder als Fleischbestandteil eingenommen werden, unsere Darmflora. Diese hat jedoch wichtige Aufgaben im Körper zu erfüllen. Sie ist u. a. unentbehrlich für die Resorption der Nahrungsbestandteile, für die Synthese von Vitaminen und spielt eine wichtige Rolle innerhalb des Immunsystems. Nicht umsonst wird diese Gruppe von Medikamenten Antibiotika genannt (*anti* = gegen, *bios* = leben).

Hin und wieder berichten Zeitungen über »Hormonskandale«. Die Behandlung der Tiere mit Hormonen aus geschäftlichen Gründen ist in Deutschland gängige Praxis. Eines dieser körperfremden Hormone ist das Diethylstilböstrol (DES), mit dem Tiere auch in der BRD verbotenerweise gespritzt werden. Rückstände von DES im Fleisch können zu gefährlichen Fehlsteuerungen im Hormonhaushalt des Menschen führen. Ferner wird DES mit der Entstehung von Krebs in Verbindung gebracht. In unserem Land dürfen natürliche Östrogene offiziell von »Tierärzten zu Heilzwecken« verschrieben und angewendet werden.

Beliebte Masthilfen sind auch Medikamente, welche den Einbau von Jod in die Schilddrüsenhormone hemmen (Thyrostatika). Dies hat zur Folge, daß die Wasserausscheidung der Tiere vermindert wird. Die Gewichtszunahme des Tieres läßt sich durch diese Wassereinlagerung auf das Doppelte steigern. Der »Tanz um das goldene Kalb« ist heute aktueller denn je. Thyrostatika können beim Menschen zu Allergien und zu einer Vergrößerung der Schilddrüse führen.

Die Massentierhaltung stellt für die Mastschweine eine enorme Belastung dar. Über 2 Millionen Tiere pro Jahr überleben die Strapazen der Mast nicht. Durch die Verabreichung von sog. »Beta-Rezeptorenblockern« versucht man, die Tiere streßresistent zu machen. Herzkranke Menschen, die dieses Schweinefleisch verzehren, sind durch die »Beta-Rezeptorenblocker« zusätzlich gefährdet. Auch allergische Reaktionen auf dieses Medikament sind möglich. Schweine, die das 180tägige Elend in den Mastbetrieben überlebt haben, bekommen schließlich Beruhigungsmittel (Tranquilizer), damit die degenerierten Tiere den Weg zum Schlachthof überleben. Trotzdem sterben jährlich mehr als eine halbe Million Tiere auf dem Weg zum Schlachthof an Herzversagen.

In Deutschland wird das bestehende Lebensmittelgesetz oft über alles gelobt. Jedoch sind die Möglichkeiten, es zu umgehen, recht vielseitig. Nach Aussage von Fachleuten bietet der violette Stempel des Tierarztes keinerlei Gewähr dafür, daß das Fleisch gesundheitlich unbedenklich ist. Die Skandale, die in der Öffentlichkeit gelegentlich bekannt werden, stellen nur die Spitze des Eisberges dar.

Im zunehmenden Maße macht sich die Umweltverschmutzung auch bei unseren Nahrungsmitteln bemerkbar. Beim Fleisch spielen in erster Linie die giftigen Schwermetalle Cadmium und Blei eine Rolle. In tierischen Nahrungsmitteln ist die Belastung von Umweltgiften allgemein höher, da diese im Tier in der Regel um den Faktor 10 angereichert wird. Oft liegt dieser Wert auch wesentlich höher.

Cadmium gelangt vor allem über Futtermittel (z. B. Fischmehl) in tierische Lebensmittel. Das Entgiftungsorgan des menschlichen und tierischen Organismus ist die Leber, die Nieren fungieren als Ausscheidungsorgane. Es ist daher zwingend, daß sich in diesen Organen besonders hohe Konzentrationen der unterschiedlichsten Gifte befinden.

»Beim Verzehr von 200 Gramm Nieren nimmt ein 70 kg schwerer Mensch ca. 8000 Mikrogramm Cadmium auf einmal zu sich. Das ist die von der Weltgesundheitsorganisation geduldete Gesamt-Cadmium-Menge für mehr als 16 Wochen. Cadmium verursacht Nierenschäden, Bluthochdruck, Knochenschäden und Krebs.«

Unaufhaltsam steigt auch die Belastung tierischer Lebensmittel mit Blei und Arsen. Blei gelangt vor allem über eiweißhaltige Futtermittelkonzentrate und Arsen über bestimmte Medikamente in die Tiere bzw. in den Menschen, wenn er sie verzehrt.[46] Wollte ich nun noch alle Schadstoffe aufführen, die bei der Fleischverarbeitung hinzukommen (z. B. Nitrit, Konservierungsstoffe etc.), würde dies den Rahmen dieses Buches bei weitem sprengen.

Suchterscheinungen durch Fleisch

Die Tatsache, daß sich viele Menschen vom Fleischverzehr nur schwer lösen können, liegt darin begründet, daß Fleisch im wahrsten Sinne des Wortes »süchtig« macht. Im Magen wird, um eine Fleischmahlzeit überhaupt verdauen zu können, eine Salzsäure-Pepsin-Mischung produziert, welche im Raubtiermagen schon natürlicherweise vorhanden ist. Hat die Synthese dieses Verdauungssaftes erst einmal angefangen, sammelt sie sich im Magen auch dann, wenn einmal eine fleischlose Mahlzeit eingenommen wurde. Die Anwesenheit der Salzsäure-Pepsin-Mischung wird an das Gehirn weitergemeldet, so daß ein Verlangen des Menschen nach tierischen Nahrungsmitteln einsetzt. Will der Mensch die Sucht überwinden, so ist eine gewisse Zeit der Entwöhnung notwendig, bis jene fleischlösenden Säfte im Magen nicht mehr produziert werden und den Gaumen nicht mehr reizen.

Für die Tatsache, daß Fleischessen oft Hand in Hand mit dem »Genuß« von Alkohol und Nikotin geht, gibt es ebenfalls eine einleuchtende Begründung: Das Muskelfleisch des getöteten Tieres enthält das Alkaloid Xantin. Dieser Stoff ist dem Nikotin und dem Koffein sehr ähnlich. Dieses im Fleisch enthaltene Alkaloid zieht leicht Verlangen nach Nikotin, Koffein oder Alkohol nach sich. Erfahrungsgemäß verschwindet das Verlangen nach diesen Giften durch eine Umstellung auf vegetarische Kost. Vorausgesetzt, die Sucht ist nicht zu stark ausgeprägt.[47]

Sicherlich wird der eine oder andere Leser die Zusammenhänge zwischen dem Fleischverzehr und Suchterscheinungen für absurd halten. Hierzu ist jedoch zu sagen, daß neue bzw. wenig bekannte Theorien immer drei Phasen durchlaufen müssen, bevor sie allgemein anerkannt werden: Im ersten Stadium werden sie belächelt, in der zweiten Phase werden sie bekämpft, bis sie letztlich als selbstverständlich gelten.

Psychische Störungen durch Fleischverzehr

Im Zusammenhang mit der Übersäuerung des Körpers wurde schon auf psychische Störungen durch Fleischgenuß hingewiesen. Jedoch gibt es einen weiteren Sachverhalt, der die Entstehung von sogenannten Geisteskrankheiten hervorruft. Tierische Nahrungsmittel enthalten hohe Mengen der Aminosäure Tryptophan. Tryptophan wirkt als Antagonist (Gegenwirkstoff) zu Serotonin, welches die Gehirntätigkeit beeinflußt. »Im Moskauer Forschungsinstitut für Schizophrenie ließ Dr. J. Nikolajew schizophrene Patienten zwanzig bis vierzig Tage fasten, worauf sie als geheilt entlassen werden konnten. Mit seiner Arbeit brachte er den Beweis, daß Schizophrenie durch Proteinvergiftung hervorgerufen werden kann.«[48]

Fleisch und Welternährung

Gegen den Verzehr von Fleisch sprechen nicht nur ethische und gesundheitliche Gründe. Wenn man über den eigenen Tellerrand hinausschaut, erkennt man, daß die Erzeugung von Fleisch zu Nahrungszwecken eine enorme Verschwendung darstellt. Durch den Umweg über den Tiermagen entstehen hohe Transformationsverluste. Das Tier benötigt bis zu 90 % der Pflanzennahrung zur Erhaltung des eigenen Stoffwechsels. Nur ein minimaler Anteil (10–15 %) wird in Körpersubstanz umgewandelt. Für die Fütterung der Tiere wird in erster Linie Getreide verwendet. In der BRD wurden 1981/82 65 % der Getreideernte in der Tierfütterung eingesetzt. Wird Getreide nicht direkt verzehrt, sondern für die Mästung von Schlachtvieh verwendet, gehen 9 von 10 Kalorien verloren. Paradoxerweise nennt man den Vorgang der Mästung »Veredelung«. Das einzige was dabei jedoch veredelt wird, sind die Brieftaschen der Geschäftsleute, die an der Mast beteiligt sind.

Neben dem Getreide aus der landeseigenen Produktion werden jährlich in den Industrieländern große Mengen an Futtermitteln aus den Entwicklungsländern aufgekauft, wodurch die Not in diesen Ländern erheblich vergrößert wird. »81 % des eiweißhaltigen Kraftfutters für EG-Vieh kommt aus den Entwicklungsländern. Aus 20 Millionen Tonnen von Menschen verwertbarem pflanzlichem Eiweiß, das jährlich allein in Europa an die Tiere verfüttert wird, werden nur 2 Millionen Tonnen tierisches Eiweiß gewonnen.«[49] Mahatma Gandhi sagte zu diesem Thema treffend: »Die Erde hat genug für die Bedürfnisse eines jeden Menschen, aber nicht für seine Gier.«

Weitere Argumente gegen den Fleischverzehr

Massentierhaltung

In Deutschland werden jährlich ca. 85 Millionen Schweine geschlachtet, von denen der größere Teil ein etwa sechsmonatiges Martyrium hinter sich hat: In Großbetrieben werden Tausende von Tieren auf engstem Raum in Metallkoben eingepfercht. Die Tiere leiden in dieser qualvollen Enge an Verhaltensstörungen. U. a. fressen sie den Kot ihrer Artgenossen. Schon allein die Bezeichnung »Nutztiere« sagt viel darüber aus, wie gering die Achtung den Tieren gegenüber in diesen Zeiten ist.

Ökologische Schäden

Eng mit der Massentierhaltung verbunden sind die Auswirkungen auf den Naturhaushalt. Die Unmengen der anfallenden Exkremente werden als Gülle auf den Böden ausgebracht. Diese werden dadurch derart mit Stickstoff überlastet, daß viele Pflanzen auf diesen Böden nicht mehr gedeihen. Doch nicht nur die Böden sind durch die übergroßen Güllemengen gefährdet, sondern auch das ohnehin schon knappe Trinkwasser. Durch die Rückstände der Massentierhaltung gelangen erhebliche Nitratmengen in unser Trinkwasser, welches in vielen Gegenden bereits nicht mehr zum Verzehr geeignet ist.

Die wenigen, knappen Ausführungen mögen genügen, um aufzu-
zeigen, wie vielschichtig die Probleme sind, welche durch den
Fleischverzehr entstehen. Zusammenfassend kann gesagt wer-
den, daß sich der Verzicht auf Fleisch nicht nur positiv auf
Mensch und Tier auswirken würde, sondern auf den gesamten
Planeten Erde.

6

Zur Geschichte der Ernährungsmedizin

Schaut man zurück auf die Ernährungsempfehlungen früherer Jahrhunderte oder Jahrtausende, so zieht sich der Hinweis auf die Heilkraft der vegetarischen Rohkost wie ein roter Faden durch alle Epochen hindurch. Im alten China wußte man schon vor 5000 Jahren um die heilbringende Wirkung von Pflanzen. Der damalige Kaiser Sheng Nung verfaßte ein Buch, worin 360 Heilpflanzen aufgeführt wurden. Er wies auch auf die entschlackende Wirkung der Sprossen hin und empfahl sie besonders Kranken, da der Organismus dann besondere Kräfte benötigt. Auch spätere Schriften in der Tradition Chinas weisen immer wieder auf die Heilkräfte der Sprossen und Keime hin. Sie galten u. a. als hervorragendes Mittel bei Ödemen, Muskelspannungen, Kniescheibenschmerzen, Hautunreinheiten, Verdauungsstörungen und Entzündungen.[1]

Wer sich in irgendeiner Form schon einmal mit Ernährung beschäftigt hat, ist sicherlich auch auf den berühmten Satz des griechischen Arztes Hippokrates (460–351 v. Chr.) gestoßen, der da lautet: »Die Nahrungsmittel sollen unsere Heilmittel und die Heilmittel unsere Nahrungsmittel sein.« Hippokrates legte vor allem Wert darauf, daß der Arzt der Natur nicht ins Handwerk zu pfuschen habe. Der Arzt solle auch den kranken Organismus vor der Zufuhr zu reichhaltiger Nahrung bewahren, um nicht den Heilungsvorgang zu stören. In seinen Schriften ist zu lesen: »Bei der Nahrung kommt alles auf den Nutzerfolg an. Manches, was als nahrhaft angesehen wird, ergibt in vielen Fällen diesen Effekt nicht und umgekehrt.«[2] Diese Worte zeugen von zeitloser Gültigkeit. Noch heute ist man in dem Irrglauben verhaftet, der Kranke benötige »kräftige Fleischportionen«.

Hippokrates verlangte von der Zunft des Arztes, daß sie sich mit der Wirkung der Nahrung auf den Menschen befasse, und gab zu bedenken: »Wie kann der, welcher nicht achthat auf die Qualität der Speisen und ihren Einfluß auf die Gesundheit nicht versteht, die menschlichen Krankheiten verstehen?«[3] Einer seiner Grundsätze war: »Wohlgetan ist es, die Gesunden sorgfältig zu führen, damit sie nicht krank werden.« Die Grundlage seiner Krankenernährung bildete ein Brei aus Gerstenkörnern, die zerstampft wurden. Zweimal täglich wurde dem Kranken diese Speise gereicht. Je nach Art und Verlauf der Krankheit wurden Getränke aus Kräutern, Rosinen, Weizen, Myrtenbeeren oder Granatäpfeln zusätzlich verordnet.

Der Römer Plinius mahnte seine dekadenten Landsleute, daß sie sich lieber an den gesunden Kohl und an Getreidebrei halten sollten als an Fasane und Perlhühner.[4] Von Seneca stammt ein bemerkenswerter Ausspruch, der auf die Gefahr gekochter Nahrung hinweist: »Zähle die Köche: Du wirst dich nicht länger über die zahlreichen Unpäßlichkeiten der Menschen wundern!«

Der geniale Arzt Paracelsus (geb. 1493) zog vor allem gegen solche Speisen zu Felde, die heute als »Schonkost« bezeichnet werden. Genau wie Hippokrates vertrat er die Ansicht, daß dem Kranken möglichst unveränderte, natürliche Nahrungsmittel verordnet werden müßten statt der ausgeklügelten Diäten. Paracelsus wörtlich: »Darum merkt euch, daß das Grobe nützlicher ist denn das Subtile, denn in der Gröbe liegt die Kraft.« Er betonte in seinen Schriften, daß jedes Land alles das hervorbringe, was für seine Bewohner als Nahrung und als Arznei vonnöten sei, und erklärte: »Ich habe gefunden, daß alle Dinge auf dem eigenen

Boden, in den Gründen, auf den Gütern im Überfluß wachsen, gegen jede Krankheit verwendbar. Es gibt zudem hier noch bessere Arzneien, als Arabien, Chaldäa, Persien und Griechenland bieten können, so daß es richtiger wäre, wenn sie ihre Arzneien von uns Deutschen beziehen und nicht wir von ihnen … Jedem Lande wächst seine eigene Krankheit, seine eigene Arznei, sein eigener Arzt. Darum, so muß ich wohl darüber lachen, daß die Deutschen … auf tausend Meilen weit ihr Kraut beschaffen, aber das Beste steht in ihrem Garten am Haus.«

Paracelsus lobte vor allem den Gesundheitswert der Gemüse. So schreibt er vom Kohl: »Er ist unter den Kräutern das Edelste, das gegessen wird … Alle Eigenschaften der Natur sind in ihm summiert, alle Tugenden sind in diesem Kraut aufgehäuft und nicht nur in diesem allein, sondern in allen ähnlichen Kräutern.«[5]

Genau jener Fehler, den Paracelsus vor 400 Jahren schon anklagte, gemeint ist die Verarbeitung von »Schonkost«, hat sich auf dem Gebiet der Ernährungsmedizin in den letzten Jahrhunderten breitgemacht. Viele Ärzte stehen noch heute auf dem irrigen Standpunkt, daß Kochen eine gute Vorverdauung sei. Als vor ca. 100 Jahren Louis Pasteur das Pasteurisieren erfand, ging ein großer Bazillenschreck durch die ganze Welt, der bis heute andauert. Durch Zeitungen, Bücher, Kochkurse und von seiten der Ärzte wurde verkündet, daß man alles kochen und pasteurisieren müsse. Zudem stellte man sich vor, das natürliche Lebensmittel sei durch den Gehalt an Ballaststoffen (Faserstoffen) für den Kranken zu »schwer«. Die Ärzte standen auf dem Standpunkt, man müsse dem Kranken bzw. seinen Verdauungsorganen »die Arbeit abnehmen«, die er leisten muß, um aus dem ganzen Lebensmittel die einzelnen Nährstoffe herauszulösen. Unter diesen Kriterien wurden den Kranken Weißbrot, Nudeln, polierter Reis, Zucker, gekochtes Obst und gekochtes Gemüse empfohlen.

Man stellte sich in primitiver Weise vor, daß frische, vollwertige Lebensmittel die Schleimhäute »scheuern«. Obwohl die Bedeutung der Faserstoffe längst bekannt ist, begegnet man solchen irrigen Vorstellungen immer wieder.[6]

Der wohl größte Irrtum der Ernährungsforschung und Ernährungsmedizin war und ist die einseitig quantitative Betrachtung der Nahrungsmittel. Der Forscher Voit stellte im letzten Jahrhundert eine Standardformel auf, welche den Bedarf eines 70 kg schweren Mannes bei mittlerer Arbeit angab. Gestützt auf oberflächliche statistische Grundlagen kam er zu folgenden Bedarfswerten pro Tag: 118 g Eiweiß, 50 g Fett und 500 g Kohlenhydrate. Diese Formel wurde nun zur Grundlage genommen für die Wahl und Zusammensetzung der menschlichen Nahrung. Man stellte eine Nährwerttabelle auf, die den Prozentgehalt jedes Nahrungsmittels an Eiweiß, Fett und Kohlenhydraten angab. Dann errechnete man, welche Menge eines bestimmten Nahrungsmittels gegessen werden muß, um 118 g Eiweiß zuzuführen; und siehe da, vom Muskelfleisch genügten rund 500 g, von Kartoffeln jedoch erst 6000 g und Äpfel müßte man pro Tag 28 Kilogramm verzehren, um jenen Proteinbedarf zu decken!

Der Ernährungsforscher Dr. med. Bircher-Benner schreibt dazu: »Welch wunderbare neue Einsicht war da gewonnen, wie klar abgewogen, mathematisch, wissenschaftlich und nun der Nährwert der Nahrungsmittel bestimmt! Je größer der Eiweißgehalt, um so nahrhafter. Man war außerordentlich stolz auf diese Nährwerttabellen, dieses Wissen, dieses Rechnen und Wägen, und verbreitete es überall in den Schulen und in den Kursen der Ernährungslehre. Das Fleisch wurde der König unter den Nahrungsmitteln, nach ihm folgten die Eier; Gemüse und Salate aber erschienen als fast nährwertloser Luxus. Wie eine frohe Botschaft verbreitete sich das Eiweiß- und Fleischdogma durch den Mund der Ärzte, der Chemiker, der Lehrer in den Völkern und beherrschte schließlich die Welt. Wer schlecht aussah, der litt unfehlbar an ›Eiweißunterernährung‹. Eiweißunterernährung – das war fortan das Schreckgespenst der ärztlichen Welt. ›Kräftige Fleischnahrung‹ das diätetische Losungswort.«[7]

Wie schon erwähnt, geben ernstzunehmende Forscher heute den täglichen Eiweißbedarf mit 30 g oder weniger an. Alles, was darüber liegt, führt zu den genannten Eiweißspeicherkrankheiten und zu einer Übersäuerung des Körpers. Diese Tatsache sollte eigentlich mittlerweile zu allen Ärzten durchgedrungen sein. Offensichtlich ist die quantitative Bewertung der Nahrungsmittel jedoch nicht so leicht aus den Hirnen der Ärzte zu eliminieren, wie Zeitungsberichte immer wieder zeigen. So erschien am 29. 1. 72 in einer Regionalzeitung ein Artikel mit der Überschrift »Rohkost ist Hungerkost«!

Der Verfasser Dr. K. Holm schrieb, daß der Mensch, um bei einer Rohkost existieren zu können, tägliche Mengen an Gemüsen und Salaten zu sich nehmen müsse, wie er sie gar nicht verarbeiten könne. Der Arzt, der von der Kalorienberechnung ausging, führte als täglich nötige Menge an: 13 Pfund Tomaten, 7 Pfund Blumenkohl, 8 Pfund Karotten, 8 Pfund Kopfsalat und 9 Pfund Weißkohl.[8] Die Lächerlichkeit dieses Zeitungsartikels stellen Tausende von Rohköstlern unter Beweis, die täglich mit einem Teller Müsli und einem Teller Salat mit Gemüse und Körnern auskommen.

Der Ernährungstherapeut Wolfgang Spiller schreibt zu diesem Thema: »Die quantitative Nahrungsauffassung, begründet in der Kalorienlehre, muß als einer der größten Irrtümer der Ernährungswissenschaft angesehen werden. Die Vollwerternährung fragt nach dem ursächlichen biologischen Wert der Nahrung. Dieser ist abhängig vom Grad der Lebendigkeit = Unzerstörtheit

= Naturbelassenheit. Der Mensch kann nur gesund bleiben, wenn er die Lebensmittel als Ganzes ißt, mit den von der Natur geordneten, richtig dosierten Begleit- und Inhaltsstoffen. Dazu gehören nicht nur die Grundernährungsstoffe Eiweiß – Fett – Kohlenhydrate, sondern auch die lebensnotwendigen Vitalstoffe: Vitamine, Mineralstoffe, Spurenelemente, Enzyme, Aromastoffe, ungesättigte Fettsäuren und Faserstoffe, früher Ballaststoffe genannt.«[9]

7

Pioniere der Rohkost

Nachdem die Menschheit immer mehr dazu tendierte, ihre Nahrungsmittel zu denaturieren, mußten in den letzten 100 Jahren einige Ernährungsforscher wieder regelrechte Pionierarbeit leisten, um die Notwendigkeit einer vegetabilen Rohkost hervorzuheben.

Unter diesen Rohkostpionieren befinden sich nicht nur Professoren und Doktoren, sondern auch einige Nichtakademiker, welche die immer kränker werdende Bevölkerung durch eine natürliche Ernährung wieder auf den Weg der Genesung führen wollen.

Im folgenden sollen nun einige der bekanntesten Vertreter vorgestellt werden, die sich auf dem Gebiet der Rohkostforschung verdient gemacht haben. Auffällig ist, daß viele Rohkostpioniere sehr gottverbunden gelebt haben. Die meisten berichten auch über die segensreiche Wirkung der Rohkost nicht allein auf unseren physischen Körper, sondern auch auf Seele und Geist.

Dr. med. M. Bircher-Benner

Der Schweizer Arzt Max Bircher-Benner, geb. 1867, war einer der großen europäischen Pioniere auf dem Gebiet der Rohkost. Leider ist von ihm heute im wesentlichen nur noch das nach ihm benannte Bircher-Müsli bekannt. Zu Unrecht, denn sein Werk ist sehr umfassend, in gewisser Weise sogar grandios. Bircher-Benner war ein Befürworter der holistischen Medizin (Ganzheitsmedizin), lange bevor dieser Ausdruck geprägt wurde. Die Worte, die Sir Robert McCarrison 1937 über ihn sprach, sind heute aktueller denn je:

»Wir leben in einer Zeit großer wissenschaftlicher ›Fortschritte‹ auf allen Gebieten der Medizin; und doch gibt es immer mehr Kranke, mehr Krankheiten, mehr Krankenhäuser, mehr Medikamente, so daß man sich fragt, ob es denn keinen Ausweg gebe aus diesem Morast. Bircher-Benner zeigt uns diesen Ausweg!« Der Ausweg war für ihn gleichbedeutend mit: die Gesetze der Natur zu kennen, sie anzuerkennen und nach ihnen zu leben. Nach seinem Medizinstudium ließ er sich als praktizierender Arzt in Zürich nieder. Er erlebte in der ersten Praxiszeit mit den auf der Universität gelernten Methoden etliche Enttäuschungen. Unter anderem konnte er einer Frau, die an einer starken Magensenkung litt, mit den konventionellen Methoden keine Erleichterung bringen. Erst als er auf Rat eines Kollegen der Patientin genau das verordnete, was ihr bisher verboten war (rohe Früchte, rohe Gemüse, Salat, Nüsse etc.), konnte er sie in die Genesung führen. Weitere gute Erfahrungen mit der vegetarischen Rohkost veranlaßten ihn, sich mit den Grundsätzen der Naturheilkunde vertraut zu machen. Im Jahre 1897 gründete er in Zürich eine Rohkost-Klinik, die noch heute eines der angesehensten Heilzentren in der ganzen Welt ist.

Im Laufe seiner Praxistätigkeit gelangte Bircher-Benner immer mehr zu der Überzeugung, daß die Berechnung des Wertes der Nahrung allein nach Kalorien als Wertmaßstab für eine Heilkost nicht ausreicht. Während die Ärztezunft seinerzeit davon ausging, daß es fast gleichgültig sei, welcher Herkunft die Kalorien seien, bewies er aufgrund seiner Erfahrungen, daß die Qualität der Lebensmittel der entscheidende Faktor ist. Der vegetarischen Rohkost maß er den höchsten Qualitätswert bei, wie folgendes

Zitat von ihm verdeutlicht: »Die Nahrung mit dem maximalen Wirkungsvermögen, dem höchsten Heilwert und überraschendem Nährwert aber ist eine richtig zusammengesetzte und zubereitete pflanzliche Rohkost. Ihre Heilwirkung im Zusammenhang mit geordnetem Leben grenzt ans Wunderbare. Sie ›heilt‹ nicht die Krankheit, sondern den Gesamtorganismus, dem sie die Kraft gibt, alles Krankhafte zu überwinden, so es nicht zu spät ist … Sie führt dem Körper nicht nur alle Nährstoffe, Vitamine und Mineralstoffe in einem harmonischen Gleichgewicht zu, sondern auch die höchsten Organisationswerte … Deshalb ist die Rohkost die Heilnahrung par excellence, und deshalb kommt sie auch bei jeder Krankheit, heiße sie, wie sie wolle, als Heilmaßnahme ersten Ranges zur Anwendung.«[1]

In seinem Buch »Vom Werden des neuen Arztes« beschreibt er, wie die Ärztezunft zu der irrigen Ansicht kam, es gäbe keinen Zusammenhang zwischen Ernährung und Gesundheit. Da die Allgemeinheit zu jener Zeit frische Nahrung für »schwerverdaulich« hielt und alles kochte, weil man die Bakterien fürchtete, verabreichte man den Kranken entwertete Nahrung und führte mit solch einer Kost ernährungstherapeutische Versuche durch. Da keinerlei Besserung verschiedener Krankheitsbilder eintrat, bildete sich die Meinung, daß Krankheiten mit der Ernährung nichts zu tun hätten. Bircher-Benner wörtlich: »Oberflächliche Gesichtspunkte führten zu Schondiäten für Magen und Darm; Diäten, die sich unter der Prüfung durch die neue Ernährungswissenschaft als schwere Mangelnahrung erwiesen, bei denen der Kranke wohl gewisse unangenehme Reaktionen verlor, dafür aber langsam in die Avitaminose versank. Ebenfalls oberflächliche Gesichtspunkte führten zu der Eiweiß-Fett-Diät gegen die Zuckerharnruhr. Man ahnte gar nicht, was man mit solchen Diäten anstellte.«[2] Das Fatale an der Situation ist, daß heute, also fast 100 Jahre nach Bircher-Benners Forschungen, noch immer in den Krankenhäusern Schonkost verabreicht wird.

Folgende Feststellung des Rohkostpionieres zeigt, daß seine Worte zeitlos gültig sind: »Die Krankenernährung an den klinischen Spitälern sagt deutlich genug, wie es mit der Erkenntnis und Nachachtung der Ernährungsgesetze steht. Fleisch, Weißbrot, Semmeln, Feinmehlspeisen, Eier, Kochkost, Konservenkost, Kaffee, Kakao usw.; sagt dies nicht genug! Die alte, immer noch übliche Diabetikerkost ist, vom Standpunkt der Nahrungswirkung aus gesehen, ein Greuel. Die Stuhlverstopfung wird mit Abführmitteln behandelt; der Zusammenhang zwischen Zahnkaries, Paradentose, Krankheit und Ernährung sind kaum beachtet; wo Heilernährung ursächliche Maßnahme wäre, herrscht das Medikament. Ein gründlicher Unterricht der Medizinstudenten auf dem Gebiete der Ernährung fehlt noch überall.«[3]

Das griechische Wort *Kosmos* heißt übersetzt Ordnung. Bircher-Benner erkannte klar, daß die Gesetze der Ordnung im ganzen Kosmos Gültigkeit haben, folglich auch in bezug auf die Ernährung. Führt man dem atomaren Aufbau der Nahrung durch jegliche Eingriffe Unordnung zu, so wird diese auch den menschlichen Körper in Unordnung, sprich Krankheit, führen.

Über die von Gott ins Leben gerufenen und ewig gültigen Naturgesetze sagt er: »Wann werdet ihr endlich einsehen, daß nicht Gott Krankheit, Leiden und Niedergang über uns schickt, etwa um uns zu strafen, sondern daß unsere Blindheit und unser ahnungsloser Ungehorsam gegen seine Gesetze dieses Unheil werden lassen.«[4]

Als die zwei fundamentalen Ordnungsgesetze in bezug auf die Nahrung des Menschen nannte er:

1. *Das Organisationsgesetz*
   Dies besagt, daß dem menschlichen Organismus vom Schöpfer ein Nahrungsbereich vom höchsten Organisationswert zugewiesen wurde. Dieser Nahrungsbereich umfaßt alle im naturnahen Zustande eßbaren Pflanzen.

2. *Das Gesetz vom harmonischen Gleichgewicht in der Zusammensetzung der zugeführten Nahrung*
   Dies meint: Der menschliche Organismus bedarf sämtlicher Nährfaktoren in einem abgestimmten, harmonischen Gleichgewicht, in aufeinander bezogenen Mengenverhältnissen oder Korrelationen. Unter sämtlichen Nährfaktoren sind verstanden alle Hauptnährstoffe (Eiweiß, Fett und Kohlenhydrate), alle notwendigen Mineralverbindungen, alle Vitamine und Nahrungshormone, alle Enzyme, Wuchsstoffe, Aktivatoren, alle irreversiblen und reversiblen Redoxsysteme und alle wichtigen Stoffe, die bisher von der Wissenschaft noch gar nicht entdeckt wurden.

Bircher-Benner schrieb hierzu: »Als ich diese zwei Ordnungsgesetze der Nahrungswirkung erkannt hatte, sah ich ein, daß die ideale Nahrung des Menschen aus frischen Pflanzenorganen: Früchten, Nüssen, Samen, Knospen und grünen Blattgemüsen besteht. Diese Einsicht bedeutet aber eine Revolution auf dem Gebiete der Ernährung. Sie widerspricht in allen Richtungen der üblichen Ernährung der zivilisierten Nationen … Man wird in der hochentwickelten Kochkunst einen großen ›Fortschritt‹ und gar mancherlei Vorteile sehen. Aber man wird nicht wissen und auch nicht wissen wollen, daß der zivilisierte Mensch gerade auch durch diese hochentwickelte Kochkunst und die weiteren Übertretungen der Ordnungsgesetze konstitutionell, am Gebiß und an den Verdauungsorganen so geschwächt und entartet ist, daß es besonderer Kenntnisse und Kunstgriffe bedarf, um ihn zur natürlichen Nahrungsordnung zurückzuführen.«

Der Ganzheitsmediziner begegnet auch Einwänden, wonach der heutige Mensch Frischkost schlecht vertragen würde: »Bei geeignetem Vorgehen konnte ich in vieljähriger praktischer Erfahrung die Oberflächlichkeit aller dieser Einwände feststellen. Selbst für den kranken Organismus kann die hochorganisierte Gleichgewichtsnahrung verträglich gemacht werden, und dabei erwies es sich, daß sie die vorhandene Entartung durch Einleitung von Regenerationsprozessen zu beheben strebt und zugleich ein überraschendes Heilvermögen besitzt.« Er schreibt weiter, daß durch keinen einzigen Eingriff die Nahrung in ihrem harmonischen Gleichgewicht verbessert werden kann.[5]

Als die Kardinalfehler innerhalb der Ernährung nennt er nebst dem Kochen, Backen, Braten, Rösten und Sterilisieren:

- Entfernung des Keimlings und der Randzone der Getreidekörner zur Gewinnung von Weißmehl, Weißbrot und poliertem Reis
- den Konsum von isoliertem Zucker
- die Zugabe großer Eiweißüberschüsse durch Muskelfleisch, Innereien, Eier, Käse und zu hohe Milchmengen
- die Zugabe überschüssiger Fettmengen
- den Zusatz großer Kochsalzmengen
- den Zusatz von Konservierungsstoffen
- das Schälen von Äpfeln und Birnen
- die fehlerhafte Düngung des Bodens

Als besonders schädlich für das Nervensystem gab der erfahrene Arzt an:

- den Konsum von Alkaloiden (Kaffee, Tee, Kakao)
- alkoholische Getränke
- narkotische Stoffe

Zusammenfassend sagt er: »Diese abgewertete Nahrung ist die allgemeinste und ernsteste Ursache körperlicher und seelischer Erkrankung und konstitutioneller Entartung.« In bezug auf den gelegentlichen Fleischverzehr drückt er sich sehr vorsichtig aus: »Fraglich bleibt, ob selbst eine Zukost von Tierfleisch jeder Art und Fisch, etwa alle Sonn- und Feiertage, wie unsere Vorfahren sie verwendeten, auf die Dauer schadlos bleibt.«
Sehr löblich hingegen äußert er sich über Obst. Es sei keinem schädlich, aber jedem nützlich. Als einige besonders positive Eigenschaften hob er hervor:

- Stärkung des Darmes
- gegen Übersäuerung des Magens
- schützend vor Infektionen und Vergiftungen
- heilbringend bei Rheuma, Gicht, Zuckerkrankheit
- vorbeugend gegen alle möglichen Krankheiten, selbst Krebs
- stärkt Zähne, Augen, Ohren, das Gehirn, die innersekretorischen Drüsen
- verschönt den Teint
- Leber- und Nierenschutz
- verhindert Steinbildung, Arterienverkalkung, hohen Blutdruck u. a. m.

Bircher-Benner war der Ansicht, daß die ganze zivilisierte Menschheit in einer »Dämmerungszone der Gesundheit« lebt. Gemeint ist, daß viele Symptome der Krankheiten gar nicht als solche angesehen bzw. beachtet werden. Als solche Symptome, die schon damals als »normal« angesehen wurden, nannte er u. a.: Karies, Eßsucht, Appetitmangel, Verlangen nach Reiz- und Rauschmitteln, abnorme Ermüdbarkeit, Müdigkeit statt Frische nach dem Aufstehen, Minderung der Abwehrkräfte gegen Infektion, Krampfaderbildung, Kreislaufstörung, Nervosität. Bircher-Benner erkannte, daß Jahre, Jahrzehnte, manchmal sogar Generationen vergehen, bevor solche Symptome sich zu chronischen Krankheiten entwickeln.

Folgendes Zitat läßt erkennen, daß er mit »Leib und Seele« Arzt war: »Meine Erfahrung als Arzt hat mich gelehrt, daß die Ernährungsschädigungen die unsichtbarsten, aber gefährlichsten unter allen Feinden der Menschheit sind. Deshalb verlangt mein ärztliches Gewissen von mir, daß ich diesen Feind bis zu meinem letzten Atemzug bekämpfe.«

Da Bircher-Benner, wie schon erwähnt, Ganzheitsmediziner war, legte er nicht nur Wert auf gesunde Ernährung, sondern auch auf richtiges, tiefes Atmen, Bewegungs- und Hydrotherapie (Kaltwasseranwendungen), ein geordnetes Seelenleben u. a. m. Wie die meisten Rohkostpioniere war auch er ein sehr gottverbundener Mensch. Er suchte und fand Gott nicht in irgendeiner Steinkirche oder am fernen Himmelszelt, sondern in allem, was da lebt. So erkannte er »in der frugivoren Urnahrung des Menschen Kunstwerke jenes Genius, der Welt und Leben erschuf, Gebilde, die nur in ihrer Ganzheit und Ursprünglichkeit den ihnen zugedachten Lebensdienst voll zu leisten vermögen. Wenn man bildlich sprechen darf, so möchte ich einen Apfel, eine Traube, ein grünes Blatt, ein Getreidekorn, eine Tomate je und je eine symphonische Dichtung des höchsten Meisters, des Weltengenius, nennen, von der uns keine chemische Analyse jemals den Text, die Partitur, die Klangfolge und Klangfülle zu enthüllen vermag.«[6]

Bircher-Benner wußte auch sehr genau Bescheid über die Wechselwirkungen von Körper, Seele und Geist. Daher kommt er auch in jenem Kapitel, wo es um den Einfluß der Nahrung auf Seele und Geist geht, noch einmal ausführlich zu Wort. Der begnadete Arzt erkannte auch, daß letztendlich nur einer heilen kann: Gott. Um das Kapitel über ihn abzurunden, möchte ich den Arzt noch einmal selbst sprechen lassen: »Es gibt nur *eine* Macht, die Ordnungsstörungen der Seele zu beheben: es ist die Macht des Geistes. Unablässig steht der Geist bereit, um auch die seelische Gesundheit wieder herzustellen, und wartet geduldig, bis wir Menschen sein Wirken nicht mehr durch Gehirnschädigung mit falscher Nahrung, Genußgiften, ungeordnete Lebensführung und durch unsere Dumpfheit und Unwissenheit verhindern. Daher heißt es für diejenigen, die helfen wollen, und für diejenigen, die da leiden: Öffnet euch dem Geiste, laßt sein Licht in eure Seele leuchten.«[7]

Prof. Dr. med. Werner Kollath

Wer sich mit gesunder Ernährung beschäftigt und kritisch über die Flut von Krankheiten nachdenkt, wird immer wieder auf den Namen Werner Kollath stoßen. Die Beobachtung, die Bircher-Benner machte, daß die Zivilisationskost Ursache der meisten Krankheiten ist, bewies W. Kollath anhand vieler wissenschaftlicher Experimente, die er an verschiedenen Instituten und Universitäten durchführte. Anhand von Tierfütterungsversuchen konnte er beweisen, daß die heute übliche Nahrung zwar das Leben, nicht aber die Gesundheit erhält.
Er fütterte die Tiere mit denaturierter Nahrung und stellte recht bald Verhaltens- und Gesundheitsstörungen fest. Die Tiere wurden bissig und zänkisch, ihre Haut wurde schuppig, und ihre

Haare fielen aus. Nach näheren Untersuchungen bemerkten Prof. Kollath und seine Mitarbeiter Veränderungen in der Blutgerinnung, Störungen im Calciumstoffwechsel, verminderte Bildung von Antikörpern gegen krankheitserregende Keime, eine abnorme Darmbakterienflora, Verstopfung, Zahnverfall und weitere Symptome mehr. Für diese Symptombilder prägte er den Begriff der »Mesotrophie«, was soviel wie »Halbernährung« bedeutet. Den Mesotrophiebegriff übertrug er auch auf den Menschen. Er sah den Zustand der »Halbernährung bzw. Halbgesundheit« für gefährlich an, da die genannten Symptome für »normal« gehalten werden.

Prof. Kollath macht darüber folgende Bemerkung: »Irgend ein ›Leiden‹, ›sein‹ Leiden hat jeder, mögen es nun Krampfadern oder Gebißverfall, Rheuma oder Kreislaufbeschwerden sein. Man ist eben krank; und nur deshalb, weil die anderen auch krank sind, hält man diese Krankheit für ›normal‹; ein wahrhaft grandioser Trugschluß. Denn als ›normal‹ darf man nur den Zustand völliger geistiger und körperlicher Leistungsfähigkeit und Gesundheit bezeichnen, ein Ideal, das heute nur sehr, sehr wenige erreichen.«

Entschieden sprach er sich dagegen aus, Symptome mit den üblichen schulmedizinischen Methoden zu beseitigen, z. B. bluthochdrucksenkenden Mittel gegen Bluthochdruck. Beseitigt man nur die Symptome und nicht die Ursachen, so stellen sich bald schwere Folgen ein. Ein anschauliches Beispiel soll dies verdeutlichen. Wenn im Auto das rote Licht am Amaturenbrett aufleuchtet und anzeigt, daß Öl im Motor fehlt, würde doch niemand die rote Birne herausschrauben, sondern jeder würde Öl nachfüllen. Die Schulmedizin mit ihren symptomatischen Behandlungen schraubt jedoch in fast allen Fällen rote Birnen heraus. Prof. Kollath sah krankhafte Symptome, wie z. B. Bluthochdruck, als

Warnzeichen, die dazu anregen sollen, die begangenen Fehler zu suchen und zu beseitigen. Er verkündete deshalb: »Die Erzeugung von Lebensmitteln wird nicht durch die Vernichtung von Unkraut gefördert, wie auch Gesundheit in hohem Grade nicht nur durch Bekämpfung von Krankheiten gefördert wird.«[8]

Interessant ist in diesem Zusammenhang, daß Prof. Kollath den Gesundheitszustand seiner Versuchstiere nicht durch die Zugabe von künstlichen Vitaminen verbessern konnte. Erst als er der Kost grüne Blätter, Getreidekeimlinge und Hefe zusetzte, besserte sich der Zustand. Waren die Schäden nicht allzu groß, war sogar die Wiederherstellung der Gesundheit möglich.

Durch vegetarische Rohkost ist also eine »Renaturierung« wieder möglich, wobei der Forscher dem unerhitzten Getreide einen besonderen Stellenwert beimaß. Nach seiner Aussage ist es sicherer, sich auf die seit 10 000 Jahren bewährte Vollgetreidekost zu verlassen als auf die knapp 100 Jahre alte »Wissenschaftskost«.

Aus der Beobachtung, daß künstliche Vitaminzugaben keine Besserung des Krankheitsbildes ergaben, sondern erst die Verabreichung von Rohkost, zog der Forscher den Schluß, daß die Frischkost bisher unbekannte lebensnotwendige Stoffe enthält. Für dieses »gewisse Etwas« schlug er die Bezeichnung »Auxone« vor, da sie für die Zellgesundheit unbedingt notwendig sind. Werden diese Auxone, auch Wuchsstoffe genannt, nicht in Form von Frischkost zugeführt, treten unweigerlich chronische Krankheiten bei Menschen und Tieren ein.[9]

Bei seinen Experimenten hat der Rohkostpionier immer wieder eindrucksvoll erlebt, daß durch pflanzliche Rohkost vorhandene Ernährungsschäden behoben werden können. Diese Beobachtung veranlaßte Prof. Kollath, eine Wertordnung für die Nahrung aufzustellen. Die Ordnung unserer Nahrung gliederte er in sechs Stufen:

unverändert	
mechanisch verändert	} Lebensmittel
fermentativ verändert	

erhitzt	
konserviert	} Nahrungsmittel
präpariert	

Prof. Kollath erläutert: »Die ersten drei Gruppen lassen sich zusammenfassen als ›lebende Nahrung‹. Sie sind dadurch gekennzeichnet, daß sie noch ihre eigenen Fermente enthalten, die ihnen einen eigenen Stoffwechsel verleihen … Diese Gruppe nenne ich ›Lebensmittel‹. Die anderen drei sind ›tot‹. Sie werden bezeichnet als ›Nahrungsmittel‹. Lebensmittel dienen also der Erhaltung des Lebens in der Gesamtheit.

Nahrungsmittel dienen lediglich der Bekämpfung des Hungers … Wir müssen danach streben, mehr und mehr die Lebensmittel an die Stelle der Nahrungsmittel treten zu lassen.«

Auf einen Nenner gebracht, sagt er: »Wo keine vollkommene Nahrung ist, ist auch keine vollkommene Gesundheit, kein vollkommenes Leben, kein vollständiges Glück möglich.«[10]

Prof. Kollath wies jedoch darauf hin, daß es ein Irrtum sei, zu glauben, man werde »durch« die Rohkost gesund: »Der Patient wird nicht ›durch‹ die Frischkost gesund, sondern ›bei‹ der genannten Kost. Denn nicht die Frischkost macht ihn gesund, wie ein Pharmakon, sondern sie erlaubt es dem Organismus, aus einer zum krankhaften Symptom führenden, gestörten Stoffwechsellage von selbst aufgrund der noch vorhandenen Regulationsmöglichkeiten zu einer Gleichgewichtslage zurückzukehren, von der er infolge fehlerhafter Ernährung abgewichen war.«

Wie Bircher-Benner ging auch Prof. Kollath davon aus, daß

dieses »Selbst« in uns Gott ist und daß nur er uns heilen kann. Bemerkenswert sind Kollaths Worte:

> Der innere Arzt ist der größte Arzt;
> schweigend erfüllt er seine Pflicht
> und schickt keine Rechnungen.
> Er verlangt nur gute Behandlung.

Wie alle Ganzheitsmediziner wußte auch Prof. Kollath, daß Krankheiten keine »Schicksalsschläge« sind, sondern daß sie aus der Nichtbeachtung der Naturgesetze entstehen. Daher kam er zu dem Schluß, der Mensch könne sein Schicksal in gewisser Weise selbst gestalten, wenn er die Lebensgesetze beachtet.

Die Denaturierung der Nahrung ist zweifelsohne eine Nichtbeachtung der Naturgesetze. Seit Anfang dieses Jahrhunderts wurde die Nahrung in zunehmenden Maße sterilisiert, konserviert und »verfeinert«. Seit dieser Zeit ist in der Literatur der Medizin zu beobachten, daß Krankheiten auftreten, die es früher nicht oder nur unter besonderen Bindungen gab. Aufgrund dessen prägte Prof. Kollath den inzwischen klassisch gewordenen Satz:

> Laßt unsere Nahrung so natürlich wie möglich!

An dieser Stelle sei mir ein kleiner Kommentar erlaubt: »Wie möglich« ist natürlich ein sehr dehnbarer Gummibegriff. Ein Blick in die heutigen »Vollwertkostbücher« zeigt, daß dort größtenteils gekocht, gebraten und gebrutzelt wird. Dann werden jedoch aus Lebensmitteln Nahrungsmittel, die das Prädikat »vollwertig« nicht mehr verdienen.

»Ja, aber manche Speisen kann man doch gar nicht roh essen«, wird manch einer entgegnen. Richtig! Daher bin ich derselben

Meinung wie Jamila Peiter, die erklärt: »Was der Mensch nicht roh essen kann, weil es ihm nicht schmeckt, soll er überhaupt nicht essen. Dies ist die Sprache der Natur. Sie sagt dir: Wenn etwas nicht roh eßbar ist, ist es für dich gefährlich. Wenn dir also eine rohe Nahrung nicht schmeckt, dann ist das kein Zufall. Du wirst gewarnt, sie liegenzulassen.«[11]

Ein Beispiel soll dies unterstreichen: Die Kartoffel gilt roh als ungenießbar. Gekocht ist sie jedoch sehr beliebt und enthält zugegebenermaßen auch viele wichtige Inhaltsstoffe. Gehen wir aber von einer ganzheitlichen Betrachtungsweise aus, müssen wir neben dem Körperlichen auch das Seelisch-Geistige miteinbeziehen. Rudolf Steiner hat in unmißverständlicher Weise erklärt, welch verheerende Wirkung die Kartoffel auf die seelisch-geistige Entwicklung hat (siehe S. 273 f).

Auch für Prof. Kollath waren Seele und Geist keine Fremdwörter. Er wußte auch, daß der technischen Naturwissenschaft auf diesem Gebiet Grenzen gesetzt sind. In einem Kapitel, welches den Titel »Die unendliche Wirkung des Lebendigen« trägt, schreibt der Naturwissenschaftler: »Dieses geistige Gebiet ist der Naturforschung nicht mehr zugänglich, und doch ist es das Wesentliche des Menschen. So tritt alles Körperliche letzten Endes hinter dem Geistigen zurück und ist unentbehrlich. Als Aufgabe der Naturforschung und insbesondere der Medizin und Hygiene werden wir die Förderung alles Lebendigen zur besten Gesundheit zu sehen haben, nicht nur die Heilung von Krankheiten.«

Eine große Gefahr sah der Ganzheitsmediziner im Materialismus. Die »Fortschritte« in der Technik und Industrie haben darüber hinweggetäuscht, daß alles, was dabei produziert werden kann, nur unbelebte, tote Produkte sind. Des weiteren wies er darauf hin, daß auch die höchstentwickelte und verfeinerte Technik kein Leben aus Totem zu erzeugen vermag.[12]

Dies bewegte ihn zu dem Ausspruch: »Gib der Technik, was der Technik ist, dem Leben, was des Lebens ist.« Der Industrienahrung, so Kollath, fehlen wichtige Eigenschaften. Sie hat dazu den Nachteil, daß sie nur das enthält, was »wissenschaftlich anerkannt« und »wirtschaftlich rentabel« ist. Gesundheitliche Aspekte würden im Hintergrund und finanzielle Aspekte im Vordergrund stehen. Auch Gesetze helfen nicht, vermerkt Kollath, da sie Fehlerquellen besitzen und durch eine Lobby beeinflußt werden.

Auch »wissenschaftliche Beweise« sind nicht von Fehlern frei. Auf manchen Gebieten können sie auch gar nicht erbracht werden, da es an geeigneten Methoden oder an Geld fehlt. So wird auf dem Gebiet der Rohkost kaum geforscht, da mit dieser Nahrung keine wirtschaftlichen Interessen verbunden werden können. Daher spricht Prof. Kollath in salomonischer Weisheit: »Unser Wissen kann uns nicht helfen, wohl aber unser Gewissen.«

Auch Statistiken gegenüber war er sehr kritisch eingestellt. Aufgrund seiner Untersuchungen kam er zu dem Resultat, daß die Lebenserwartung in den zivilisierten Ländern nicht gestiegen, sondern rückläufig ist. Zudem sei es der Heilkunde nicht gelungen, die Menschen gesünder zu machen. Durch die moderne Medizin sei es lediglich möglich, länger krank zu sein.[13]

Wenn es um Fragen der Gesundheit ging, so stand der Naturwissenschaftler und Arzt auf dem Standpunkt, daß jeder einzelne selbst dafür Verantwortung tragen müsse. Daher mahnt er: »Man darf die Menschen nicht zu dem Glauben verführen, sie könnten durch Medikamente, oder ›Elixiere des Lebens‹ gesund werden, ihre schädlichen Gewohnheiten aber beibehalten … Wir müssen den Menschen den Glauben an äußere Gesundheitswirkung abnehmen, müssen sie zu ihrer Eigenverantwortung zurückführen.« Prof. Kollath war der Ansicht, daß unser Handeln, welches z. Z.

an finanzielle Interessen gebunden ist, uns nicht weiterbringt. Erst wenn unser Wirken von der »Weisheit« geprägt ist, kann eine Hochblüte der Zivilisation und Kultur erreicht werden. Dann könnte auch eine »Zivilisationsgesundheit« entstehen.

Eine große Gefahr sah er auch in den Medien wie Rundfunk, Television, Zeitungen etc. Er machte darauf aufmerksam, daß sie die Vielfalt des menschlichen Denkens beenden und zu einer Gleichförmigkeit des Denkens führen. Dies schien ihm wie eine chronische Krankheit, die gleich einer Grippewelle alles erfaßt. Er sprach in diesem Zusammenhang von seelischen Seuchen und geistigen Epidemien, die jede körperliche Erkrankung in den Schatten stellen.[14]

Daß Prof. Kollath großen Wert auf das Seelenheil der Menschen legt, zeigen folgende Worte: »Da die wesentliche Kennzeichnung des Menschen in seinem geistigen Verhalten liegt, wird man auch aus diesem die wichtigsten Kennzeichen des Gesundseins annehmen dürfen, und zu dem körperlichen Wohlbefinden wird man auch das seelische Wohlbefinden zu rechnen haben, zur körperlichen Leistungsfähigkeit die seelische Tätigkeit, vor allem die Neigung, anderen Menschen und darüber hinaus Tieren und Pflanzen zu helfen.«

Prof. Arnold Ehret

Prof. A. Ehret, geb. 1866 in St. Georgen, war einer jener Heiler, bei denen unverkennbar Beruf und Berufung miteinander in Einklang standen. Er stammte aus einer Arztfamilie und belegte als Student Vorlesungen in Medizin, Physiologie und Chemie. Zusätzlich besuchte er eine Schule für Naturheilkunde und beschäftigte sich mit Religion und geistiger Heilungsweise.

H. Baumgart schreibt über ihn: »Arnold Ehret hinterläßt der Menschheit ein Erbe von großem Wert – möglicherweise die wichtigste Botschaft, die die Menschen seit Tausenden von Jahren erhalten haben! Ehrets Lehren gewähren all seinen Anhängern Gesundheit, die wertvoller ist als aller weltlicher Reichtum … Prof. Arnold Ehret hat sehr große Erfahrungen gesammelt über Fasten und Heilen mit gesunder Kost. Er hat dabei sehr genau beobachtet. Prof. Ehret verfügte somit über ein großes naturwissenschaftlich-experimentell erworbenes Wissen über Heilen durch Fasten und durch gesunde Kost. Seine Aussagen hierzu sind auch heute noch richtig, gültig und richtungsweisend, wenn ihm auch die Schulmedizin widerspricht.«

Seine Ernährungsform nannte der Forscher die »schleimfreie Heilkost«. Wer sich an dem Begriff »Schleim« stört, darf ihn gedanklich gegen den Begriff »Mucose« austauschen.

Im ersten Kapitel seines Buches schreibt der Arzt: »Jede Krankheit, egal mit welchem Namen sie der Wissenschaft bekannt ist, ist eine Verstopfung; eine Verstopfung des gesamten Leitungssystems des menschlichen Körpers. Jedes Krankheitszeichen ist deshalb lediglich eine außergewöhnliche örtliche Verstopfung durch an dieser besonderen Stelle angesammelten Schleim. Spezielle Ansammlungspunkte sind die Zunge, der Magen und besonders der gesamte Verdauungstrakt. Das ist die wahre und tiefe Ursache für eine Darmverstopfung. Der durchschnittliche Mensch hat meistens mehr als zehn Pfund nicht ausgeschiedenen Kot ständig in den Därmen, der den Blutkreislauf und das ganze Körpersystem vergiftet … Jeder kranke Mensch hat einen mehr oder weniger schleimverstopften Organismus. Dieser Schleim stammt von unverdauten, nicht ausgeschiedenen Nahrungsbestandteilen, die sich von der Kindheit an angesammelt haben … Meine Schleimtheorie und mein ›Heilverfahren mit schleimfreier

Kost‹ stehen unerschüttert fest. Diese haben sich als die erfolgreichste Wiederherstellungsaktion, genannt Heilung, für alle Arten von Krankheiten erwiesen. Durch die systematische Anwendung konnten Tausende von Patienten, die für unheilbar erklärt wurden, gerettet werden.«[15]

Seine Heilkost besteht aus Obst und Gemüse, welches in der Anfangszeit der Ernährungsumstellung leicht erhitzt wird, um die Rückvergiftung etwas einzudämmen. Da die vegetarische Rohkost den Körper zur Ausscheidung von Giften anzuregen vermag, sollte die Umstellung auf Rohkost langsam und schrittweise erfolgen. Diese Freisetzung und Ausscheidung von Toxinen aus dem Organismus ist auch der Grund, warum viele Menschen nicht die Heilwirkung von Rohkost erkennen, da es ihnen anfangs oft schlechter geht. Sie kehren dann oft zurück zur gewohnten Kochkost. Dadurch wird die Ausscheidungsphase beendet. Der Mensch fühlt sich zwar besser, ist deswegen aber nicht gesünder.

Die von Prof. Ehret propagierte Ernährungsweise »ist nicht wie eine Arzneiverordnung oder ein Sammelwerk von Standarddiäten, geeignet für jede Krankheit, sondern es ist ein Verfahren von Kost-Veränderungen und Kost-Verbesserungen – ein Verfahren der Ausscheidung von kranken Substanzen, Abfallstoffen, Schleim und Giften, ein Verfahren zur langsamen Veränderung und Verbesserung der Ernährung, zu einer Ernährung der Heilung, bis hin zur idealen und natürlichen Nahrung des Menschen, die ausschließlich aus Obst- und Grünblattgemüse besteht ... Je freier Sie von jeglicher Art von Abfällen und Giften werden, desto mehr werden Sie die größte aller Wahrheiten wahrnehmen, fühlen und glauben: ›Daß die paradiesische Ernährung nicht nur genügt, sondern Sie höher und höher bringt, in eine körperliche und geistige Verfassung, wie Sie sie niemals zuvor erfahren haben.«

Prof. Arnold Ehret war fest davon überzeugt, daß es niemals die Absicht noch der Plan Gottes war, Krankheit zu erzeugen. Ehret sah die Krankheiten als Folge der Mißachtung der göttlichen Gesetze des Lebens.

Er schreibt wörtlich: »Krankheit ist ein Versuch des Körpers, Abfall, Schleim und Gifte auszuscheiden, und dieses System (schleimfreie Kost) hilft der Natur auf die vollkommenste und natürlichste Weise. Nicht die Krankheit, sondern der Körper muß geheilt werden, er muß gereinigt werden, befreit von Abfall und fremden Stoffen, von Schleim und Giften, die sich seit der Kindheit angesammelt haben. Sie können Gesundheit nicht in einer Flasche kaufen. Sie können Ihren Körper nicht heilen, indem Sie Ihren Organismus in wenigen Tagen reinigen. Sie müssen einen Ausgleich für den Schaden schaffen, den Sie Ihrem Körper während Ihres ganzen Lebens angetan haben.«

Zu den Giften zählte er vor allem neben der Harnsäure auch die allopathischen Medikamente. Seiner Aussage nach konnte er bei Hunderten von Patienten durch die vegetarische Rohkost Ausscheidungen von Medikamenten feststellen, die teilweise bis zu 40 Jahren im Körper eingelagert waren.

Neben der Obst- und Gemüsekost legte er auch großen Wert auf das Fasten: »Allein die Natur lehrt die gültige Lehre der Wahrheit. Sie heilt mit einer einzigen Methode – Fasten – jede Krankheit, die geheilt werden kann. Dies allein ist der Beweis, daß die Natur nur eine einzige Krankheit kennt und daß in jedem Körper die größten Faktoren immer Abfall, Fremdstoffe und Schleim sind.«

Aus seinen Erfahrungen berichtet er: »Ich hatte dicke Patienten, die aus ihrem Körper 50 bis 60 Pfund Abfallstoffe ausschieden, allein 10 bis 15 Pfund vom Dickdarm, hauptsächlich bestehend aus altem, verhärteten Kot. Der sogenannte ›gesunde‹ Mensch von heute trägt seit seiner Kindheit andauernd mehrere Pfund niemals ausgeschiedenen Kots mit sich herum. Einmal ›guten Stuhlgang‹ am Tag bedeutet nichts. Ein dicker, kranker Mensch ist in der Tat eine ›lebende Jauchegrube‹.«

Innerhalb seiner jahrzehntelangen Erfahrungen mit Fasten und vegetabiler Rohkost konnte er vielfältige Heilungserfolge aufweisen, selbst bei Symptomen und Krankheiten wie Schwindsucht, Zahnschmerzen, Kropf, Magenproblemen, Rheumatismus und Gicht, Stottern, Augen- und Ohrenleiden, Geschwüren, Geschlechtskrankheiten und sogar Geisteskrankheiten. Zum letzten Punkt schreibt er: »Neben einem angestauten Kreislauf, so fand ich heraus, hat jeder, der geisteskrank ist, Stauungen, besonders im Gehirn. Ein Mann, der am Rande des Wahnsinns stand, wurde durch eine vierwöchige Fastenkur geheilt. Nichts ist leichter zu heilen als Geisteskrankheiten durch Fasten. Einem Menschen, der seinen Verstand verloren hat, sagt der natürliche Instinkt, nichts zu essen. Ich lernte, daß beim Heilen aller Arten von Krankheiten mit schleimfreier Kost die meisten Patienten von größeren oder geringeren geistigen Störungen erlöst werden. Nach einer Fastenkur ist der Verstand klarer.«[16]

Prof. Ehret sieht einen der größten Ernährungsfehler in der Zufuhr von hohen Eiweißmengen. Krankheiten durch eiweißreiche Nahrungsmittel zu heilen, bezeichnete er als »den größten Wahnsinn der Menschheit.« Er war auch derselben Meinung wie Hippokrates, der schon 400 Jahre v. Chr. erkannte: »Je mehr Nahrung du einem kranken Menschen gibst, desto mehr schadest du ihm.«

Als wesentlichen Faktor in der Heilkunde bezeichnet Ehret die Bildung von gesundem Blut. Diesem Thema widmet er in seinem Buch ein eigenes Kapitel. Seine Erkenntnisse sollen nun im folgenden auszugsweise zitiert werden: »Das Problem der Blutbildung im menschlichen Körper umfaßt alle Probleme der Gesundheit und Krankheit. Mit anderen Worten, ihre Gesundheit und ihre Leiden hängen fast ganz von ihrer Ernährung ab; ob sie die richtige oder falsche Nahrung essen … Tatsächlich besteht meine Heilkost in ihrem wesentlichen Teil aus der Bildung neuen, vollkommenen Blutes, durch die dauernde ›Belieferung‹ mit lebenswichtigen Elementen durch natürliche Lebensmittel, wodurch es dem Blutkreislauf möglich ist, allen Abfall, allen Schleim, alle Gifte und alle Medikamente, die jemals während eines Lebens genommen wurden, zu lösen und auszuscheiden … Tierische Nahrungsmittel können nicht gut Blut bilden, tatsächlich bilden sie überhaupt kein menschliches Blut aufgrund der Tatsache, daß der Mensch von Natur aus ein Früchteesser ist. Sehen sie sich den Saft einer reifen Brombeere, Schwarzkirsche oder blauen Traube an. Ähnelt er nicht fast ihrem Blut? Kann irgendein vernünftiger Mensch belegen, daß halb verdorbenes ›Muskelgewebe‹ besser Blut bilden kann? Sobald ein Tier getötet ist, befindet sich das Fleisch mehr oder weniger in Verwesung. Dann unterzieht man es dem zerstörenden Vorgang des Kochens. Kein fleischfressendes Tier kann bei gekochtem Fleisch gesund bleiben; es muß es frisch und roh fressen – Blut, Knochen, alles … Eiweiß ist nicht der wichtigste Bestandteil für unser Blut, auch Mineralsalze allein sind es nicht, die einwandfreies Blut bilden. Der hauptsächliche Standard-Bestandteil des menschlichen Blutes ist die am höchsten entwickelte Form des Kohlenhydrats, chemisch als Zucker bezeichnet, als Trauben- oder Fruchtzucker, wie er in reifem Obst enthalten ist und in der nächst niedrigeren Form in Salaten und Gemüsen.«

An anderer Stelle weist er auf die Bedeutung von reinem Blut für die Gesundheit von Seele und Geist hin. Kein Wunder, denn aus der Bibel wissen wir ja bereits, daß die Seele im Blut liegt. Prof. Ehret erläutert: »Wenn Ihr ›Blut‹ durch Essen von Nahrungsmitteln gebildet wird, die ich empfehle, arbeitet Ihr Gehirn auf eine Weise, die Sie überraschen wird. Ihr früheres Leben wird Ihnen wie ein Traum erscheinen, und zum ersten Mal in Ihrem Leben erwacht Ihr Bewußtsein zu einem wahren Selbstbewußtsein. Ihr Verstand, Ihr Denken, Ihre Ideale, Ihre Bestrebungen und Ihre Philosophie ändern sich grundlegend in einer Art und Weise, daß es jede Beschreibung übersteigt. Ihre Seele wird jubeln aus Freude und Triumph über alles Elend des Lebens, so daß Sie alles hinter sich lassen. Zum ersten Mal werden Sie in Ihrem Körper ein Schwingen von Lebenskraft spüren (wie leichter elektrischer Strom), das Sie herrlich schüttelt.«[17]

In den Schlußworten seines Buches »Die schleimfreie Heilkost« weist Prof. Ehret noch einmal ausführlich auf die Bedeutung der vegetarischen Rohkost für die seelisch-geistige Entwicklung hin: »Ich habe gezeigt, was der Mensch war, als er ohne ›angebrannte‹ Nahrung lebte – während der prähistorischen Zeit (genannt Paradies), als er Früchte aß, das ›Brot des Himmels‹. Ich habe diesen ›Dämon‹ in der Tragödie des menschlichen Lebens gezeigt – und wie er ausgeschieden werden kann und muß –, bevor der Mensch wieder emporsteigen kann zu einer paradiesischen Gesundheit, zu Glück, Immunität gegen Krankheiten und einem ›gottähnlichen‹ Wesen …

Ich habe gezeigt, daß die Ernährung des Paradieses nicht nur möglich ist … sondern daß es die absolute Notwendigkeit und der erste Schritt zu wahrem Heil und Erlösung vom Elend des Lebens ist …

Aber Sie, ich und andere, die diese große und wichtige Wahrheit des Lebens erfahren haben, sind Menschen, die in Wirklichkeit und nicht nur im Geiste weg sind von der Straße der Dunkelheit und des unbewußten Selbstmordes, hinein in das Licht der neuen Zivilisation – in das Licht einer körperlichen Erneuerung – als

Beginn eines geistigen und seelischen, einer Offenbarung ähnlichen Fortschritts, hin zum Lichte einer höheren, d. h. einer geistigen Welt.«[18]

Dr. Ragnar Berg

Daß eine gekochte vegetarische Ernährung allein nicht ausreicht, um den Körper mit allen wichtigen Stoffen zu versorgen, bewies der Rohkostpionier Dr. Ragnar Berg. Nicht umsonst gibt es die Bezeichnung des »Pudding-Vegetariers«. Das sind diejenigen, welche zwar Fleisch von ihrem Speiseplan streichen, jedoch überwiegend denaturierte, gekochte Kost zu sich nehmen. Anlaß der Untersuchungen des skandinavischen Forschers waren Krankheiten, welche in einem »puddingvegetarischen Sanatorium« in Schweden auftraten.

Dr. Berg hatte schon im Jahre 1914 eine Reihe von Versuchen gemacht, um die Nährstoffverluste durch das Kochen zu ermitteln. Der Forscher gilt als eine der bedeutendsten Autoritäten auf dem Gebiet der Ernährungsphysiologie und als Begründer der eminent wichtigen Spurenchemie. Über seine Untersuchungen schreibt er:

»Die umfassendsten Versuche, die so genau wie nur möglich variiert und kontrolliert wurden, zeigten, daß die Verluste überraschend groß sind und sich, was das Gemüse betrifft, auf ein Viertel bis ein Drittel von allen Mineralstoffen belaufen und bei den so wichtigen alkalischen Salzen bis zu fast 94 Prozent betragen. Dies bedeutet nicht nur eine mangelnde Zufuhr von Nährsalzen überhaupt, sondern bewirkt, besonders bei einseitiger Fleischkost ein Übermaß an Säurebildung im Organismus, was sich in verschiedenen Krankheitszuständen äußert, vor allem in Rheumatismus und Gicht.«[19]

Da Hülsenfrüchte wie Erbsen, Linsen, Bohnen und Mehlspeisen sowie gekochte Kost allgemein säureüberschüssig sind, wird verständlich, warum die vegetarische Kost in roher Form verzehrt werden sollte. Gerade Frischkost ist reich an basischen Mineralstoffen wie Calcium und Magnesium, welche vorhandene Säuren zu neutralisieren vermögen. Dr. Berg schreibt weiter:

»Die menschliche Nahrung muß, um gesund zu sein und auf die Dauer gesundheitsfördernd zu wirken, durchschnittlich mehr anorganische Basen als Säuren enthalten. Diese Forderungen erfüllen eben die Vegetabilen in ihrem natürlichen Zustand, wohingegen die ausgekochte vegetarische Nahrung in der Regel ärmer an Basen und reicher an Säuren ist. Diejenigen Gemüse, die einen Basenüberschuß enthalten, wie z. B. Spinat, werden durch das Abführen ›negativ‹, d. h., sie zeigen nach dem Abgießen des Brühwassers einen Überschuß an Säuren. Diejenigen Nahrungsmittel hingegen, die vor dem Kochen schon negativ waren, (z. B. Hülsenfrüchte) enthalten dadurch einen noch größeren Säureüberschuß … Eine große Gefahr lauert besonders in den fabrikmäßig hergestellten Gemüsekonserven, die bis zu sieben Mal aufgekocht werden, damit sie sich halten sollen. Solche Konserven müssen deshalb eher als schädlich denn als gesundheitsfördernd angesehen werden. Aber auch, wenn sie nur einmal aufgekocht werden, wie bei der Konservierung von Erbsen und Bohnen u. a., muß man doch mit so großen Verlusten rechnen, daß wir das obengenannte Verwerfungsurteil aufrechterhalten müssen, selbst wenn es eine große Industrie trifft, die ihre Fabrikationsmethoden in gutem Glauben ausübt.

Der größte Wert der Gemüse besteht eben in deren Reichtum an Basen, Vitaminen und anderen, uns bisher unbekannten Stoffen (Auxonen). Es sind gerade diese leichtlöslichen Stoffe, die zuerst durch das Kochen verlorengehen. Deshalb können auch die Konserven dem verwerfenden Urteil nicht entgehen, weil ihr Gehalt an wirklichen Nährstoffen, die unser Organismus täglich dringend nötig hat, verlorengeht.«[20]

Bei den Untersuchungen des Forschers stellte sich weiterhin heraus, daß durch den Kochprozeß auch erhebliche Verluste an Eiweiß und Kohlenhydraten auftraten. Die Verluste liegen bei einfachen Kohlenhydraten um bis zu vier Fünftel, bei Stärke um ein Sechstel bis zu vier Fünfteln und bei Eiweiß bis zur Hälfte. Dr. Berg berichtet: »Das war für die Allermeisten eine große Überraschung. Denken wir nur daran, daß im Fleisch sowohl Zucker wie Stärke fehlen und daß wir unsere Nahrung, außer in Brot und Milch, gerade auch in den Gemüsen suchen, dann erweist sich der Verlust, der durch das Kochen der Gemüse entsteht, noch verhängnisvoller. Ja, wir dürfen sagen, daß die ausgekochten Grüngemüse, wie sie als Konserven in den Restaurants und auch in den meisten Haushaltungen aufgetischt werden, weniger Nährwert haben als das Stroh, das die Kühe bekommen, um darauf zu liegen, und das man als Häcksel in ihr Futter gibt. Das Abbrühen der Gemüse ist deshalb nicht nur eine törichte, gedankenlose Unsitte, sondern es bedeutet auch, weil es so allgemein ist, eine sträfliche Vergeudung von Nahrungsmitteln.«

In seiner Schrift »Alltägliche Wunder« berichtet R. Berg von der merkwürdig schnellen Heilung schwer eiternder Wunden, wenn man den Patienten vitaminreiche Nahrung verabfolgte, wie sie in allen Pflanzen zur Verfügung stehe. Seine Patienten litten vor allem auch an Vitamin-B-Mangelerscheinungen, so daß vermehrt weiße Blutkörperchen gebildet wurden, welche Eiterherde entstehen ließen. Dr. Berg wörtlich: »In dieser Lage veranlaßt die Zufuhr von rohen, Vitam-B-reichen Nahrungsmitteln wie Möhren, Kartoffeln, frischem Salat oder Spinat, ja sogar von gewöhnlichem grünen Gras eine wahre Wunderheilung. Es entsteht rasch ein neues Heilungsgewebe … die Eiterung hört auf und die Wunden heilen in kürzester Zeit.«

Frisches Gras als Heilnahrung ist schon vielfach erprobt und mit Erfolg angewandt worden. In den 30er Jahren hörte man sogar von Kuren amerikanischer Millionäre mit rohem Gras. Sicherlich sind Obst und Gemüse wesentlich schmackhafter, jedoch ist es gut zu wissen, daß man in Notsituationen auch ohne weiteres Gras essen kann.

Dr. med. Joseph Evers

Daß vegetarische Rohkost auch sogenannte »unheilbare« Krankheiten heilen oder zumindest zum Stillstand bringen kann, hat der Arzt Dr. med. J. Evers zur Genüge unter Beweis gestellt. In einem Zeitraum von 27 Jahren gingen über 12 000 Multiple-Sklerose-Patienten durch seine Praxis. Multiple Sklerose (MS) ist eine Erkrankung des Zentralnervensystems, die Lähmungserscheinungen am ganzen Körper hervorruft. Nach Ansicht von Dr. Evers handelt es sich dabei um eine Stoffwechselerkrankung, die durch jahrelange Fehlernährung entstehen kann. Wie er sagt, sei es einleuchtend, daß man folglich nur durch eine langdauernde, richtige Ernährung Erfolge bei dieser Krankheit erzielen kann.[21]

Über seine Arbeit berichtet er: »Ich habe durch wissenschaftliche Forschungen während vieler Jahrzehnte gefunden, daß Früchte (einschließlich Nüsse und Körnerfrüchte), Wurzeln und Milch die ursprünglichen Nahrungsmittel der Menschheit waren und daß das Hauptübel der modernen Industrievölker in der Denaturierung (Zerstörung) unserer Nahrungsmittel liegt.«

Großen Wert legt der Arzt auf den Verzehr von Milch in natürlicher Form. Er skizziert kurz die Verarbeitungstechnik der heutigen Milch, die pasteurisiert, evaporiert, uperisiert (= ultra-pasteurisiert), sterilisiert, konserviert und aus molkereitechnischen Gründen homogenisiert wird. Er weist darauf hin, daß die Gefahr der Infektion durch Rohmilchgenuß einseitig gesehen und aus geschäftlichen Gründen entschieden übertrieben wird. Wie er bemerkt, sei eine Erkrankung, geschweige denn ein Todesfall durch Infektion infolge von Rohmilchgenuß nicht ein einziges Mal bewiesen worden. Dahingegen würden jährlich 470 000 Bundesbürger infolge der Denaturierung unserer Nahrungsmittel sterben, wobei er die Hauptübel im Weißbrotverzehr und in der Denaturierung der Milch sieht.

Er führt weiter aus, daß Gesundheit mittlerweile auch ein politisches und wirtschaftliches Problem darstellt. In seinem Buch, welches den Untertitel »Die Ernährung des Gesunden und Kranken« trägt, zitiert er einen bekannten Pharmakologen, der schreibt: »Früher bekam ein Gelehrter, der ein krankmachendes Bakterium entdeckte, den Nobelpreis. Wer heute einen schädigenden Stoff in unseren Nahrungsmitteln feststellt, muß vor allem mit einem Prozeß wegen Geschäftsschädigung rechnen.«[22]

Als große Gefahr betrachtet Dr. Evers Konservierungsverfahren wie Sterilisation, chemische Zusatzmittel und radioaktive Bestrahlungen. Dagegen plädiert er für natürliche Konservierungsverfahren wie trocknen oder einsäuern.

Da die Gesundheit des Menschen sehr von der Qualität der Nahrungsmittel abhängt, sind ihm auch die Mißstände der Agrarwirtschaft ein Dorn im Auge. Angefangen von den schädlichen Kunstdüngern über hochgezüchtete krankheitsanfällige Pflanzen zur hemmungslosen Anwendung von Pestiziden sei die heutige Landwirtschaft ein einziges Dilemma. Die Massentierhaltung bezeichnet er als eine »vom Staate legitimierte Tierquälerei.«[23]

Kritisch betrachtet der Forscher auch die Irrtümer der modernen Ernährungslehre. Den Hauptirrtum sieht er darin, daß von den heutigen Wissenschaftlern kein Unterschied mehr gemacht wird zwischen einem lebendigen Organismus und toter Materie. Er hat erkannt, daß es gerade jene Lebendigkeit der Nahrung ist, die einen Heilungsprozeß in Gang zu setzen vermag. In der Naturbelassenheit der Lebensmittel sieht er auch die Universalanwendung der Rohkost begründet, wie folgende Worte von ihm verdeutlichen:

»Der Organismus trägt immer die Tendenz zur Heilung in sich und niemals die Tendenz zur Krankheit. Es ist deshalb auch durchaus verständlich, daß sogar entgegengesetzte Symptome Bluthochdruck und -niederdruck, Verstopfung und Durchfall, Fettsucht und Magersucht usw. durch naturnahe Lebensweise auf diese Art und Weise wieder in Ordnung gebracht werden können. Alle diese Krankheiten sind nämlich in ihrem eigentlichen Kern nichts anderes als die Reaktion des Körpers auf die Denaturierung der Nahrungsmittel.«

Innerhalb seiner Rohkosttherapie legt Dr. Evers auch großen Wert auf den Verzehr von gekeimtem Getreide, welches enorme Heilkräfte in sich birgt. Überzeugend sagt der erfahrene Arzt von seiner Diät: »Noch nicht ein einziger Multiple-Sklerose-Patient auf der ganzen Welt ist durch irgendein Mittel für dauernd geheilt worden, abgesehen durch meine Diät-Kur.« Die vegetarische Rohkost als Therapiebestandteil bei MS wurde inzwischen von weiteren Ärzten übernommen.[24]

Dr. Max Gerson

Dieser deutsche Arzt war ein Zeitgenosse von Bircher-Benner. Albert Schweitzer, der einer seiner Patienten war, bezeichnet Dr. Gerson als »eines der bedeutendsten Genies in der medizinischen Geschichte«.

Dr. Max Gerson litt in seiner Jugendzeit stark unter Migräne. Die damaligen medizinischen Experten erklärten ihm, daß es keine Heilung für Migräne gäbe. Er versuchte sich dann selbst durch verschiedene Diäten zu heilen. Jedoch schlugen alle Versuche fehl, bis er zur vegetarischen Rohkost kam. Er begann dann zunächst mit Äpfeln und dehnte diese Grundernährung behutsam auch auf andere Früchte aus. Die Kopfschmerzen verschwanden, kehrten jedoch wieder, wenn er von der natürlichen Ernährung abwich. Dies bewog ihn, für den Rest seines Lebens nur noch pflanzliche Rohkost zu verzehren. Auch bei seinen Patienten führte die Frischkost zu überraschenden Heilerfolgen. Ein Patient, welcher ebenfalls an Migräne litt, wurde nicht nur von diesem Leiden befreit, sondern auch noch von Lupus, welche als absolut unheilbare Krankheit galt. Lupus ist eine Art Hauttuberkulose, und niemals zuvor wurde in der Geschichte der Medizin über die Heilung einer Lupuswunde berichtet. 1928 kurierte er die Frau von Albert Schweitzer durch die vegetarische Rohkost von einer schweren Lungentuberkulose. Erst dann erkannte Dr. Gerson, daß diese Art der Ernährung für alle Krankheiten anwendbar war. Die Frischkost war und ist noch immer eine Ernährungsform, welche die Fähigkeit des Körpers, sich selbst zu heilen, wiederherstellte. Der Rohkostpionier verordnete nun für alle erdenklichen Krankheiten, von geistigen Störungen bis zu Herzkranzgefäß-Erkrankungen, ungekochte frische Lebensmittel und Säfte, welche aus rohen Gemüsen und Früchten gepreßt wurden. Am bekanntesten wurde er jedoch durch seine Krebsbehandlung. 1958 erschien erstmals sein Buch »Eine Krebs-Therapie: Ergebnisse aus 50 Fällen«. Dieses Werk ist noch heute für alle Ärzte, die eine natürliche, metabolische Krebsbehandlung anwenden, ein Standardwerk.

Gerson war davon überzeugt, daß der Anfang aller Krankheit im Ungleichgewicht zwischen Natrium und Kalium liegt. Wenn man den Ausgleich wieder herstellt, indem man kaliumreiche, rohe Lebensmittel verzehrt, wird die Zellatmung verbessert, der Körper gestärkt und gereinigt und Krebszellen können bekämpft und vernichtet werden.[25]

Eine geringe Zellatmung stellte man bei fast allen chronischen Krankheiten fest. Der Krebsexperte und Nobelpreisträger Otto Warburg, Direktor des Max-Planck-Instituts für Zellphysiologie in Berlin, fand heraus, daß gesunde Zellen auf Sauerstoff basierende Reaktionen als Energiequellen benutzen. Krebszellen reagieren jedoch anders. Sie beziehen ihre Energie auf Glukosebasis. Andere Wissenschaftler bestätigten Warburgs Arbeiten und zeigten, daß viele Zivilisationskrankheiten von einer gestörten Zellatmung hervorgerufen werden. Dies führt nicht nur zu einer Energieverminderung, sondern auch zu ernsten Störungen im Metabolismus (Aufbau) des Gesamtorganismus. Wird die normale Zellatmung durch Rohkost wiederhergestellt, dann regeneriert sich der ganze Organismus, und das Abwehrsystem wird verbessert.

Frischkost baut akkumulierte Toxine ab, stellt eine optimale Natrium-Kalium- und Säure-Basen-Ausgewogenheit wieder her und liefert alle Nährstoffe, welche für die optimale Zellfunktion notwendig sind. Diese Ernährungsform erhöht die Leistungsfähigkeit der Zellen, Sauerstoff aufzunehmen, wodurch Energie für die verschiedensten Aktivitäten frei wird. Angesichts all dieser

Tatsachen verwundert es nicht, daß sich die vegetarische Rohkost bei der Behandlung von Krebs als so wirkungsvoll erwiesen hat. Dr. Max Gerson sagt dazu zusammenfassend: »Grundlegend fordere ich als Arzt, daß die Ernährungstherapie nicht mehr wie früher nur ein kleiner Teil der Gesamttherapie ist, sondern daß die *Ernährungstherapie die Grundlage aller Heilbestrebungen und der Gesunderhaltung bleiben soll.* Das ärztliche Handeln beginnt damit, die Ernährung und den Stoffwechsel des Kranken zu ändern. Dadurch leitet er die Heilvorgänge im kranken Körper ein und bereitet so den Boden für die Therapie.«[26]

Dr. med. Hans Kaunitz und Prof. Dr. med. Hans Eppinger

Diese zwei Rohkostpioniere können in einem Atemzug genannt werden, da sie zusammen die Heilwirkung der vegetarischen Rohkost an der Universitätsklinik in Wien erforscht haben. Nach einigen Jahren wurden die bedeutenden Erfolge und die hochinteressanten Erfahrungen in einer medizinischen Fachzeitschrift veröffentlicht, gerieten jedoch leider in Vergessenheit. Über die Forschungsergebnisse soll nun im folgenden berichtet werden.

Prof. Eppinger legte bei seinen Untersuchungen großen Wert auf den wichtigsten Ort der Ernährung – den Stoffwechsel zwischen Kapillaren und Zellen. Der Stoffaustausch zwischen Kapillaren und Zellen findet gleichzeitig an Billionen (!) Stellen des Körpers statt. Die Nährstoffe müssen dabei jeweils zwei dünne, durch einen feinen Zwischenraum getrennte Scheidewände durchdringen (die Kapillar- und die Zellwand). Zuerst werden die Nährstoffe über das Blut durch die Kapillare in die Zelle transportiert. In umgekehrter Richtung werden danach die Stoffwechsel-Endprodukte wieder ausgeschieden. Das Interesse an den mikrochemischen Untersuchungen der beiden Forscher ist folgendes: Sie konnten nachweisen, daß jede gesunde Zelle für sich autonom wählen kann, welche Nährstoffe sie gerade für ihr gesundes Fortleben benötigt. Jede gesunde Zelle kann bestimmte Stoffe an sich ziehen und andere fernhalten. *Es ist also in jeder Zelle ein ordnendes Prinzip am Werk.* Hier kann man ahnen, welch gewaltige Arbeit der »innere Arzt« leistet.

Prof. Eppinger: »Das Wirken dieses Wahlvermögens in der Zelle ist offenbar ein Kennzeichen des Lebens, ein Maß der Lebendigkeit und Gesundheit.«

Besonders intensiv erforschen die beiden Wissenschaftler den Austausch von NaC1 (Kochsalz) und Kalium. Eine gesunde Körperzelle enthält nur einen minimalen Anteil an Kochsalz. Sie versucht, sich immer einer zu hohen Zufuhr dieses Stoffes aus dem Blut zu verschließen. Ist jedoch eine Zelle erkrankt wird zuviel Salz mit der Nahrung zugeführt, dringt vermehrt Salz in die Zelle. Dies hat schwerwiegende Folgen:

1. Die mikroelektronische Spannung in der Zelle sinkt, damit verliert das ordnende Prinzip seine Wirksamkeit. Der ganze Zellstoffwechsel wird gestört.
2. Parallel dazu verkrampfen sich die Kapillargefäßwände, ebenso wie durch überschüssige Säure.

Da die Gesundheit unseres Gesamtorganismus von der Gesundheit der Zellen abhängig ist, kann man ahnen, welch vielfältige Krankheitsursachen hier begründet liegen. Die Frage der beiden Forscher war nun: Wie kann man den normalen, gesunden Zustand der Zellen wieder herstellen? Zunächst versuchten sie, durch ein Mineralsalzgemisch, welches vor allem Kalium und

Phosphor enthielt, die mikroelektronische Spannung wieder zu normalisieren (Kalium und Phosphor sind beides Antagonisten zu NaCl).

Da mit diesem künstlichen Mineralsalzgemisch keine befriedigenden Heilerfolge erzielt werden konnten, gingen Prof. Eppinger und Dr. Kaunitz dazu über, den Patienten vegetarische Rohkost zu verabreichen. Erst durch diese Ernährung konnte wieder ein normales, gesundes Verhältnis von Kalium und Natrium in den Zellen hergestellt werden. Die wichtige mikroelektronische Spannung (Potentialdifferenz) normalisierte sich wieder. Die beiden Forscher konnten sogar eine Normalisierung der Kapillaren feststellen. Die gekrümmten, degenerierten Bluthaargefäße streckten sich durch die Heilwirkung der Frischkost wieder. Prof. Eppinger wörtlich: »Diese Erkenntnis ist von größter Bedeutung, denn sie beleuchtet so richtig den Wert der von mir bevorzugten Rohkost-Therapie.«

Bei den Patienten und Kollegen der beiden Forscher tauchte die Frage nach der Deckung des Eiweißbedarfs auf. Man ging damals noch von recht hohen Bedarfswerten aus. Prof. Eppinger stellte jedoch fest, daß »dem Organismus, selbst wenn er eine kalorisch sehr arme Rohkost genießt, keine Gefahr erwächst … auch bezüglich des niedrigen Eiweißgehaltes der Rohkost brauchen wir uns keine Sorgen zu machen, zumal Menschen, die sich ausschließlich mit Rohkost ernähren, sich vollkommen gesund fühlen und sogar sportliche Höchstleistungen vollführen können.«

Der Rohkostpionier konnte bei seinen Untersuchungen feststellen, daß bei gleichem Eiweiß- und Kaloriengehalt der Nahrung das zugeführte Eiweiß bei Rohkost wesentlich besser verwertet wird. Anfang dieses Jahrhunderts wurde der tägliche Bedarf von Kochsalz auf 10 g/Tag festgelegt. Erst später kam man zu der Einsicht, daß der tatsächliche Bedarf zwanzigmal geringer ist. Da bei der Frischkosttherapie von Prof. Eppinger und Dr. Kaunitz kein Kochsalz verabreicht wurde, ängstigten sich einige Patienten wegen des Salzentzuges. Diesen Ängsten gegenüber konnte Prof. Eppinger vermerken, daß »Gesunde wie Kranke eine ungesalzene Kost in Form von Rohdiät durch viele Wochen ohne jede Schädigung ertrugen, ja daß solche Kost in sehr vielen Erkrankungen fraglos günstig wirkt.«

Resümierend schrieb Prof. Eppinger, daß Rohkost als Behandlungsmethode auf viele Krankheiten ausgedehnt werden sollte und daß Frischkost als ein hervorragendes Mittel erkannt werden müsse, um schädliche Kochsalzanreicherungen im erkrankten Gewebe herabzusetzen und die kaliumarmen Depots wieder aufzufüllen. Herzkranke Patienten mit großen Ödemen, bei denen verschiedene Herzmittel versagten, zeigten mit dem Einsetzen der Rohkostbehandlung oft eine überraschende Genesung. Die Salzausschwemmung erreichte in den ersten Tagen oft 100 bis 200 g.

Weitere positive Erfahrungen mit vegetarischer Rohkost machten die beiden Ärzte bei den unterschiedlichsten Symptomen und Erkrankungen wie: Nierenleiden, Bluthochdruck, Leberleiden, Infektionskrankheiten, Rheuma u.a.m. »Nachteilige Folgen der Rohkostverabreichung, das muß einmal ausdrücklich betont werden, haben wir nie gesehen«, schrieb Prof. Eppinger zusammenfassend.[27]

Viktoras Kulvinskas

Einer der bekanntesten Vertreter der vegetarischen Rohkost ist der Amerikaner V. Kulvinskas. Als Vizedirektor des Hippocrates Health Institute in Boston hat er sich über lange Jahre hinweg mit der Wirkung der Rohkost und den Universalgesetzen der Natur befaßt. Er sieht die Gesetzmäßigkeiten der Natur immer aus dem Blickwinkel der Ganzheitlichkeit, wie folgende Äußerungen von ihm zeigen, welche hier im Auszug wiedergegeben werden:

»Wir haben die Möglichkeit, die Früchte des Handelns zu ernten, die aus der Liebe zum Leben erwachsen. Gedanken, die von der Liebe beherrscht werden, haben liebevolles Handeln zur Folge … Der Körper wird geheilt, wenn er mit der Nahrung und dem Leben Liebe erfährt … Wir müssen mit den Universalgesetzen der Natur arbeiten. Um in den Garten Eden zurückzukehren, ist manches erforderlich: Entgiftung des Körpers, natürliche Umgebung, Arbeit mit der Erde, durchgeistigter Lebensstil, Vervollkommnung jeder nachfolgenden Generation.«

»Der Durchschnittsmensch hat keine Ahnung, wie man sich mit natürlicher Nahrung die Gesundheit erhält. Die Mediziner wissen sehr viel von Krankheiten, aber sehr wenig von gesundheitsfördernder Ernährung. Wenn man sich gute, organische Lebensmittel beschafft, entscheidet die Verwertung, ob man gesund an Leib und Seele sein wird.«

»In dem Maße, wie der Körper gesünder und reiner wird, verträgt man das früher so wohlschmeckende Essen immer weniger. Hat man sich eine Zeitlang an Rohkost gewöhnt, so können gekochte Speisen und tierische Produkte Übelkeit und Durchfall hervorrufen. Der Körper lehnt wie der eines gesunden Kindes ungeeignete Nahrung unmittelbar ab. Gewohnheitsmäßige schlechte Ernährung schwächt den Körper, der sich zwar nicht mehr wehrt, aber viele Jahre später die Rechnung in Form einer chronischen Krankheit präsentiert. Menschen, die Fleisch, stark gewürzte Saucen, reichhaltige Kuchen und Konserven gegessen haben, können an einer einfachen, gesunden, nahrhaften Diät nicht sogleich Geschmack finden. Ihr Geschmack ist so verdorben, daß sie keinen Appetit auf Früchte und Gemüse, Säfte und Körner haben. Sie dürfen nicht erwarten, daß ihnen so ganz andere Speisen schmecken werden. Wenn sie ihnen anfangs sogar widerstehen, tun sie am besten daran, zu fasten, bis sie sich überwinden können. Das Fasten wird sich wohltuender auswirken als Medizin, weil der überbeanspruchte Magen die benötigte Ruhe findet.«

In seinem Buch »Leben und überleben« hebt V. Kulvinskas vor allem auch die heilbringende Wirkung von *Keimlingen* und *Weizengras* hervor. Der Forscher findet es bedauerlich, daß nur wenige Menschen bis jetzt wissen, welch ein Wundermittel uns die Natur mit dem Weizengras geschenkt hat. »Die allgemeine Anwendung würde nicht nur eine Revolution in der Ernährung, sondern auch eine unglaubliche Verbesserung der Volksgesundheit bedeuten. Alle möglichen Medikamente würden überflüssig werden. Körper und Geist müßten nicht mehr der Instrumentation einer wesensfremden Chemie folgen, sondern würden ihr eigener Herr werden ... Man kann den Weizengrassaft therapeutisch oder als zusätzliches Nahrungsmittel anwenden.«

Weizensaft hat folgende Heilwirkungen. Er

- verbessert das Blutbild
- korrigiert den Säure-Basen-Haushalt des Körpers
- wirkt schmerzlindernd (sowohl innerlich als auch äußerlich angewendet)
- ist ein vortreffliches Gurgelmittel bei Halsentzündungen
- erhöht die Resistenz gegen schädliche Umwelteinflüsse
- erhöht die Ausscheidung von radioaktiven Isotopen
- verbessert die Verdauung
- wirkt entgiftend
- verhindert Geschwürbildung u. a. m.

In seinem Buch, das den Untertitel »Kursbuch ins 21. Jahrhundert« trägt, gewährt er auch einen Einblick in das vor uns liegende Zeitalter: »Aus dem sterbenden Zeitalter des Intellektualismus und Materialismus wird eine neue kosmische Vermählung entstehen. Geist und Intellekt werden nebeneinander sitzen auf dem Thron einer geeinten Welt. Theologische Spekulationen verhauchen ihren letzten Atemzug. Die Religion fragt wenig nach Dogma und metaphysischer Spielerei. Die neuen Erdbewohner wollen geistige Realitäten erleben. Sie fühlen sich zu einer Philosophie hingezogen, die Körper, Seele und Geist unter einer einzigen kosmischen Anschauung verschmilzt.«[28]

Dr. Francis M. Pottenger

Eine weitere interessante Bestätigung der Wirkungsweise der Ernährung auf die Gesundheit lieferte der amerikanische Arzt Francis M. Pottenger. Zu einer Zeit, da weder Vitamine noch Mineralstoffe etc. entdeckt waren, brachte der amerikanische Forscher den eindeutigen Nachweis, daß gekochte Nahrung schädliche Wirkungen hat. Bei Tierfütterungen (Katzen) stellte er fest, daß Tiere, welche mit roher Kost gefüttert wurden, wesentlich gesünder waren. Operationen überstanden sie viel besser als die Tiere, welche gekochtes Fleisch erhielten. Dies veranlaßte ihn, kontrollierte Untersuchungen durchzuführen, um diese Entdeckungen weiter zu erforschen. Seine Experimente wurden genauestens protokolliert.

Die Untersuchungen genügen durchaus den heutigen wissenschaftlichen Ansprüchen, sie dauerten zehn Jahre und erfaßten mehrere Katzengenerationen. F. M. Pottenger fütterte einen Teil seiner 900 Katzen mit pasteurisierter Milch, gekochtem Fleisch und Lebertran. Man könnte durchaus sagen: mit der heute üblichen Katzennahrung. Der Arzt stellte fest, daß diese Tiere häufig an Allergien, Knochendeformationen und weiteren Krankheiten litten. Bei Kreuzungen innerhalb jener Gruppe wurden die Würfe kleiner, die Kätzchen schwächer, und ihr Geburtsgewicht war geringer. Eine andere Gruppe von Katzen fütterte Pottenger mit der gleichen Nahrung, jedoch in roher Form. Diese Tiere waren in jeglicher Beziehung gesund. Sie hatten mehrere Generationen von gesunden Nachkommen, im Gegensatz zu jener Gruppe, welche mit gekochten Nahrungsmitteln gefüttert wurde. Die bei der letztgenannten Gruppe auftretenden degenerativen Erscheinungen verstärkten sich von Generation zu Generation. Bei seinen Untersuchungen stellte der Forscher fest, daß, um von Katzen aus der zweiten geschädigten Generation wieder normale Nachkommen zu erhalten, vier Generationen notwendig sind, welche mit roher Nahrung gefüttert wurden.

Erhielt ein weibliches Tier 1 bis 1 1/2 Jahre lang gekochte Nahrung, konnte es nie wieder normal entwickelte Junge gebären. Noch nach 4 Jahren zeigen die Nachkommen dieser Tiere Gesichts- und Kiefermißbildungen.

Pottenger wies auch nach, daß denaturierte Nahrungsmittel zu Verhaltensstörungen der Tiere führten. Daraufhin begann der bekannte Forscher, die Auswirkungen der Ernährung auf den menschlichen Organismus zu studieren.

Bei seinen Untersuchungen legte er besonderes Augenmerk auf die Schäden, welche durch denaturierte Proteine entstehen. Seine erstaunlichen Heilerfolge durch Rohkost brachten ihm schließlich weltweite Anerkennung.[29]

An dieser Stelle sei mir eine Bemerkung zu den Tierfütterungsversuchen gestattet, wie sie von Dr. Pottenger, Prof. Kollath u. a. durchgeführt wurden. Diese Versuche erscheinen relativ human, im Gegensatz zu den grausamen Tierversuchen in den Labors dieser Welt, wo täglich Hunderttausende von Tieren brutal zu Tode gequält werden.

Vom ethischen Standpunkt aus betrachtet, also aus der Sichtweise der grenzenlosen Ehrfurcht vor dem Leben, halte ich auch Tierfütterungsversuche für verwerflich. Meiner Ansicht nach hat das Massenexperiment Mensch zur Genüge bewiesen, daß gekochte Nahrung zweifelsohne gesundheitsschädigende Wirkungen nach sich zieht.

Helmut Wandmaker

Neben den großen Ärzten wie Hippokrates, Paracelsus, Bircher-Benner etc. haben sich auch viele Laien intensiv mit der Ernährungsfrage auseinandergesetzt. Da bedauerlicherweise Medizinstudenten an den Universitäten kaum etwas über Ernährung lernen, darf man heute ruhigen Gewissens sagen, daß ein gut gebildeter Laie, wie z. B. Helmut Wandmaker, mehr Ahnung von Ernährung hat als die meisten Mediziner. H. Wandmaker hat sich seit über 40 Jahren mit Ernährung beschäftigt und seine Erfahrungen in dem Buch »Willst Du gesund sein? – Vergiß den Kochtopf« niedergeschrieben.

Der Arzt für Naturheilverfahren Dr. med. Fritz Becker schreibt im Vorwort zu diesem Buch: »Helmut Wandmakers Gedankengänge teile ich als Arzt hundertprozentig … die Menschheit muß die Wahrheit hören, und sie kann sie finden in dem Buch von Helmut Wandmaker!«

Über vegetarische Rohkost sagt H. Wandmaker selbst: »Millionen Jahre Entwicklung mit roher Naturnahrung haben den Menschen geprägt, an diese Rohmoleküle ist er angepaßt. Aber seine

Gene haben sich trotz Kochkost kaum verändert. Erst Feuer und Kochtopf haben die ursprünglichen Nahrungsstoffe tiefgreifend verändert. Degenerationen und Krankheiten sind die Folge.

Es wird zwar immer wieder eingewendet, der Mensch könne sich an alles gewöhnen, jedoch sind diesem Gewöhnungsprozeß Grenzen gesetzt. Daß die meisten Menschen erst relativ spät die Schäden der Zivilisationskost verspüren, erklärt der Rohkostexperte anhand eines Vergleiches. Er sagt, man könne in einer feinen Maschine sofort bemerken, wenn »Sand im Getriebe« ist. Jedoch merkt man dies bei einem »alten ausgeleierten Traktor« nicht mehr. Man kann alles in ihn hineinschütten, bis er stehenbleibt.

Tatsächlich berichten viele Rohköstler, daß sie sehr schnell Unwohlsein und gesundheitliche Störungen empfinden, wenn sie einmal von der Rohkost abweichen. Der Autor schreibt wörtlich: »Wer erst einmal längere Zeit nur von roher Nahrung gelebt hat, hat es viel leichter, denn das Verlangen seiner bisherigen kranken Zellen nach Kochkost ist verschwunden. Neue, gesunde Zellen verlangen nach gesunder Rohkost, nicht nach ›Junk-Food‹!«

Auf die Frage, ob wir künstliche Vitamine oder Mineralstoffe brauchen, antwortet er: »Nein, du würdest damit dem Schöpfer unserer Lebensmittel ins Handwerk pfuschen wollen! Alle Laboratorien, in denen diese toten Zusatzstoffe entwickelt wurden, verleugnen damit das Naturgesetz! In Wirklichkeit will der Mensch seine Lebensweise nicht ändern und mit diesen käuflichen teuren Zusätzen die Natur verbessern! Nur das rohe, pflanzliche Produkt enthält alle Vitamine, Mineralstoffe, Auxone und Spurenelemente in bester Zusammensetzung. Dabei sind nur wenige bisher entdeckt. Vielleicht gibt es noch Tausende nicht entdeckter Stoffe, die kaum meßbar sind, aber größte Wirkung im Verbund erzielen!«

Ausführlich geht der Rohkostpionier auch auf das Thema Adipositas (Fettsucht) ein. Aufgrund von umfangreichen Erfahrungen berichtet er, daß durch Rohkost erhebliche Gewichtsreduktionen erreicht werden. Da Frischkost eine stark ausscheidende Wirkung hat, würden viele Symptome und Krankheiten, die vor allem bei Fettsüchtigen auftreten, verschwinden. Um nur einige beim Namen zu nennen: Bluthochdruck, hoher Blutfettspiegel, Diabetes, Lungenentzündung, Leber- und Nierenerkrankungen, Schlaganfall und Herzkrankheiten.

H. Wandmaker: »Die Ansammlung von Fett setzt die körperliche und geistige Funktion erheblich herab! ... Jedes Pfund Extrafett benötigt 325 km zusätzliche Kapillaren, die mit Blut versorgt werden müssen. Allein dadurch erhöht sich der Blutdruck, Gefahr für Nieren, Herz und Gehirn steigt! Übergewicht und Gesundheit können nie Seite an Seite existieren!«

Vehement spricht er sich gegen Diäten aus, die zwar schlank, dafür aber krank machen. Er bemerkt, daß man sich bei Frischkost keine Sorgen über Eiweiß, Fette, Kohlenhydrate etc. zu machen braucht. »Mutter Natur hat mit ihrer Sonnenkost alles bestens mit ihrem eigenen Feuer, der Sonne, zubereitet. In vollkommener Zusammensetzung mit allen entdeckten und noch nicht entdeckten Vitaminen, Mineralstoffen, Spurenelementen usw., die ein lebendiges, leistungstüchtiges Lebewesen benötigt!«

Der Rohkostpionier geht auch auf die Frage der Unverträglichkeitsreaktionen nach Frischkost ein: »Wie oft erlebe ich, daß die Leute sagen, sie würden Obst nicht vertragen, sie würden sofort Magenbeschwerden bekommen. Das ist auch letztlich die Ursache, warum die Brotverzehrer so wenig Obst essen! Diese können Früchte einfach nicht vertragen, weil der Bauch immer voll von gärenden Massen ist! Sie sollten nicht das Obst anklagen, sondern ihren bereits erkrankten Körper!« Der Ernährungsexperte empfiehlt jenen, die Obst nicht vertragen können, einige Tage zu fasten. Dadurch kann sich das Verdauungssystem wieder regenerieren. Das Gefühl nach der Umstellung beschreibt er wie folgt: »Wir haben jetzt das Gefühl, als wenn wir aus einem bösen Traum erwacht sind. Wenn wir unser Obst essen, kommt es uns vor, als wenn wir im Paradies sind, und es schmeckt alles so herrlich. Jeder Apfel schmeckt anders, und es ist ein Hochgenuß!«

Die Ursache von Krankheiten sieht er in der Vergiftung des Körpers und somit die primäre Therapie in der Entgiftung. Die Vergiftung liege vor allem in der säurebildenden Kochkost, Medikamenten und Stimulanzien begründet. Die Entgiftung erfolgte nur durch lebendige, basenbildende, pflanzliche Rohkost. Weiter erklärt er, daß nach dem Naturgesetz die Ernährungsgrundlagen für Mensch und Tier gleich sind. Beide müßten die von der Natur geschaffenen Produkte roh essen. Er verkündet weiter: »Die ca. 10 000 Tierarten in der Wildnatur halten dieses Gesetz ein, nur der Mensch hat sich zum kochenden und milchtrinkenden Tiermenschen entwickelt. Nur dies ›Ausnahmewesen‹ nimmt Medikamente! Nur daraus resultieren alle Gesundheitsprobleme, ganz gleich, wie die Krankheiten heute genannt werden.«[30]

An anderer Stelle heißt es: »Jeder sieht ein, daß es besser ist, einer Erkrankung vorzubeugen, als die Gesundheit wieder herzustellen! Nur, das tut fast keiner, jeder glaubt, der Kelch würde an ihm vorübergehen, was natürlich ein Trugschluß ist! Jede Erkrankung ist die Addition täglicher kleiner Sünden gegen das Naturgesetz.«

Er verschweigt auch nicht, daß jährlich 500 Millionen Arztbesuche und 13 Millionen Krankenhausaufenthalte in der BRD gezahlt werden. Obendrein schlucke jeder Bundesbürger im Durchschnitt ca. 1000 Tabletten jährlich. Weiter macht er darauf aufmerksam, daß z. Z. 3 500 chemische Zusätze amtlich zugelassen sind. Dies bewog ihn zu der Aussage: »Das ist ein Skandal! Wir geben unserem Körper nicht nur wertlose, tote Kost, nein, auch noch Tausende von chemischen Giften! Ganz zu schweigen von der Fütterung unserer Tiere ebenfalls mit feuerbehandelter Nahrung und Medikamenten, wie Hormonen und Penicillin!«

Interessant und einleuchtend ist seine Erklärung für die Ursache der immer häufiger vorkommenden Ödeme (Wassereinlagerungen im Gewebe). Er erklärt, daß dies auf die vielen Toxine (Gifte) zurückzuführen ist, die verdünnt werden müssen, damit der Stoffwechsel nicht allzusehr gestört wird. Auch Salz und Gewürze würden viel Wasser binden und müßten aufgrund ihrer toxischen Wirkung ebenfalls verdünnt werden.

Nichtmedizinern wird oft vorgeworfen, sie würden »unwissenschaftliche Begriffe« (wie z. B. Schlacken oder Schleim) verwenden. Hierzu entgegnet H. Wandmaker: »Es gibt Professoren, die Schlacken im Körper verneinen, weil sie die toten Zellen unter ihrem Mikroskop nicht entdecken. Braucht man dazu ein Labor, wenn Nasen und Rachen in Massen diesen Dreck entlassen? Arme Theoretiker!«

Auch mit den »lauwarmen Ernährungsforschern« geht er nicht gerade zimperlich um, wie folgende Sätze zeigen: »Nun gibt es auch sogenannte ›Ernährungsforscher‹, die sagen: ›Bier in Maßen sei sogar gesund für das Herz! Aber höchstens 2 Flaschen täglich, sonst beginnt die schädliche Alkoholwirkung für Herz und Leber.‹ Diese Empfehlung ist Unsinn, denn Gift irgendwelcher Art ist nie gesund und schwächt immer unseren Körper. Vor allem führen ja gerade die ›paar‹ Biere zum ersten Schritt zurück in den Schlendrian, den wir ja vermeiden wollen.«

Die Aussagen, die H. Wandmaker macht, sind oft sehr einprägsam, wie folgender Satz zeigt: »Kaffee-und-Kuchen-Stunden sind Giftminuten für Herz und Kreislauf!«

Die Folgen denaturierter Nahrung beschreibt er mit nachstehen-

den Worten: »Die lähmende, betäubende Wirkung dieser Kochkost macht den Menschen zum lahmen Krüppel. Die verlorene
Vital- und Nervenkraft versucht er durch gefährliche Stimulanzien, wie Kaffee, Tee, Kakao, Schokolade, Schnaps und Tabak,
Salz, Kräuter, Gewürze, tote Fette, Zucker, Essig, Knoblauch,
Zwiebeln, Omega-3-Fettsäuren, ›Wunderelixiere‹, Medikamente
jeglicher Art zurückzugewinnen … Das Wunderwerk des Schöpfers, der Mensch, wird so zum degeneriertesten Geschöpf dieser
Erde.«

In vorausschauender Weise schreibt er: »Aber das Zeitalter des
›kochenden Menschen‹ wird auslaufen, weil eines Tages die
Natur ein solches Leben trotz verzweifelter Versuche nicht aufrechterhalten kann.«

Are Waerland

Der Finne Are Waerland (geb. 1867) war eine weitere herausragende Persönlichkeit unter den Rohkostpionieren. Wenn auch
die Waerland-Ernährung keine 100%ige Rohkost ist, so hat
sich A. Waerland mit seinem Werk ein Denkmal gesetzt – nicht
in Form einer Statue, sondern indem er die Menschen zum
Nachdenken anregte.

Der tatkräftige Forscher betrachtete es als notwendige Voraussetzung, eine vollständige Kenntnis vom Stoffwechsel und der
Struktur der Zellen zu haben. Erst dann sei es möglich, auf
wissenschaftliche Art das Rätsel von Gesundheit und Krankheit
zu lösen. Der Finne weist in seinen Schriften immer wieder auf
den Zusammenhang von Zellgesundheit und Gesundheit des
Gesamtorganismus hin: »Unsere Gesundheit beruht auf der Gesundheit jeder einzelnen kleinen Zelle. Aber worauf basiert denn

die Gesundheit der kleinen Zelle? – Darauf, daß sie eine so vollwertige Nahrung wie möglich erhält und daß ihre sämtlichen Abfallprodukte so schnell und vollständig wie möglich abgeführt werden. Dies ist die erste und letzte Gesundheitsregel – das Alpha und Omega der Gesundheit.«[31]

Den Nährboden für Krankheiten sah der Forscher in erster Linie in der ungesunden Ernährung, die den Körper reizt und vergiftet durch Fleisch, Wurst, Zucker und Alkohol. Er erkannte, daß diese Stoffe den Körper vorübergehend »aufpeitschen«, so daß es den Anschein hat, die Kräfte würden zunehmen. Jedoch stellt die Zivilisationskost eine Vergeudung von Energien dar und macht den Körper anfällig für Krankheiten. Als Hauptübel sah er dabei die Übersäuerung durch die genannten Faktoren an. Daher trägt auch eines seiner Bücher den Titel »Übersäuerung als Grundursache von Krankheiten«.

Nach Meinung des Rohkostpioniers liegt die größte Gefahr nicht in Bazillen, Viren etc., sondern in den Grundursachen, gegen die man nichts unternimmt. »Das ist der durch die Ernährung selbst verschuldete Untergang der weißen Rasse, die ihre eigentlichen Nahrungsquellen, Getreide, Obst und Gemüse, aufgegeben hat, um immer mehr Fleisch, Zucker, Alkohol und synthetische Nahrungsmittel zu genießen, wobei sie in wenigen Generationen ausgebrannt sein wird.«

Größeren Wert legte Are Waerland auf eine gesunde Darmflora. Er erklärte, daß pflanzliche Kost essentielle Stoffe (Vitamine, Mineralstoffe) enthalte. Diese Nahrungsbestandteile können jedoch in vielen Fällen erst im Dickdarm für den Organismus zugänglich gemacht werden. Doch nur wenn der Dickdarm Gärungsbazillen enthält, ist die naturgemäße Verdauung der Nahrung möglich. Gärungsbazillen sind daher willkommene Kleinstlebewesen in unserem Dickdarm. Ernährt sich der Mensch jedoch von Fleisch, Fisch und Eiern, so siedeln sich im Darm Fäulnisbazillen an. Fäulnisbazillen sind jedoch der ideale Nährboden für Krankheiten, daher bezeichnet er sie als die schlimmsten Feinde des Menschen.

Are Waerland erläutert: »Es besteht folglich ein großer fundamentaler Unterschied zwischen Pflanzenkost und animalischer Kost. Die Pflanzenabfälle werden mit Hilfe von Gärungsbazillen wieder zur Erde verwandelt, die Reste vom Tierkörper von Verwesungsbazillen aufgelöst. Es sind dies zwei Klassen von grundwesentlich verschiedenen Nahrungsmitteln. Der Mensch hat die Wahl zwischen: Gesundheit und Krankheit, Leben und Tod. Es hängt davon ab, ob er seine Nahrung von der Kost der Gärungsbazillen oder von der Kost der Fäulnisbazillen hernimmt.« Im Übergang von pflanzlicher zu tierischer Nahrung sieht der Forscher den Anfang für »bodenloses Krankheitselend«.

Durch die Fleischkost habe man auch begonnen, Lebensmittel zu erhitzen und diese Feuerbehandlung danach auch auf die Pflanzenkost angewendet.[32]

Are Waerland: »Wir hoffen lebhaft, daß dieses Kostsystem für immer verschwinden wird, um Platz zu geben für reine, unverfälschte Pflanzenkost, die von aller Feuerbehandlung unberührt ist und so verzehrt wird, wie sie vom Schöpfer in seiner unergründlichen Weisheit geschaffen worden ist. Denn nur eine solche Kost ist lebensspendend, aufbauend und gesundheitsgebend, wohingegen dieselbe Pflanzenkost in feuerbehandelter Form eine tote Kost ist, die nur Krankheit und Tod verbreitet, wo sie Fuß gefaßt hat … Es geht auch nicht, ein vegetarisches Mittagessen so zusammenzustellen, daß man zuerst vielleicht ein Viertel Rohkost genießt und dann drei Viertel gekochte vegetabilische Gerichte, wie man das etwa in großen vegetarischen Sanatorien und Pensionen tut und wie sich ›Vegetarier‹ nennende Leute es im allgemeinen tun. In einem solchen Mittagessen wird gerade das Gute, das die lebende Pflanzenkost bietet, aufgehoben oder sogar überflügelt durch den Schaden, welchen die feuerbehandelte Kost bewirkt.«[33]

Der Finne erklärt auch, woran es liegt, daß viele Menschen an Heißhunger leiden, wenn sie einmal lange auf ihr Essen warten müssen. Dies liege daran, daß der Organismus ständig einen Mangel von Vitaminen, Mineralstoffen und Spurenelementen aufweist. Daher ist es möglich, daß man selbst »an vollen Tischen Hunger leidet«.

Aus eigener Erfahrung kann ich dies bestätigen. Seitdem ich mich auf vegetarische Rohkost umgestellt habe, quälen mich nicht mehr Heißhungergefühle, selbst dann nicht, wenn ich einige Tage gar keine Nahrung zu mir nehme.

Are Waerland betrachtete Salz, scharfe Gewürze, Essig, künstliche Saucen, Kaffee, Tee, Alkohol, alle Süßigkeiten und Fleisch nicht nur als gesundheitsschädigend, sondern auch als groben und brutalen Angriff auf unsere Geschmacksorgane. Mit dem Übergang zu einer natürlichen Ernährung werden wir jedoch am Anfang »… die feinen Geschmacksempfindungen der unverfälschten Naturprodukte, wie sie der große Meister aller Köche, die Natur, erzeugt hat, zunächst nicht wahrnehmen können. Sobald aber diese groben Geschmacksempfindungen einmal fortfallen, tritt der überwältigende Reichtum der feineren Nuancen der Pflanzenwelt immer mehr in den Vordergrund. Wenn man sie erst einmal empfunden hat, wird der Genuß dieser Kost zu einem wahren Fest. Eine Rückkehr zu der alten Ernährungsweise erscheint undenkbar und ist vollkommen ausgeschlossen. Das ist das große Geheimnis der Rohkost. Man muß es an sich erfahren haben, um es zu verstehen. Und das ist auch die Ursache, warum der Fleischessende zu seinem größten Erstaunen feststellt, daß er durch das Aufgeben einer alten Nahrung und den Übergang zu der neuen Kost keinerlei Verlust erlitten, wie er sich vorstellte, sondern den allergrößten und ungeahnten Gewinn davon hat.«

Diese Aussage von Waerland kann ich ebenfalls aus eigener Erfahrung bestätigen, genauso wie seine weiteren Ausführungen über die vielfältig positiven Wirkungen der vegetarischen Rohkost: »Mit der stetig sich bessernden Gesundheit verschwinden auch alle körperlichen Störungen und Unlustgefühle. Die Stimmung wird gleichmäßiger, das Denkvermögen klarer, das Gedächtnis stärker, das Konzentrationsvermögen besser, die Arbeits- und Schöpferlust nimmt ständig zu, die Lebensfreude wird eine nie versiegende Quelle. Ja, das Leben ist dann von morgens bis abends ein ständiges Fest. Das ist die große ›Umkehr zum Leben‹.«

Als besonders segensreich für die Gesundheit sah Waerland das grüne Blatt, sprich: Pflanzen, an. Pflanzen enthalten durch die Photosynthese nicht nur Stärkeverbindung, sondern: »Das grüne Blatt enthält außerdem vollwertige Eiweißstoffe, Fett und alle diejenigen Mineralien und Vitamine sowie Tausende andere Lebensfaktoren und Verbindungen von diesen, welche Pflanze, Tier und Mensch brauchen, um eine vollständige und harmonische Entwicklung zu erreichen.«

Auf einen Punkt gebracht, sagt er, daß auf dem grünen Blatt alles Leben auf der Erde beruht (auch das der Fleischfresser). Alle Lebens- und Treibkraft, ob es nun Benzin, Kohle oder Nahrung sei, kommt letztendlich von Pflanzen.

Are Waerland weist in seinen Schriften auch auf die notwendige Flüssigkeitszufuhr von zweieinhalb bis drei Litern pro Tag hin. Da in allen flüssigen Stoffen des Körpers, wie Blut und Lymphe, Wasser das wichtigste Lösungsmittel sei, ist auch nur mit seiner Hilfe die Verteilung der Nährstoffe möglich. Wasser ist unentbehrlich für das Stoffwechselgeschehen im Körper und vor allem auch für die Ausscheidung von Giften. So mahnt der Forscher: »Es kann nicht eindringlich genug darauf hingewiesen werden, daß gute Gesundheit und gute Ausscheidung der Abfallstoffe Hand in Hand gehen und daß reichliches Trinken von frischem, reinem Wasser das beste und natürlichste Mittel ist, die körpereigene Tätigkeit der Ausscheidungsorgane zu fördern. Mit diesem einfachen Mittel können wir die Haut rein und frisch erhalten, den vollen Wert der Nahrung ausnutzen und die Leistungsfähigkeit der Nieren bewahren.« Er erläutert weiterhin, daß fast alle zivilisierten Menschen das normale Durstgefühl verloren haben und daß die Flüssigkeit der Früchte bei weitem den Bedarf nicht deckt.[34]

Da Waerland, wie schon erwähnt, stets eine ganzheitliche Betrachtungsweise anstrebte, war er gegen die einseitig analytische Wissenschaft eingestellt. Aufgrund seiner Erfahrungen kam er zu dem Schluß:

Das Laboratorium ist das Grab der Heilkunst!

Er vertrat den Standpunkt, das Laboratorium habe nicht nur die ganze Medizin mechanisiert, sondern zugleich die Ärzteschaft selbst. So folgert er: »Das Laboratorium denkt für die Ärzte. Im Laboratorium wird das Leben in Fragmente zerlegt, zersetzt – in der Hoffnung, daß die Ärzte mit Hilfe der Labortechnik den Krankheiten auf die Spur kommen könnten. Aber je mehr man das Leben in Fragmente zersplittert, desto mehr verliert man auch die Ganzheitsschau, die allein den Schlüssel zur Wirklichkeit geben kann, weil das Leben immer ein Ganzes ist. Der menschliche Körper mit seinen ungefähr 60 Billionen Zellen bildet eine Arbeitsgemeinschaft, bei der alle Zellen voneinander abhängig und aufeinander angewiesen sind … Mit der Labortechnik können wir also nie zum Leben selbst vorstoßen und ein Verständnis dafür gewinnen. Eine Medizin, die sich auf diese Technik verläßt, hat ihr Ziel, den Menschen gesund und heil zu machen, aus den Augen verloren.«[35]

Waerland stellte für die Medizin der Zukunft drei grundlegende Prinzipien auf:

1. Wir haben es nicht mit Krankheit zu tun, sondern mit Fehlern in der Lebensführung. Beseitigt diese Fehler, und die Krankheiten werden verschwinden.
2. Man heilt niemals eine Krankheit, sondern man heilt einen kranken Körper.
3. Man heilt einen kranken Körper nur dadurch, daß man seinen ursprünglichen biologischen Lebensrhythmus wiederherstellt.

Entschieden trat er Einwänden entgegen, die besagen, der Mensch würde sich schon irgendwie an die veränderte Umwelt und Nahrung gewöhnen. Er erkannte klar, daß dem Anpassungsvermögen des Menschen Grenzen gesetzt sind.

Die Frage »Was ist der Sinn des Lebens?« beantwortet der Finne folgendermaßen: »Sicherlich nicht der heutige zivilisierte Mensch, der sich gegen alle biologischen Gesetze ernährt und sich zudem mit Genußgiften vollständig vergiftet. Sicher hatte das Weltall und alles, was dahintersteht, etwas viel Höheres und Besseres gemeint als dieses Zerrbild bemalter, rauchender, Mokka und Alkohol trinkender Menschen, von denen wir uns umgeben sehen.«

Waerland betont ausdrücklich, daß alles Leben in der Aufwärtsentwicklung ist und über den Weg der Evolution zur Vollendung strebt. Er sah den Menschen als untrennbar mit der Natur verbunden, aus deren Schoß er hervorgegangen ist. Der Mensch sei mit unzähligen, verschiedenen Lebensformen verwachsen und so mit dem ganzen Weltall verbunden: »Und diese Bindung erklärt des Menschen unendliche Entwicklungsbahn sowohl in physischer als auch in psychischer Hinsicht. Ohne dieses aus einer geistigen Wirklichkeit hervorragende Weltall zu verstehen, kann der Mensch kaum sich selbst, weder seinen Ursprung noch den Sinn des Lebens begreifen.« In diesem Sinne bezeichnet er als vornehmste Lebensaufgabe des Menschen »die Schaffung von Kultur«, wobei er Kultur mit »Veredelung« synonym setzt, Veredelung vom Körper und somit auch von Seele und Geist.

Waerland: »Diese Entwicklung, vom großen ›Lebenswurf‹ getrieben, geht immer weiter. Sie fordert, daß die Menschheit ihre Aufgabe auf der Erde erfüllen soll. In der Menschheit hat dieser ›Lebenswurf‹ bis zu diesem Tage das Höchste in organischer Entwicklung erreicht. Das war die Voraussetzung zu einer Entfaltung der in jeder Menschenseele tief verborgenen Eigenschaften und gleichzeitig für eine steigende Manifestation des Geistes in der Welt. Selbstverständlich fordert diese Entwicklung der Menschenseele und des Menschengeistes mit allen in ihnen noch schlummernden, ungeahnten Möglichkeiten einen immer mehr der Vollendung zustrebenden Körper als würdiges und wertvolles Gefäß.

Die ganze Menschheit steht deshalb jetzt an einem Wendepunkt: Einerseits ist er das Ende einer Entwicklungsphase, andererseits der Beginn einer neuen Epoche. Sie muß mit ihren Krankheiten endgültig Schluß machen und sich eine körperliche Gesundheit aufbauen, die ihrem Geist und ihrer Seele ein immer mehr vollendetes Instrument darbietet. Oder, mit anderen Worten, der Mensch muß seinen Körper zu einem wahren Tempel für seine

Seele und seinen Geist machen ... Diese künftige Menschheit, die die Krankheiten überwunden hat, wird sich selbstverständlich auf ganz neuen Bahnen entwickeln und sich immer mehr zu höherstehenden, geist-seelischen Wesen verwandeln ... Dies zeigt, daß als Grundlage der Religion ein höherentwickelter, gereinigter und gesäuberter Körper nötig ist.«

Are Waerland hat den tiefen Sinn der Religion – die Rückkehr zu Gott – als den Sinn des Lebens voll erfaßt, daher trägt ein Kapitel seines Buches den Titel »Die Religion des Lebens«. Auszüge hieraus möchte ich im folgenden wiedergeben:

»Der Mensch hat zu bekehren versucht und hat viele Religionen ins Leben gerufen. Aber noch ist er nicht darauf gekommen, sich der nächstliegenden und unmittelbarsten aller Religionen zuzuwenden ... der Religion, die alle anderen umfaßt ... des Lebens eigener Religion. Um diese Religion zu verstehen, muß der Mensch erst sich selbst verstehen. Was ist der Mensch? – Ein ›Mikrokosmos‹, eine kleine Welt für sich, die in Aufbau und Zusammensetzung ein Miniaturbild der großen Welt oder des ›Makrokosmos‹ ist, von dem sie ein untrennbarer Teil ist. Der Mensch ist also in allen Welten zu Hause. – Ebenso wie der Mensch, besteht auch das Weltall aus Körper, Seele und Geist.

Den ›Körper‹ des Weltalls haben wir dicht bei uns im Boden, den unser Fuß berührt, in Sand, Kies, Wasser, in der Luft, in den Bergen, im Licht, in der Wärme, der Sonne, dem Mond und den Sternen. Den Körper des Weltalls fassen wir mit unseren Sinnen, aber seine Seele finden wir nicht, bevor wir nicht unsere eigene Seele gefunden haben. Und sein Geist verbirgt sich vor uns bis zu der Stunde, da wir den Geist in unserem eigenen Wesen und in unserem eigenen Dasein entdeckt haben ...

Der Weg zum Verstehen der Natur geht deshalb durch die Menschen selbst. Wenn er seine eigene Seele entdeckt, findet er auch

Seelenleben bei allem Lebenden: bei der Pflanze zu seinen Füßen, bei der Blume, der Frucht und dem Baum. Und wenn er gewahr wird, daß er Geist ist, findet er auch Geistesleben in der Natur und entdeckt schließlich, daß alles Innenleben Geist ist. Was ist das Leben? – Ein einziger großer Zusammenhang ... ein einziges großes lebendes Ganzes. Was ist Glück? In einer möglichst vollkommenen Harmonie mit diesem Zusammenhang zu leben. Was ist Sünde? – Zu brechen mit der großen Ganzheit. Was ist Gesundheit? Ganz zu sein in Körper und Seele. Das Größte und Wunderbarste von allem im Leben ist deshalb, ›ein ganzer Mensch zu sein‹.

Diese Worte enthalten alles, sagen alles. Sie bilden die Schlüsselworte für die Religion, die kommen wird ... für des Lebens eigene, allumfassende Religion, die den Menschen ganz machen soll, so daß er durch sie seine körperliche und seelische Gesundheit, sein Glück und seine Erlösung finden wird. Diese Religion hat keine Tempel und keine Mauern, Dächer und Türen und kennt keinen Unterschied, keine Dogmen und keine anderen Riten als des Lebens eigene Gesetze. Sie fordert vom Menschen, daß alle seine Gedanken, Worte und Handlungen ›religiös‹ seien, d. h. eingefügt in den großen Lebenszusammenhang als ein harmonischer Teil derselben. Erst dann wird der Mensch ›heil‹ sein und das Leben ›heilig‹ ...

Zu dieser Religion laßt uns umkehren – und wir werden entdecken, daß Religion Leben ist und daß es nichts gibt, was nicht seine tiefe religiöse Bedeutung und Bestimmung hat.«[36]

Entschieden trat Are Waerland der Auffassung entgegen, das Leben sei aus einer Kette von »Zufällen« entstanden. Auch zu diesem sehr interessanten Thema möchte ich seine Gedanken ausführlich zitieren:

»Für das naive Denken scheint es ohne weiteres möglich, daß sich das Leben von den einfachsten Urelementen – nennen wir sie Protoplasma, Monomeren, Mikroenzymen oder wie wir wollen – selbst aufgebaut hat. Man sieht ein, daß dieser Gedanke völlig abwegig ist, weil sich aus dem Primitiven niemals das Komplizierte entwickeln kann. Eine Monomere bleibt für immer eine Monomere, ein Stück Protoplasma bleibt immer Protoplasma, Mikroenzymen werden immer Mikroenzymen bleiben – vorausgesetzt, daß nicht etwas dazu kommt, das diese einfachen Wesen zu komplizierteren zusammenfügt und außerdem den Zusammensetzungen neue Arbeitsaufgaben vorschreibt. Aber dann müssen auch in diesen einfachen Wesen schon die Möglichkeiten dazu gegeben sein, sich in solche Zusammensetzungen einfügen zu können. Also im Aufstieg des Lebens kommt immer etwas ›von oben‹, eine Führung, die das Primitive organisiert und inspiriert.

Wir können das Leben unmöglich verstehen, ohne vorauszusetzen, daß die aufbauenden Kräfte und Ideen immer ›von oben‹, von einem großen geistig-seelischen ›Reservoir des Lebens‹ in das Leben hinein-fließen oder hineinstrahlen, ganz ähnlich wie die Sonnenstrahlen als etwas Außerirdisches von Millionen von Kilometern in unsere Atmosphäre hineinströmen und hier das Leben entzünden. So muß alles, was Leben ist, von seelisch-geistigen Kräften geleitet, inspiriert und aufrechterhalten sein. Nur so kann sich das Leben auf der Erde entfalten. Es nimmt aus dem ›Reservoir‹ das Wesentliche für seine Entwicklung und Erhaltung, ganz wie wir Menschen mit jedem Atemzug der Atmosphäre Sauerstoff entnehmen und die Pflanzenwelt Kohlensäure.

Das Lebensspendende kommt aus unsichtbaren Quellen, die unerschöpflich scheinen. Erst dadurch, daß sich das Leben entfaltet und entwickelt, tritt das zu Anfang Unsichtbare in Erscheinung. Was wußten z. B. die Monomeren, das Urprotoplasma, die Mikrozymen und die ersten Zellen von einem Geschöpf wie dem Menschen mit seinen Gedanken, Gefühlen, Willen, Ideen, Visionen usw.? Und was wissen wir heute von der zukünftigen Entwicklung der Menschheit, wenn alle die heute noch in Geist und Seele schlummernden Möglichkeiten verwirklicht sind! Ebenso wie wir uns physisch in einer irdischen Atmosphäre bewegen und davon Sauerstoff nehmen, sind wir mit einer geistigen Atmosphäre verbunden, die unseren Gedanken, unserem Willen und unseren Ideen unaufhörlich neue Richtungen gibt und uns neue Ziele zuweist.

Wir müssen also Schluß machen mit dem Gedanken, daß das Einfache sich von selbst zu einem Höheren entwickeln kann. Ziegelsteine bleiben immer Ziegelsteine, auch wenn man Tausende und Millionen davon hat. Von selbst kann sich niemals etwas Primitives in ein anderes, Höheres verwandeln … Erst wenn wir einmal klar sehen, daß das Lebenerzeugende und Lebensspendende immer von oben kommt und daß es unerschöpflich ist, können wir auch den Aufstieg des Lebens aus den Tiefen des Weltmeeres zu komplizierteren Wesen und schließlich zu seelisch-geistigen Geschöpfen erfassen. Jedenfalls war das Seelische und Geistige schon vor dieser Entwicklung da, und alles, was auf der Erde entstanden ist, hat in diesem unerschöpflichen seelisch-geistigen Mutterschoß geschlummert, ebenso wie in den Tiefen jeder Menschenseele ein Bild von der höheren Menschheit schlummert.«[37]

An anderer Stelle schreibt der große Naturforscher, daß der Großteil der heutigen Menschheit diese Zusammenhänge heute noch nicht erkennen kann, da ihre Sinne noch unterentwickelt sind: »Der Mensch, der hinter allen diesen Bestrebungen des großen Lebenswerks der Natur nicht zielbewußte Intelligenz und planmäßig schaffende Geister mit einem enormen Erfindungsvermögen an der Arbeit sieht, ist noch intellektuell blind. Seine geistigen Augen sind wohl vorhanden, aber unterentwickelt. Er ist noch in derselben Lage wie neugeborene Kätzchen und Hunde; sie bewegen sich wohl im Lichtmeer, können aber das Licht noch nicht sehen. So bewegen sich die intellektuell und geistig blinden Menschen in einem geistigen Weltmeer, ohne noch die Auswirkungen des Geistes sehen zu können.«

Und warum ist der Mensch in seinen Sinnen und in seinem Geist noch unterentwickelt? Die Antwort liegt auf der Hand: Weil sein Körper degeneriert ist!

Are Waerland weiter: »Die erste Voraussetzung für alles höhere, geistige Leben ist daher die Gesundheit. Nichts unterstützt uns besser in unserem geistigen Streben und in unserer geistigen Entwicklung als ein leistungsfähiger, reiner und gesunder Körper. Ist der Körper vergiftet und krank, so benötigt er zuviel von der seelischen Energie, die für geistige Dinge verbraucht werden sollte. Je weniger wir unseren Körper spüren, je reiner und stärker dessen ›Vibrationen‹ sind, um so näher stehen wir auch dem Geistigen. Es liegt eine tiefe Wahrheit in dem alten, unzeitlichen Gedanken, daß unser Körper der Tempel unseres Geistes sein soll. Und das ist er, wenn er von allen Unreinheiten und Giften vollständig befreit worden ist und alle seine Organe tadellos funktionieren. Das ist das große Ziel. Der Weg zu dem neuen Menschen und damit zu der neuen Menschheit führt daher über die körperliche und geistige Wiedergeburt des Individuums.«

Und er zitiert dazu das 3. Kapitel des ersten Korintherbriefes, Vers 16–17, wo es heißt: »Wisset ihr nicht, daß ihr Gottes Tempel seid und der Geist Gottes in euch wohnt? So jemand den Tempel Gottes verderbt, den wird Gott verderben; denn der Tempel Gottes ist heilig – der seid ihr!«

Als Nährstoffe, welche die körperlich-seelisch-geistige Entwicklung am meisten hemmen und zurückhalten, zählte Are Waerland auf: tierisches Eiweiß, Fett, Salz, scharfe Gewürze, alle stark konzentrierten Stoffe, wie Schokolade und Zucker in allen Formen, ferner Getränke wie Kaffee, Tee, Kakao und Alkohol, außerdem alle Drogen und allopathischen Medikamente und Tabakwaren.

Der Naturforscher berichtet, daß der Mensch, wenn er sich auf vegetarische Rohkost umgestellt hat, auch vermehrt Interesse an geistigen Zusammenhängen zeigt. »Diese Lebensführung steht bald in Blüte. Ihre Blütezeit wird durch die Vergeistlichung des ganzen Menschen und durch die Beseelung des gesamten Daseins gekennzeichnet. Man beginnt, sich immer mehr für geistige Dinge zu interessieren, und sucht nach Literatur und Leitung auf diesem Gebiet ... Die Reinigung des Körpers, seiner Sinne und Fähigkeiten (durch eine artgemäß richtigere Nahrung) führt immer zu einer mehr vergeistigten Lebensanschauung und weckt geistige Interessen. Daraus kann man folgern, daß eine gesunde Lebensführung in Harmonie mit den Gesetzen der Natur und eine reine Kost die gegebenen Grundlagen zur Entwicklung einer wahren Moral und einer echten Religion sind.«[38]

Das, was Waerland hier zwar richtig, doch recht global beschrieben hat, soll im Kapitel über die Entwicklung von Seele und Geist (Kapitel 9) noch näher erläutert werden. Dort ist nachzulesen, wie eng unsere Ernährung mit der Entwicklung von Seele und Geist zusammenhängt. Auch der Abschnitt über Are Waerland soll mit einem Zitat von ihm selbst enden:

»Wir müssen den Menschen an den tiefsten Wurzeln seines Wesens erfassen, ihm seinen richtigen Platz im großen Zusammenhang mit der Gesamtentwicklung des Lebens zeigen. Wir müssen ihm aber auch demonstrieren, daß Sein und Mitwirken in diesem großen Zusammenhang, mit dem Blick auf das vollkommene Ziel des Lebens hin, eine Lebensfreude hervorruft, die er kaum ahnen, ja sich niemals vorstellen kann, so daß ihm alle bisher gekannten Genüsse schal und sinnlos werden. Nur so können wir zum Kern jedes Menschenwesens vorstoßen. Wir alle sind doch Kinder des großartigen Universums, das jedem von uns den göttlichen Funken in das Innerste gesenkt hat. Nur wenn dieser Funke zu einem Feuer auflodern kann, bekommt der Mensch genügend Einsicht und Kraft, Großes und Schönes in der Welt zu schaffen.«[39]

8

Rund um die Rohkost

Innerhalb dieses Kapitels soll ein kleiner Ausschnitt aus den überaus vielfältigen positiven Begleiterscheinungen aufgezeigt werden, welche eine vegetarische Rohkosternährung mit sich bringt.

Der Rahmen dieses Buches reicht leider nicht aus, um alle segensreichen Wirkungen der Frischkost zu beschreiben.

Licht in der Nahrung

Dem Licht in unserer Nahrung wird eine besonders wichtige Aufgabe im Zusammenhang mit unserer Gesundheit beigemessen.

Dr. Bircher-Benner ging davon aus, daß Pflanzen die Energien des Sonnenlichts direkt zum Aufbau ihrer Zellmoleküle verwenden können. Er lehrte, daß die Sonnenlichtenergie in der Pflanze als ruhende chemische Energie gespeichert wird, welche dann beim Ernährungsvorgang wieder frei wird.

Bei sämtlichen Veränderungen der Nahrungsmittel, besonders beim Erhitzen, werde die gespeicherte Sonnenenergie zerstört. Der Gesundheitswert eines Lebensmittels ist nach Bircher-Benner um so geringer, je länger und intensiver die Speisen erhitzt werden. Er bezeichnete Frischkost als *Lichtnahrung erster Ordnung*. Erhitzte Nahrung enthält nach seiner Aussage gespeicherte Lichtenergie in bedeutend geringerem Maße, tierische Produkte seien als Lichtträger wertlos. Die höchste Heilwirkung ist nur mit

Lichtträgern erster Ordnung zu erreichen. Sobald erhitzte Nahrung hinzugefügt wird, sinkt die Heilwirkung sofort ab.[1]

Bircher-Benner erkannte, daß der Lebensbetrieb der Zellen durch Lichtkraft gespeist wird. Er verglich unsere Zellen mit Glühlampen, die ja auf eine bestimmte Voltstärke eingestellt sind. Sinkt die Voltstärke, so verliert die Glühlampe an Helligkeit. Nehmen wir erhitzte Nahrung zu uns, so wird auch das Leben in unseren Zellen und somit in unserem Gesamtorganismus dunkler. Der Forscher schreibt dazu in seinem Buch »Fragen des Lebens und der Gesundheit«: »Diese Betrachtung über das Wesen und das Geheimnis der Nahrung offenbart uns die wunderbare Tatsache, daß unser Lebensgeschehen an den großen Sonnenlichtstrom der Welt, wenn auch für unseren Verstand indirekt, angeschlossen ist wie das Leuchten der Glühbirne an den elektrischen Strom. In diesem Sinne ist unser Leben ein Lichtgeschehnis. Wie sich vor der Erkenntnis der modernen Physik alle Materie in wohlgeordnete Systeme von Ätherwellenschwingungen aufgelöst hat, so hier auch die Nahrung, die wir täglich zuführen. Sie ist nicht Materie, sondern Sonnenlicht.«[2]

In seinen Schriften berichtet der Arzt auch immer wieder von allen »Wundern« der Schöpfung:

»Dieses Sonnenlicht ist nun die energetische Organisation, mit der das Leben jene Gebilde herstellt, die wir Nahrung nennen. Und hier beginnt das Unbeschreibliche, das Übermenschliche, das Geheimnisvolle im Werden des Lebendigen und der Nahrung: die biologische Organisation!

Der Organisator ist der Schöpfungsgenius … ›der metaphysische Ingenieur‹. Wenn wir die Vorgeschichte der Schöpfung als gegeben betrachten, so beginnt sein Wirken mit dem Keimen des Sonnenkorns im sonnenbestrahlten Erdboden. Rund zwanzig verschiedene Elemente, einige in Verbindungen, werden dem Boden und der Luft entnommen und in der wachsenden Pflanze unter Aufsaugung (Absorption) von Lichtquanten zu all den mannigfaltigen Stoffen und Gebilden der lebenden Substanz des Pflanzenkörpers aufgebaut. Planmäßig zielbewußt und mit umfassendem Wissen und Können greift unser Ingenieur ein und verarbeitet sein ›Material‹ mit quantitativ und qualitativ sicherer Auswahl. Er kennt die Elektronenwolke jedes Elementes und jeder Verbindung, weiß sie durch Ladung mit den geeigneten Lichtquanten so umzustimmen, daß Verbindungen, wie Kohlensäure (CO_2) und Wasser (H_2O) auseinandergehen, danach aber unter weiterer Aufnahme von Lichtquanten eine unermeßliche Fülle Zusammensetzungen und wundersame Aufbauten neuer, energiereicher Gebilde entstehen, über deren Konstitutionen und Eigenschaften eine unerschöpfliche Wissenschaft, die organische Chemie, berichtet.«

In einer für die damalige Zeit einzigartigen Weise verbindet Bircher-Benner hier Wissenschaft und Religion, jenes Geschwisterpaar, das jahrhundertelang getrennt war. Er schreibt weiter:

»Die Lebewesen sind von diesem Standpunkt aus Lichtgebilde, und da unsere Nahrung aus den Organen der Lebewesen besteht, sind auch Nahrungsmittel Lichtgebilde. Die nährende Energie aber besteht nicht aus Wärmeeinheiten, aus Kalorien, sondern aus Kompositionen von Lichtquanten. Licht ist der Treibstoff des Lebens, selbst auch für die Tierwelt und den Menschen, die ihn indirekt von der Pflanzenwelt beziehen.«[3]

Die Tatsache, daß Rohkost wesentlich mehr gespeicherte Sonnenenergie als denaturierte Nahrung enthält, erklärt auch den Sachverhalt, daß man von Frischkost eine wesentlich geringere Menge benötigt, um seinen Körper leistungsfähig zu erhalten. Der Faktor Licht in der Nahrung findet seine Erklärung nicht nur in der gespeicherten Sonnenenergie. In allen Hochreligionen, auch im Urchristentum wußte man, daß die gesamte Schöpfung Seelenpartikel in sich trägt.

Theophrastus Bombastus von Hohenheim (1493–1541), auch unter dem Namen Paracelsus bekannt, wußte, daß die Heilkraft der Pflanzen und auch der Mineralien in diesen Seelenpartikeln begründet liegt. Paracelsus war Stadtarzt von Basel und Dozent an der dortigen Universität. Er, der viele arme Menschen umsonst behandelte, stand seinerzeit vor Gericht, als er von einem reichen Domherrn 100 Gulden für eine Heilung verlangte. Der hohe geistliche Würdenträger hatte ihm, als er krank war, diese Summe zwar versprochen, weigerte sich jedoch, nach seiner Heilung zu zahlen. Auf die Frage der Richter, womit eine solch hohe Forderung gerechtfertigt wäre, antwortete Paracelsus knapp: »Der Domherr ist gesund geworden.« Ihm wurde entgegnet, es hätte ihn keine große Mühe gekostet. Er hätte weder einen Aderlaß gemacht noch eine Operation vorgenommen und auch kein teures Medikament anfertigen müssen. Auf die Frage, womit er den Domherrn heilte, gab er folgende Auskunft: »Nichts Besonderes. Ein harmloser Kräutersaft …« Einer der Richter entgegnete: »Mit anderen Worten: Ihr wollt nicht nur ein kleines Vermögen für nichts und wieder nichts. Ihr habt den Domherrn auch noch betrogen!« Die Antwort, die Paracelsus darauf gab, zeigt, daß er schon damals die Ausweglosigkeit der Schulmedizin erkannte: » … Wenn ich mit nichts heilen kann, bin ich dann nicht tüchtiger als einer, der schneiden muß und starke Gifte benötigt? Jede Arznei ist ein Gift. Während es eine Sache gut macht, verdirbt es eine andere. Seht, das ist der eigentliche Betrug der Medizin.«

Die Richter waren reichlich verwirrt und wollten wissen, was dieses »nichts Besonderes« sei und ob es sich vielleicht um Zauberei oder Magie handelte. Der geniale Arzt erklärte: »Warum ist das nur so schwer begreiflich zu machen? Seht, ich will doch nur sagen: Es gibt kein Heilmittel. Kein einziges. Es gibt nur Heilkräfte. Nicht die Pflanze wirkt, nicht das Pulver, nicht die Hitze und nicht die Kälte. Es ist der Lebensfunke, der in allem steckt. Das Arkanum. Die Seele. Laßt mich ein Beispiel anführen: Wenn ich einen Wald anzünden will, dann brauche ich dazu kein riesengroßes Feuer. Es genügt ein winziger Funke. Er wächst von selbst zur Flamme. Und genauso ist es mit der Gesundheit. Ein winziger Funke genügt. Immer und bei jeder Krankheit heilt der Körper sich selbst. Wenn er zur Selbstheilung zu schwach ist, dann brauche ich nur den winzigen Funken, damit das Feuer der Gesundheit wieder auflodert.«

Die Richter sahen einander verwirrt an und wollten wissen, wo man seiner Meinung nach diesen Funken finde. Paracelsus gab folgende Auskunft: »Er ist da und dort. Überall. Er lebt in den Pflanzen, in den Steinen, in meinen Händen – ja sogar in meinen Gedanken. Alles in der weiten Schöpfung ist erfüllt von diesem Funken. Alles hat seine Seele.« Dies war den Baseler Ratsherren zu hoch. Einige sprangen erregt auf: »Wollt Ihr damit sagen, daß ein toter Stein eine Seele besitzt?« Paracelsus bestätigte: »Genau das will ich sagen. Ich sehe, ihr habt mich verstanden.«

Nun entstand ein großer Tumult im Saal. Der weise Arzt wurde der Ketzerei beschuldigt. Wenn in diesem Augenblick nicht weitere Zeugen hervorgetreten wären, die von einer Genesung durch den Baseler Heiler gesprochen hätten, wäre er sicherlich dem Henker zum Opfer gefallen, so wie es später nicht weniger als 21 seiner Schüler erging.[4]

Die Gedanken von Paracelsus sind durchaus nicht neu, heißt es doch in den alten indischen Schriften, den Upanischaden: »Der einzige Gott ist in allen Wesen verborgen, durchdringt alles und wohnt als Seele in allen Wesen. Die Seele der Geschöpfe ist eine Einheit, nur von Geschöpf zu Geschöpf verteilt. Eine Einheit und

Vielheit zugleich, wie der Mond sich in vielerlei Gewässern spiegelt. Dies ist die Wahrheit: Wie aus einem hellen Feuer zu Tausenden ihm gleiche Funken hervorgehen, so entstehen aus dem Unwandelbaren allerlei Wesen und kehren in ihn zurück.« In der Bibel heißt es: »Gott ist nur Licht und in ihm ist keine Finsternis« (1. Joh. 1, 5).

Das, was von Paracelsus die Seele, das Arkanum genannt wurde, wird von den heutigen Wissenschaftlern als »Biophotonen« bezeichnet. Der Biophysiker Prof. Popp wies nach, daß aus biologischen Systemen eine Lichtstrahlung ausgeht. Diese Biophotonen – auch ultraschwache Lumineszenzen genannt – strahlen in lebenden Zellen wesentlich intensiver als in abgestorbenen Zellen. Dieses Licht, welches wir durch die vegetarische Rohkost vermehrt in uns aufnehmen, erfüllt wichtige Aufgaben in unserem Organismus. Die heutigen Wissenschaftler fanden heraus, daß dieses Licht der Kommunikation zwischen den Zellen dient. Dies mag eine primäre Erklärung für die Heilwirkung der Frischkost bei allen Krankheiten sein, da bei jeglicher Krankheit die Kommunikation zwischen den Zellen gestört ist. Beim Krebs ist dieser Informationsaustausch zwischen den Zellen im höchsten Grade in Unordnung.

Biophotonen regulieren das Wachstum und biochemische Abläufe in der Zelle. Die Wissenschaftler nehmen auch an, daß dieses Licht genetische Informationen überträgt. Die Entdeckung der Biophotonen zeigt, daß es durchaus nicht gleichgültig ist, ob wir unsere Nahrung roh oder erhitzt zu uns nehmen. Wenn unsere Zellen ihre Funktion in geregelter Weise erfüllen sollen, ist es eine Voraussetzung, daß wir die Nahrung im natürlichen Zustand verzehren.[5]

In der heutigen Zeit, im sogenannten »Atomzeitalter«, ist es besonders wichtig, daß wir vermehrt diese Lichtteilchen mit der

Nahrung in uns aufnehmen. Bedingt durch die Umweltgifte, durch erhöhte UV-Strahlung und durch die radioaktive Belastung kommt es in unseren Zellen immer mehr zur Bildung von »freien Radikalen«. Diese aggressiven Substanzen schädigen sowohl unsere Zellwände, was alle möglichen Krankheiten zur Folge haben kann, als auch unser Erbgut, die DNS. Diese Schäden an den Zellmembranen und an der DNS können *nur* durch das Licht wieder repariert werden. Aus diesem Grunde ist es in dieser Epoche besonders wichtig, Nahrung zu konsumieren, die einen sehr hohen Photonengehalt aufweist. Dazu zählen in erster Linie wildgewachsene Kräuter, deren Gehalt an Licht zwölfmal so hoch ist wie bei hochgezüchteten Pflanzen. Biologisch angebaute Lebensmittel enthalten immer noch doppelt so viele Photonen wie konventionell angebaute Produkte. Keimlinge aller Art weisen auch eine hohe Lichtwertigkeit auf.

Biophotonen sind fast immer an spiralartige Eiweißverbindungen gekoppelt. Diese Helixstruktur macht es dann möglich, daß die Photonen gezielt ausgesendet werden können. Eine zentrale Aussage von F. A. Popp lautet: »In den Zellen sitzt das Licht des Lebens und steuert alle wichtigen Abläufe.«[6]

Die lichthaltigen Eiweißverbindungen wie z. B. Chlorophyll, Hämoglobin, DNS, RNS etc. werden auch als »lebende Makromoleküle« (LM) bezeichnet. LM sind demnach die Steuerungselemente für alles Lebendige in der Natur. Unser Organismus ist ja wahrhaftig ein Wunderwerk der Schöpfung. In jeder Sekunde unseres Daseins sterben zehn Millionen Zellen ab und ebenso viele werden neu gebildet. Manche Zellen führen pro Sekunde Hunderte von Stoffwechselschritten aus. Vor einigen Jahren sind die fähigsten amerikanischen Computerfachleute kläglich gescheitert, als sie versuchten, einen Computer zu konstruieren, der so viele organisierende Fähigkeiten hat wie nur eine einzige menschliche Zelle. Wenn jede Zelle schon eine kleine Welt für sich ist, so ist es ein noch größeres Wunder, daß all unsere 60 Billionen Zellen in Harmonie miteinander leben – sofern wir die Naturgesetze beachten.

Um die Bedeutung der Photonen noch einmal klar herauszukristallisieren, sei an dieser Stelle ein Beispiel angeführt: Wenn wir ein Haus bauen, brauchen wir nicht nur Baumaterialien, sondern auch Arbeiter, welche die Materialien gezielt dort einsetzen, wo sie hingehören, und wir brauchen vorher einen Architekten. Der große Baumeister oder »Schöpfungsgenius«, wie ihn Bircher-Benner genannt hat, ist Gott. Die Baumaterialien für unser Haus (= Wohnung für Seele und Geist) sind die Substanzen unserer Nahrung wie Fett, Eiweiß, Kohlenhydrate, Mineralstoffe etc. Die Arbeiter, die die Materialien gezielt einsetzen, sind die lebenden Makromoleküle. Sie senden zielgerichtet Photonen aus (Photonenresonanz), um einen reibungslosen, harmonischen Stoffwechsel zu gewährleisten.

In diesem Zusammenhang muß noch erwähnt werden, daß durch die Bestrahlung von Lebensmitteln und auch durch die Zubereitung im Mikrowellenherd sämtliche (!) lebenden Makromoleküle zerstört werden.[7]

Für jene, die in dem Glauben leben, daß die derzeitige radioaktive Belastung harmlos ist, sei auf die Forschungen des Kanadiers Dr. Petkau hingewiesen. Er konnte sehr eindrucksvoll nachweisen, daß die Niedrigstrahlung der Radioaktivität um ein Vielfaches gefährlicher ist als eine einmalige hohe Dosis.[8]

Es ist also, um es noch einmal zu betonen, zum gegenwärtigen Zeitpunkt von eminenter Wichtigkeit, daß wir unsere Nahrung nicht durch Erhitzen oder sonstige Maßnahmen zerstören, denn nur so können wir unseren Organismus mit dem notwendigen Quantum an Licht versorgen!

Vitamine

Im Zusammenhang mit der vegetarischen Rohkost denken sicherlich viele zuerst an den Begriff »Vitamine«. Unbestritten ist heute, daß jene Wirkstoffe von eminenter Wichtigkeit für unser gesamtes Stoffwechselgeschehen sind. Schon die Vorsilbe *vita* = Leben läßt erkennen, daß eine ausreichende Zufuhr für unsere Gesundheit unerläßlich ist. Sollte an dieser Stelle auf alle Vitamine, deren Aufgabe und auf die Symptombilder der Mangelerscheinungen eingegangen werden, würde dies den Rahmen dieses Buches bei weitem sprengen. Daher möchte ich hier nur einige exemplarische Beispiele aufführen. Vornehmlich wird von Vitaminen die Rede sein, welche primär Einfluß auf seelisch-geistige Vorgänge haben. Gerade durch die Vitaminforschung müßte klar geworden sein, daß der Mensch unbedingt eine unbehandelte Frischkost benötigt, damit unser Stoffwechsel reibungslos funktionieren kann. Die wichtigsten Vitamine sind hauptsächlich in reifem Obst, in frischen Gemüsen, im grünen Salat, in Hefe, Rohmilch und Körnerfrüchten zu finden.

Jegliche Art von Be- und Verarbeitung von Lebensmitteln führt zu Vitaminverlusten. Einzige Ausnahme bildet die Herstellung von milchsaurem Gemüse, wobei während der Säuerung Vitamin B_{12} entsteht.[9]

Vitamine werden zerstört durch: chronische Verfahren wie Einlegen in Salz, Zucker, Essig, Pökeln und Räuchern, durch Tiefgefrieren, durch Trocknen und durch Bestrahlung mit ionisierenden Strahlen. Der höchste Vitaminverlust entsteht jedoch durch das Erhitzen der Nahrung, wie folgende Tabelle zeigt:

Vitaminverlust beim Kochprozeß

Vitamin	Verlust	Vitamin	Verlust
Thiamin	25–45 %	C	70–80 %
Riboflavin	40–48 %	A	10–30 %
Biotin	bis 72 %	D_2	gering
Pantothensäure	bis 44 %	E	50 %
Folsäure	bis 97 %	B_{12}	45–55 %
Inositol	bis 95 %	Lecithin	vollständig

Seit der Entdeckung der Vitamine tauchte auch gleichzeitig die Frage nach dem Bedarf des Menschen an diesen Wirkstoffen auf. Dieser läßt sich jedoch nicht anhand von Tabellen ermitteln, welche durch Laborversuche aufgestellt wurden. Es gibt etliche Parameter, die eine Generalisierung des Vitaminbedarfs unmöglich machen. So ist z. B. die Aufnahmefähigkeit des Körpers für Wirkstoffe abhängig von: der Speicherkapazität des Organismus, der Resorption, von Belastungen, dem Alter, Gesundheitszustand, von der Ausscheidungsrate und vielen weiteren Faktoren. Auch die Einnahme von Medikamenten kann die Vitaminversorgung des Körpers beeinträchtigen.[10]
Es gibt Forscher, welche die These vertreten, daß in den zivilisierten Ländern die Bevölkerung mit sämtlichen Vitaminen unterversorgt ist. Von offizieller Seite aus wird nur auf eine chronische Unterversorgung mit einzelnen Wirkstoffen hingewiesen. So hat die WHO, die Weltgesundheitsorganisation in Genf, bereits vor einigen Jahren auf die dauerhafte Unterversorgung mit Vitamin B_1 (Thiamin) in der westlichen Welt aufmerksam gemacht. Mit der heutigen vitalstoffarmen Kost wird der Mindestbedarf an diesem Lebensbaustein bei weitem nicht gedeckt. Da dieses Vitamin jedoch eine zentrale Stellung bei allen Stoffwech-

selvorgängen einnimmt, kann man sich vorstellen, welche Folgen ein Mangel hervorruft. Einige Beispiele sollen verdeutlichen, zu welchen Symptomen und Krankheiten ein Vitamin-B_1-Mangel führt:

- Stockung des Abbaus von Brenztraubensäure; dadurch steigt im Blut und Gewebe die Milchsäurekonzentration.
- Anstieg der Brenztraubensäure im Gehirn und Herz. Der Abbau der Brenztraubensäure ist jedoch Voraussetzung für die Bildung der Zitronensäure, worauf der Zitronensäurestoffwechsel gestört wird.
- Bei Mangel von Vitamin B_1 vermag die Leber kein Glykogen zu speichern.
- Störungen im Insulinhaushalt (vor allem bei Mangel an Chrom).
- Veränderungen im Phosphathaushalt.
- Störungen des Nukleotidstoffwechsels.
- Störungen des Purinstoffwechsels, dadurch wird Gicht begünstigt.
- Brachycardie = langsamer Puls, Frühsymptom des B_1-Mangels.
- Vitamin B_1 baut Fettsäuren auf; bei Mangel führt das zu Fettresorptionsstörungen.
- Keine ausreichende Bildung von Magensäure mehr; das führt zu Appetitmangel.
- Störung der Peristaltik und des Tonus der Magen-Darm-Muskulatur.
- Störungen des Eiweißstoffwechsels, da Vitamin B_1 Histidin abbaut (wichtig bei Neurodermitis, da Histidin die Vorstufe von Histamin ist, ein Gewebshormon, das mitverantwortlich für den Juckreiz ist).

- Störungen im hormonellen Bereich.
- Störungen im Bereich der Nebennierenrinde.
- Störungen im Bereich der Schilddrüsenhormone.
- Anhäufung von östrogenen Hormonen, was zur Folge hat: Zwischenblutungen, Hodenatrophie, Hand- und Fußerythem, Spannungen in der Brust, Überfunktion des Hypophysenvorderlappens.
- Gehirnerkrankungen, Gefäßerkrankungen, Blutungen.
- Ödeme, Hypoproteinämie.
- Vegetative Störung, z. B. Müdigkeit, Schlappheit, Leistungsschwäche, depressive Verstimmungen, Kopfschmerzen usw.
- Magengeschwüre.
- Polyarthritis.

In den letzten Jahren steigt die Tendenz zur Einnahme von künstlich hergestellten Vitaminen. Damit wird der Versuch unternommen, einen vorhandenen Mangel auszugleichen. Der Ernährungsfachmann Dr. med. Otto Buchinger äußert sich dazu wie folgt:

»Es hat sich als falsch erwiesen, zu vermuten, man könne einen gestörten Vitaminhaushalt durch Zufuhr künstlicher, in den Glasbatterien der pharmazeutischen Industrie entstandener Vitamine wiederherstellen. Sie sind zwar manchmal zur Überbrückung geeignet, aber ohne jeden Zweifel nur ein unvollkommener Notbehelf.

Einmal haben wir ja nicht vor, an diesen von der Industrie bereitwillig gelieferten Vitamin-Krücken ständig zu gehen, wo wir als Gesunde selbst gehen könnten. Zum anderen aber hat es sich herausgestellt, daß die von der Natur hergestellten Vitamine (wie eben alle wichtigen Nahrungsstoffe überhaupt!) viel zuträglicher und wirksamer (dynamischer!) sind und ihre Wirkung auch anhaltender ist als die der fabrizierten. So ist es eben: Wenn zwei dasselbe machen, dann ist es noch längst nicht das gleiche! Und wenn selbst die chemische Strukturformel sich bei beiden Produkten gleichen möchte – in den natürlichen Stoffen ist noch zusätzlich etwas hinzugetreten, was sie nun erst wirklich zu dem macht, was wir lebendigen Wesen an Lebenskräften brauchen: Wirkkräfte und Energie kosmischen Ursprungs! Und mögen diese so entscheidenden Wirkkräfte quantitativ schwach sein (so daß sie sich zumeist dem Laboratismus-Nachweis entziehen), so sind sie ohne jeden Zweifel – wie die Wirkung erkennen läßt! – qualitativ stark, weil diese Stärke die Dynamik der gottgeschaffenen und beseelten Natur ist. Das Gesetz der gesunden und heilenden Wirksamkeit also liegt im Qualitativen! Und diese besondere Energie führen wir uns mit Frischkost zu.«[11]

Künstliche Vitamine sind durchaus nicht immer harmlos oder gar nützlich. Eine Untersuchung von frei verkäuflichen synthetischen Vitaminpräparaten hatte zum Ergebnis, daß darin Dutzende Chemikalien enthalten waren. Neben Vitaminen und Mineralstoffen enthielten die Präparate: Calciumstearat als Gleitmittel, Gelatine, Zucker, Natriumbenzoat (ein Konservierungsmittel), Calciumsulfat, Gummi arabicum, weißes Wachs, Karnaubawachs, Sesamöl (als Glanzmittel), gelben und blauen Farbstoff, Titandioxid und Polyvinylpymolidin. Der bekannte amerikanische Allergologe Theron G. Randolph informiert darüber, daß selbst geringe Mengen dieser Stoffe allergische Reaktionen auslösen können. Er berichtet weiter, daß selbst Vitaminpräparate, welche in Labors aus Pflanzen gewonnen werden, Allergien hervorrufen können. Der amerikanische Wissenschaftler rät seinen Patienten dringend an, ihren Vitaminbedarf mit vollwertigen Nahrungsmitteln zu decken.[12] Mit synthetisch hergestellten Vitaminen kann es auch leicht zu einer Überdosierung kommen. Amerikanische Ärzte warnen vor allem Gicht- und Zuckerkranke vor der Einnahme von mehr als einem Gramm Ascorbinsäure (Vitamin C) pro Tag. Durch eine Azidose des Blutes kann eine Entzündung und Deformierung der Gelenke (Arthritis) hervorgerufen werden. Auch Nierensteine entstehen leicht durch eine Übersäuerung des Blutes. Der Naturarzt Dr. A. Vogel sagt betreffs dieser Thematik: »Das in der Natur vorkommende Vitamin C kann man nicht überdosieren wie das künstlich hergestellte. Dieser Nachteil haftet nur den synthetischen Vitaminprodukten an, weil ihnen die ausgleichenden Begleitstoffe der Natur fehlen. Das künstliche Vitamin ist dem natürlichen gegenüber wohl in der chemischen Formel, nicht aber in der Gesamtwirkung gleichwertig.«[13]

Der überdimensionale Markt an synthetischen Vitaminpräparaten zeigt, daß es dem Großteil der Wissenschaftler wichtiger ist, solche Präparate zu erfinden, als der Menschheit zu raten, sich die Wirkstoffe in der pflanzlichen Nahrung dadurch nutzbar zu machen, daß sie diese so ißt, wie die Natur sie uns bietet.

Soviel zum Thema Vitaminpräparate. Schauen wir uns nun an, welchen Einfluß die Vitamine auf unsere seelisch-geistige Gesundheit haben. Wie später noch ausführlich dargelegt wird, sind unsere Drüsen und unser Nervensystem maßgeblich an seelisch-geistigen Vorgängen beteiligt. Daher möchte ich an dieser Stelle solche Vitamine hervorheben, die für das Drüsen- und Nervensystem von eminenter Bedeutung sind.

Vorerst soll uns die Wechselwirkung zwischen Vitaminen und Hormonen beschäftigen. Hormone sind, ebenso wie Vitamine, lebenserhaltende und aufbauende Wirkstoffe, die ebenfalls in minimalen Mengen größte Wirkungen in unserem Stoffwechsel erzielen. Hormone können in unseren Drüsen nur synthetisiert werden, wenn eine richtig dosierte Menge an Vitaminen mit natürlicher Nahrung zugeführt wird. Ist unsere Nahrung vitaminreich, so erzeugen insbesondere die endokrinen Drüsen Hormone, welche in die Blutbahn weitergeleitet werden. Diese Hormone wirken, wie aus dem griechischen Worte *horme* = Antrieb zu ersehen ist, als anregende, antreibende und steuernde Kraft auf sämtliche Lebensvorgänge im Körper des Menschen. Auch innerhalb der einzelnen Drüsensysteme bestehen Wechselwirkungen, welche ebenfalls durch natürliche Nahrung geregelt werden.

– Eine besonders wichtige Rolle innerhalb unseres Drüsensystems spielen die Vitamine C und E. Man könnte sie geradezu als »Drüsenfunktions-Vitamine« bezeichnen. Sie wirken auf sämtliche Drüsen aufbauend und stärkend. Vitamin C ist in fast allen endokrinen Drüsen vorhanden. Man findet es in der Bauchspeicheldrüse ebenso wie in der Thymusdrüse. Auch für die Hypophyse, die ja allen anderen Drüsen übergeordnet ist und diese auch steuert, ist Vitamin C überaus wichtig.

– Vitamin E, auch Tocopherol oder Fruchtbarkeitsvitamin genannt, dient nicht nur der Fortpflanzung, sondern primär der Regeneration der körperlichen und geistigen Leistungsfähigkeit.

– Vitamin E hat nebst dem Vitamin A auch Einfluß auf die Schilddrüse. Während Vitamin E als das eigentliche Funktionsvitamin angesehen werden kann, wird Vitamin A erst bei Krankheiten (z. B. Basedow) zur Heilung herangezogen. Vitamin A wirkt hemmend auf eine zu hohe Thyroxinausscheidung und heilt zusätzlich noch das kranke Gewebe der Drüsen.

– Die Vitamine B_1 und B_2 greifen regulierend in den Proteinstoffwechsel ein, wenn die Schilddrüse zu hohe Mengen an Thyroxin freisetzt.

– Das Vitamin D reguliert den Calcium-Phosphor-Stoffwechsel, der bei Knochenerweichung und Krämpfen, die man als Tetanie bezeichnet, erheblich gestört ist.

– Auch unsere Thymusdrüse benötigt für einen störungsfreien Ablauf der Hormonproduktion Vitamin D. Fehlt Vitamin D, so treten Wachstumsstörungen und Schäden im Immunsystem auf.
– Nebst der Schilddrüse stehen auch die Nebennieren mit dem Calciumstoffwechsel in Verbindung. Die Nebennieren regulieren weitgehend den ganzen Mineralstoffwechsel in unserem Körper. Da die Nebennieren, insbesondere die Rinde, Speicherorgane für das Vitamin C sind, kann daraus gefolgert werden, daß auch dieses Vitamin auf den gesamten Hormonstoffwechsel einen maßgeblichen Einfluß hat. Die Nebennieren, die nur ca. 10–15 Gramm wiegen, schütten über 20 Hormone in die Blutbahn aus und regulieren somit u. a. das Gleichgewicht zwischen roten und weißen Blutkörperchen. Mangelt es an diesen Hormonen, sind Kreislaufstörungen die Folge. Des weiteren verschlechtert sich dadurch das Blutbild, es bilden sich Stäbchen, das Herz muß vermehrte Arbeit leisten, in den Blutadern lagern sich Stoffwechselprodukte ab, das Blut fließt langsamer durch die Adern, was bis zum Herzinfarkt führen kann.
– Das Nebennierenrindenhormon Cortison reguliert auch in Verbindung mit Vitamin C die Freisetzung von Adrenalin, welches wiederum das gesamte sympathische Nervensystem beeinflußt. Davon sind u. a. Herz, Lunge, Blutkreislauf, Verdauungsorgane und das Gehirn betroffen.

Arthur Buschmann schreibt resümierend: »Diese wenigen Ausführungen sollten genügen, um die vielfache Verbindung, die in unserem Körperhaushalt zwischen Vitaminen und Hormonen, oder anders ausgedrückt, zwischen Nahrung und Drüsentätigkeit bestehen, zu erkennen. Zusammenfassend ist zu sagen, daß die reine vegetabile Ernährungsweise in richtiger Auswahl und Zu-

sammensetzung uns die Gesundheit und die volle Leistungsfähigkeit in jeder Hinsicht sichert. Dem nach Wahrheit suchenden Menschen wird es einleuchten müssen, daß tote Nahrung, also Fleisch vom toten Tier, niemals Vitamine erzeugen kann.«[14]
Vitamine wirken nicht nur indirekt in Wechselwirkung mit Hormonen auf Nerven und Gehirn, sondern auch auf direktem Wege.

– Vitamin-B_1-Mangel führt u. a. zu geistiger Verwirrung.
– Vitamin-B_6-Mangel kann sich u. a. in Form von Müdigkeit, Niedergeschlagenheit und Depression bemerkbar machen.
– Gleiches trifft auch auf Pantothensäure- und Biotinmangel zu.
– Vitamin-B_{12}-Mangel führt u. a. zu Nervenschädigungen und geistigen Störungen.
– Cholin, welches in Getreide und Hefe vorkommt, verbessert das Gedächtnis und bildet eine Voraussetzung für das Funktionieren unseres Nervensystems.
– Vitamin-C-Mangel kann sich in Depressionen äußern.[15]

Auch diese wenigen exemplarischen Beispiele mögen verdeutlicht haben, wie wichtig eine naturbelassene, vitaminreiche Ernährung für unsere Gesundheit von Körper, Seele und Geist ist.

Vitaminähnliche Stoffe (Vitaminoide)

Vitaminoide, auch sekundäre Pflanzenstoffe genannt, sind im eigentlichen Sinne keine Vitamine. Manche dieser Stoffe wurden bei ihrer Entdeckung als Vitamine tituliert. Einige dieser Bezeichnungen wie »Vitamin P« oder »Vitamin F« kann man noch heute finden, obwohl sich die Bezeichnungen »Bioflavonoide« bzw. »essentielle Fettsäuren« längst durchgesetzt haben. Solche

Pflanzeninhaltsstoffe werden als »semi-essentiell« bezeichnet, da sie zwar nicht lebensnotwendig sind, jedoch wichtige Aufgaben im Organismus erfüllen. Sie können zum Wachstum beitragen, die Lebenserwartung steigern und allgemein den Gesundheitszustand verbessern. Wenn wir unter Gesundheit das optimale Niveau von physischer und psychischer Leistungsfähigkeit verstehen, dann benötigen wir mehr als nur alle sog. essentiellen Stoffe. Zu einer optimalen Ernährung, die unseren Körper, unsere Seele und unseren Geist zufriedenstellt, gehören auch die natürlichen Geruchs-, Farb- und Geschmacksstoffe, die teilweise zu den Vitaminoiden gezählt werden.

In fast allen pflanzlichen Lebensmitteln gibt es aktive Substanzen wie: flüchtige essentielle Öle, natürliche Anitbiotika, Pflanzenhormone, Pigmente wie Chlorophyll, Bioflavonoide, Anthocyane etc., welche einen positiven Effekt auf unsere Gesundheit ausüben. Die meisten dieser Substanzen werden durch Hitze zerstört, womit ein weiterer Grund gegeben ist, sich von pflanzlicher Rohkost zu ernähren.

Einige dieser sekundären Pflanzenstoffe und deren Wirkungsweise sollen im folgenden kurz beschrieben werden:

Ätherische Öle
Der Geruch einer Pflanze kann sich aus bis zu 50 verschiedenen aromatischen Verbindungen zusammensetzen. Diese ätherischen Öle können auch für therapeutische Zwecke extrahiert werden. Ihr Anwendungsbereich ist überaus vielseitig. Manche wirken schmerzlindernd, erleichtern Muskelverspannungen, andere erleichtern Husten, wirken Heiserkeit entgegen, wieder andere aktivieren Leber und Galle, regen die Peristaltik des Darmes an, wirken positiv auf die Darmflora und schützen den Dickdarm vor toxischen Stoffen. Es sind auch ätherische Öle bekannt, welche

die Speicheldrüsen und andere Organe dazu anregen, Verdau-
ungssysteme auszuscheiden. Zur Zeit gibt es etliche Bücher auf
dem Markt, die sich nur mit der Wirkungsweise von ätherischen
Ölen befassen.

Essentielle Fettsäuren

Die wichtigsten essentiellen Fettsäuren sind unter den Namen
Linol-, Linolen- und Arachidonsäure bekannt. Sie kommen in
allen ölhaltigen Pflanzen vor und sind, wie fast alle Vitaminoide,
hitzelabil. Auch die Funktionen der essentiellen Fettsäuren sind
außerordentlich vielfältig. Sie sind u. a. für den Aufbau der Zellmembranen wichtig. Es wird ihnen auch die Fähigkeit zugeschrieben, erhöhte Cholesterinwerte im Blut zu senken. Prosta-
glandine, welche aus der schon erwähnten Arachidonsäure gebildet werden, beeinflussen den Herzschlag und fungieren als
Überträger von Nervenimpulsen. Im Gehirn wirken sie als wichtige Regelstoffe. Eine Unterversorgung an essentiellen Fettsäuren
führt zu Hautstörungen, Störungen im Wasserhaushalt, bei der
Fortpflanzung und zu Veränderungen an den Organen.[16]

Orotsäure

Dieses Vitaminoid, das auch als Vitamin B_{13} bezeichnet wird,
kommt hauptsächlich in Rohmilchprodukten und Sauerkrautsaft
vor. Die therapeutischen Eigenschaften der Orotsäure sind durchaus nicht zu unterschätzen. Dieser Stoff wirkt als Transportmo-
lekül für Magnesium. Magnesium kann in Verbindung mit Orotsäure leichter in die Zellen diffundieren, wo es für wichtige
Aufgaben, wie die Regulierung der Körpertemperatur oder für
die Muskelkontraktion benötigt wird. Orotsäure wirkt auch als
Leberschutz und Leberregenerationsmittel. In klinischen Versuchen konnten durch Orotsäuregaben erhöhte Harnsäurewerte im

Blut gesenkt werden. Dadurch konnte das Risiko für Gichtanfälle und für die Bildung von Nierensteinen gesenkt werden. Bereits vorhandene Nierensteine aus Harnsäurekristallen konnten durch dieses Vitaminoid aufgelöst werden. Orotsäure fördert auch das Konzentrations- und Erinnerungsvermögen. Sogar Schädigungen im Nervensystem, welche oft die Ursache für Lernschwierigkeiten sind, konnten durch Orotsäure teilweise behoben werden.[17]

Bioflavonoide
Flavonoide sind eine Stoffgruppe von zum Teil chemisch sehr unterschiedlich zusammengesetzten Verbindungen. Mittlerweile sind ca. 800 verschiedene Flavonoide bekannt. Einige dieser stark wirksamen Stoffe werden als Bioflavonoide bezeichnet. Die bekanntesten sind Rutin, Hesperidin und Quercetin. Flavonoide sind Stoffe, welche ausschließlich im Pflanzenreich vorkommen. Sie sind für die Blütenfarben verantwortlich und erscheinen in den verschiedensten Farbspektren. Bereits vor über 50 Jahren stellten Forscher fest, daß Bioflavonoide die Festigkeit von Gefäßwänden im menschlichen Organismus verbessern. Des weiteren vermögen sie eine gestörte Permeabilität (Durchlässigkeit) der Zellen wieder zu regulieren.

Ebenso wie Vitamin E stellen Flavonoide einen wichtigen Schutzfaktor gegen unerwünschte Oxidationsreaktionen dar. Die hervorragende Stabilität von Vitamin C in schwarzen Johannisbeeren und dunklen Weintrauben hängt mit deren hohem Gehalt an Flavonoiden zusammen. Die antibakerielle Wirkung einiger Pflanzen hängt ebenfalls mit deren Gehalt an Flavonoiden zusammen. Bioflavonoide können sogar krebshemmend wirken. Sie aktivieren Enzyme, welche wiederum karzinogene Substanzen wie z. B. Benzpyren in unschädliche Reaktionsprodukte transformieren können.[18]

Rutin, ein Bioflavonoid, welches u. a. in Buchweizen vorkommt, vermag Depressionen zu lindern. Selbst in geringen Mengen kann es Gehirnwellen positiv beeinflussen. Rutin verhindert auch das Platzen der Blutäderchen in der Haut.

Flavonoide, die in besonders hoher Konzentration im Pelz von Zitrusfrüchten vorkommen, reduzieren auch ein zu starkes Verklumpen der roten Blutköperchen. Sie verbessern daher erheblich das Blutbild. Diese Wirkstoffgruppe schützt auch vor Erkältungen, Grippe und diversen Infektionen. Bioflavonoide wirken sich auch besonders in Streßsituationen günstig auf den Organismus aus. Da Flavonoide leicht durch Hitze zerstört werden, können lediglich Rohköstler ausreichend mit diesen Wirkstoffen versorgt werden.

Chlorophyll

Lebende Pflanzen vollbringen ein für viele nicht faßbares Meisterstück. Sie vermögen Lichtenergie in chemische Energie umzuwandeln. Dieser Vorgang wird »Photosynthese« genannt. Für diesen Prozeß ist das in den Pflanzen enthaltene Chlorophyll eine wichtige Voraussetzung. Der Nobelpreisträger Dr. N. Fischer wies darauf hin, daß das Chlorophyll sehr dem Hämoglobin ähnelt, einem Pigment, welches dem menschlichen Blut seine Farbe verleiht und Sauerstoff transportiert. Der Unterschied zwischen dem Pflanzen- und dem Blutpigment besteht lediglich darin, daß Chlorophyll einen Magnesiumkern und Hämoglobin einen Eisenkern enthält.

Die gesundheitsfördernde Wirkung von Chlorophyll umfaßt ein breites Spektrum: Der grüne Pflanzenfarbstoff steigert aufgrund seiner Ähnlichkeit mit dem Hämoglobin die Blutfarbstoffbildung und die Zahl der roten Blutkörperchen. Somit ist bei Anämie (Blutarmut) primär eine Therapie mit grünen Salaten und Gemüsen angezeigt.

Chlorophyll regt auch die Herztätigkeit, die Darmfunktion und den Stoffwechsel an. Dieses Vitaminoid beseitigt auch Gefäßkrämpfe, vermindert erhöhten Blutdruck, steigert die Leistung von Muskeln und Nerven, reguliert die Wasserausscheidung und bei Frauen die Gebärmutterfunktion. Es bewirkt frischen Atem und angenehmen Körpergeruch und fördert allgemein das Wachstum des menschlichen Gewebes.

Der grüne »Wunderfarbstoff« vermag auch Bauchfellentzündungen, Sinusitis, Osteomyelitis, Pyorrhoe (Eiterfluß), Magengeschwüre und Arteriosklerose zu heilen. Auch seelische Depressionen können durch Chlorophyll kuriert werden. Der Ernährungsspezialist V. Kulvinskas schreibt: »Es ist klar, daß Chlorophyll unabhängig von irgendwelchen diätetischen Veränderungen bei vielen Krankheiten Heilwirkungen ausübt. Behandlung mit Medikamenten unterdrückt oft nur die Symptome, die ja im Grunde den Versuch des Körpers darstellen, sich von Giftstoffen zu befreien. In den meisten Fällen beruht die Erkrankung auf falscher Ernährung, und wenn keine dementsprechenden Maßnahmen vorgenommen werden, wird sich das Übel früher oder später von neuem bemerkbar machen … Viel wäre zu gewinnen, wenn sich die Menschen chlorophyllhaltige Nahrungsmittel, namentlich Weizengrassaft, zuführten. Auf einfachere Weise ist die Volksgesundheit kaum zu verbessern.«[19]

Ähnliche Lobeshymnen schreibt auch Ann Wigmore über das grüne Pflanzenpigment. Sie ist in Amerika aufgrund ihrer Publikationen über Sprossen und Keime bekannt geworden. Im folgenden Zitat spricht sie auch die Wirkung des Chlorophylls auf die geistige Entwicklung an: »Chlorophyll wird im kommenden erleuchteten Zeitalter das Hauptprotein sein. Im frisch zubereiteten Getränk enthält es synthetisierten Sonnenschein und den für die Wiederbelebung des Körpers erforderlichen elektrischen Strom, und es wird Teile des Gehirns erschließen, von denen der Mensch heute noch nichts weiß.«

An dieser Stelle möchte ich die Beschreibung der sekundären Pflanzenstoffe bzw. Vitaminoide beenden, obwohl es noch deren viele weitere gibt. Nochmals soll betont werden, daß all die segensreichen Wirkungen dieser Wirkstoffe aufgrund ihrer Thermolabilität nur jenen zugute kommen, die ihre Nahrung in unerhitzter Form, also als Rohkost zu sich nehmen.

Mineralstoffe und Spurenelemente

Mineralstoffe und Spurenelemente spielen innerhalb unseres Stoffwechsels eine nicht minder wichtige Rolle wie Proteine, Fette, Kohlenhydrate oder Vitamine. Der Mensch muß sich, um seine körperliche und seelisch-geistige Gesundheit zu erhalten, täglich mit Mineralstoffen wie: Kalium, Magnesium, Natrium, Phosphor, Calcium etc. versorgen. Auch die Zufuhr von Spurenelementen, die wir mengenmäßig in zwar geringem, jedoch ausgewogenem Verhältnis benötigen, ist für unsere Gesundheit unabdingbar. Zu den Spurenelementen, deren Vorkommen innerhalb des menschlichen Körpers im Milligrammbereich liegt, werden folgende Elemente gezählt: Eisen, Chrom, Kobalt, Kupfer, Mangan, Molybdän, Nickel, Selen, Silizium, Zink, Zinn, Jod und Fluor.

Die Erforschung der Wirkungsweise von Mineralstoffen und Spurenelementen ist noch längst nicht abgeschlossen. Über Metalle wie Gold, Silber und Platin, die in geringen Mengen im menschlichen Organismus vorkommen, weiß man bisher nur wenig. Unbestritten hingegen ist die Tatsache, daß in unserer

»zivilisierten« Welt die Bevölkerung an Mineralstoffen und Spurenelementen chronisch unterversorgt ist.

Der Forscher W. A. Price hat nachgewiesen, daß unsere denaturierte Kost nur ein Viertel der Mineralstoffmenge enthält, im Vergleich zur Kost der Naturvölker. Die Erklärungen dafür sind offensichtlich:

– Durch das Erhitzen der Nahrung gehen diese essentiellen Nahrungsbestandteile verloren.
– Auch durch die industrielle Behandlung der Nahrung vermindert sich der Gehalt dieser Stoffe (teilweise um 100 %). Dies betrifft in erster Linie Weißbrot, Nudeln, Gebäck, Zucker etc.
– Durch die allgemeine Verarmung unserer Böden an essentiellen Elementen können die Pflanzen diese Wirkstoffe nicht mehr in ausreichender Menge aufnehmen. Dies trifft jedoch primär auf Erzeugnisse aus dem konventionellen Landbau zu.
– Aufgrund jahrzehntelanger Fehlernährung ist bei fast allen Menschen die Resorption (Aufnahme aus der Nahrung) erheblich gestört.
– Stärkere Mineralstoffverluste treten auch auf bei: radikalen Schlankheitskuren, Abführmittelmißbrauch, Erbrechen, Schwitzen, Durchfall und durch die Einnahme bestimmter Medikamente.

Wie schon bei den Vitaminen kann in diesem Kapitel nicht auf alle Mineralstoffe, Spurenelemente, deren Wirkung und deren Mangelerscheinung eingegangen werden. Daher soll auch hier ein exemplarisches Beispiel, in diesem Falle Magnesium, die eminent wichtige Bedeutung dieser essentiellen Inhaltsstoffe aufzeigen:

Magnesium

Man kann ohne Übertreibung sagen, daß in der belebten Natur Magnesium eine Schlüsselrolle für alle Geschehnisse darstellt. Gäbe es diesen Mineralstoff nicht, wäre das Leben von Pflanzen, Tieren und Menschen auf dieser Erde unmöglich. Alle lebenswichtigen Funktionen sind an das Vorhandensein dieses Stoffes gebunden. Wie bereits erwähnt, enthält das Chlorophyll, der grüne Blattfarbstoff, welcher maßgeblich an der Photosynthese beteiligt ist, als Zentralatom das Magnesium.

Magnesium ist beteiligt:

– an allen Prozessen des Kohlenhydratstoffwechsels
– am Proteinstoffwechsel durch die Aktivierung von Peptidasen
– an allen energetischen Vorgängen
– an der Spaltung von Pyrophosphaten
– an fast allen Enzymreaktionen
– an der Herz- und Muskeltätigkeit
– am Fruchtzuckerabbau
– an der Adrenalinfreisetzung
– an der Gerinnungsfähigkeit des Blutes
– am Sauerstofftransport des Blutes
– an der Erhaltung der RNS (Ribonukleinsäure) und DNS (Desoxyribonukleinsäure)
– an der Synthese von verschiedenen Aminosäuren

Die Liste der Symptome und Krankheiten, welche durch Magnesiummangel hervorgerufen werden, ist nicht minder umfangreich:

– Herzrhythmusstörungen
– Magen-Darm-Erkrankungen, Übelkeit, Erbrechen, Druchfälle
– erhöhte Irritierbarkeit von Muskeln und Nerven

- Desorientierung
- Kreislaufstörungen
- Schlaflosigkeit
- Kopfschmerzen, Schwindelgefühl
- epileptische Anfälle
- vegetative Dystonie
- Bauchspeicheldrüsenentzündung
- Konzentrationsschwäche
- Depressionen

Einen verminderten Magnesiummangel findet man auch bei Leberverhärtungen, bestimmten Nierenerkrankungen, bei Schilddrüsenfunktionsstörungen, Diabetes, verschiedenen Asthmaformen und Bluterkrankungen.[20]
Bei extrem eiweißreicher Kost, wie sie die Fleischnahrung darstellt, steigt der Magnesiumbedarf. Da Fleisch jedoch wenig Magnesium enthält, kommt es bei starken Fleischessern unvermeidbar zu einem Magnesiummangel. Zu einem Mangel an Magnesium kommt es auch durch eine fettreiche Kost. Fette bilden im Darm zusammen mit Magnesium unlösliche Verbindungen, die nicht resorbiert werden können. Der menschliche Körper verarmt weiterhin an Magnesium durch Alkoholgenuß und zu reichliche Calciumzufuhr. Weitere Gründe für einen Mineralstoffmangel wurden ja bereits weiter oben beschrieben.

Enzyme

Wenn man heute Lehrern, Ärzten und Wissenschaftlern die Frage stellt: »Was ist eigentlich ›Leben‹?« werden viele entweder mit den Achseln zucken oder versuchen, irgendeine stümperhafte

Erklärung abzugeben. Unser beschränkter Verstand kann immer nur Teile der gesamten Wahrheit erfassen. In einem medizinischen Lexikon ist zu lesen: »Leben ist das geregelte Zusammenwirken aller Vorgänge, die von den Enzymen geleitet werden. Krankheit ist dann sinngemäß die Störung des Zusammenwirkens der Enzyme.«

Wenn wir also den Begriff »Leben« an sich nicht erklären können, so wissen wir zumindest, daß die Präsenz von Enzymen eine der Grundvoraussetzungen für alle Lebensvorgänge ist. Wenn wir einmal in groben Zügen den Weg der Nahrungsstoffe im Körper verfolgen, so bekommen wir ein wenig Ahnung davon, welch unendlich weise und intelligente Macht hinter allen Lebensvorgängen steht.

Mit unseren Sinnesorganen nehmen wir den Duft und das Aussehen unserer Speisen wahr. Damit werden bereits die ersten vorbereiteten Reaktionen im Verdauungstrakt ausgelöst. Die Speicheldrüsen beginnen mit der Sekretion von Verdauungsenzymen, auch die tiefer liegenden Drüsen sondern entsprechend den wahrgenommenen Speisen ganz spezifisch Verdauungssäfte ab. Ohne Einschaltung unseres Tagesbewußtseins werden alle äußerst komplizierten Reaktionen mit Hilfe von feinsten Steuerungsorganen geleitet. Gründliches Kauen und Einspeicheln der Nahrung sind wichtige Voraussetzungen, damit alle Vorgänge störungsfrei ablaufen können. Aus diesem Grunde sollte jede Speise auch einen mechanischen Anreiz zum Kauen geben. Zerkochte, breiige Nahrung gelangt viel zu schnell in die Speiseröhre, so daß die wichtigen Informationen der Speicheldrüsen nicht in optimaler Form weitergeleitet werden können.[21]

G. Wurster schreibt dazu im Kapitel »Was geschieht mit der Nahrung in unserem Körper«:

»Die Aufgabe der Verdauungsorgane ist es, die Speisen mit Hilfe ihrer Sekrete aus Mund, Magen, Dünndarm, Bauchspeicheldrüse und Leber zu spalten und in lösliche Form zu überführen. Im Darm werden die gelösten Stoffe aufgesaugt und – teilweise auf dem Umweg über den Lymphstrom – ins Blut übernommen. Dieses führt sie zur großen chemischen Fabrik unseres Körpers, zur Leber. Die Leber hat sehr komplizierte und vielfältige Aufgaben zu erfüllen, die noch längst nicht alle erforscht sind. Sie ist absolut unersetzlich. Sie baut u. a. aus den ihr zugeführten Bausteinen neue Verbindungen auf. Eine ihrer wichtigsten Aufgaben ist die Bildung und Hortung der Leberstärke, des Glykogens. Leberstärke ist wiederum der Ausgangspunkt für Blutzucker und Blutzucker ist unser Treibstoff. Er wird vom Blut zu den Billionen Zellen unseres Körpers gebracht und hier ständig verbrannt. Mit Hilfe eines ungeheuer präzisen und komplizierten Systems, in das vor allen Dingen verschiedene Hormone regelnd eingreifen, wird der Blutzuckerspiegel innerhalb nur geringer Schwankungen auf einer bestimmten Höhe gehalten. Eine Einhaltung der optimalen Höhe des Blutzuckerspiegels ist eine wesentliche Voraussetzung für unser Wohlbefinden … Die Verbrennung oder Oxidation des Blutzuckers in der lebenden Zelle nennt man auch Zellatmung. Dabei wird Sauerstoff aufgenommen, Kohlendioxyd und Wasser abgegeben und Energie freigesetzt. Dieser Vorgang verläuft sehr kompliziert. ›Die Kapazität des fähigsten Wissenschaftler-Gehirns reicht nicht aus, auch nur einen Stoffwechselvorgang in der Zelle mit allen Konsequenzen aufzuzeichnen.‹ Mit Elektrogehirnen hat man erfolglos versucht, die vielfältigen Vorgänge, die dabei in unvorstellbar schneller Folge ablaufen, zu registrieren. Wichtig für uns ist dabei: Der Abbau von Blutzucker zu Kohlendioxyd und Wasser erfolgt in vielen Stufen. So werden für den Abbau von Brenztraubensäure, einem Zwischenprodukt dieser Kette, zu Kohlendioxyd und Wasser zehn Stufen angegeben.«

Um diesen Abbau zu ermöglichen, sind bestimmte Hilfsstoffe notwendig. Es sind die schon erwähnten Enzyme, die auch als Fermente bezeichnet werden. Sie verändern sich bei den Stoffwechselreaktionen nicht, sind aber auslösender Faktor. Aus diesem Grunde nennt man sie auch Katalysatoren. Man kann sich ihr Wirken und ihre Bedeutung am besten vorstellen, wenn man sie mit Bauarbeitern vergleicht, die auf den Stufen eines Gerüstes stehend sich Steine zureichen. Jeder einzelne ist an seinem Platz wichtig für die Anlieferung von Steinen an den Bestimmungsort. Fällt nur einer aus, so gibt es auf der einen Seite Stauungen und Überangebot, auf der anderen Seite entsteht ein Mangel.

In unserem Körper wirkt sich das Fehlen von Enzymen dergestalt aus, daß bestimmte Stoffwechselzwischenprodukte nicht weiter abgebaut werden können. Diese oft giftigen Zwischenprodukte werden im Gewebe, in den Gelenken, Gefäßen, auf den Schleimhäuten usw. eingelagert. Sie schwächen die Widerstandskraft gegen Krankheiten und begünstigen somit die Entstehung derselben. Hinzu kommt, daß dadurch, daß die Nahrung nicht vollständig abgebaut wird, die Energieversorgung in den Zellen gestört ist, wodurch ebenfalls Krankheiten entstehen.[22]

Enzyme sind immer aus zwei Hauptbestandteilen zusammengesetzt: zum einen ein Proteinbestandteil, zum anderen ein Vitamin, Mineralstoff oder Spurenelement. An dieser Stelle wird klar, warum die drei letztgenannten Stoffe so wichtig sind – ohne sie ist der Organismus nicht in der Lage, Enzyme zu synthetisieren.[23]

Bisher war nur die Rede von Enzymen, welche im Organismus selbst hergestellt werden. Man nennt sie auch endogame Enzyme. Sie werden, wie bereits erwähnt, in den Verdauungsdrüsen hergestellt und regulieren auch vornehmlich die Verdauungsarbeit. Es gibt jedoch noch eine zweite Gruppe von Enzymen. Hierbei handelt es sich um solche, die mit der Nahrung zugeführt werden.

Jene werden als exogame Enzyme bezeichnet. Von manchen Autoren werden sie mit »lebenden Sachverwaltern« oder mit »denkenden Heinzelmännchen« verglichen. Jene exogamen Enzyme wirken wie Maschinisten und regulieren alle Funktionen in unserem Organismus. Sie lenken zum Beispiel die Synthese der Hormone, in der Leber fungieren sie gleichsam als intelligente Chemiker, in den Nieren und Hautdrüsen wirken sie an der Reinigung des Blutes mit usw.[24]

Enzyme sind sehr hitzeempfindlich. Die meisten werden schon bei ca. 50 ° C unwirksam. Dies bedeutet, daß alles, was wir in erhitzter Form zu uns nehmen, keinerlei wirksame Enzyme mehr enthält.

In seinem Buch »Lebendige Nahrung« schreibt der Rohkostexperte E. Günter: »Je mehr frische Enzyme (Rohkost) unsere Nahrung enthält, desto mehr neues Leben fließt dem Körper zu, und desto mehr junge Zellen können sie bilden. Das bedeutet Energie, mehr Ausdauer, mehr Abwehrkraft gegen Krankheiten, bedeutet Schönheit, richtige Drüsenfunktion und daher auch eine gute Regulierung des Körpergewichtes, Reinigung des Blutes und des Zellgewebes von aller Art Abfallstoffen, deshalb Heilung von Arthritis, Gallensteinen, Arterienverkalkung, Herzkrankheiten, Heilung von Krebs und einer großen Anzahl anderer Übel …

Je jünger der Mensch, desto reicher ist sein Körper an Enzymen. Im Alter hingegen nehmen sie ab und damit auch die Lebenskraft. Dies bedingt, daß ältere Leute ganz besonders enzymreiche Nahrung benötigen. Auf diese Weise bleiben sie von Müdigkeit und Altersbeschwerden weitgehend verschont.«

Als besonders enzymreiche Nahrungsmittel hebt er u. a. besonders Keimlinge, Gemüse und Rohmilch hervor. Er erwähnt auch, daß die Muttermilch der ersten Tage fünfmal mehr Enzyme enthält als die spätere Milch. Diese Tatsache bezeichnet Günter als eine »weise Einrichtung«, da das Neugeborene in den ersten Tagen einen besonderen Kraftzuschuß benötigt. Weiterhin schreibt er: »Die lebendige Nahrung (Rohkost) ist das beste Schönheitsmittel. Die Zellerneuerung wird durch sie beschleunigt, so daß die Haut elastisch bleibt und die Bildung von Runzeln hemmt. Sie heilt ferner die Drüsen und damit sowohl die Fettleibigkeit als auch das Untergewicht. Die feinsten Hautäderchen werden reingehalten und somit richtig durchblutet. Daher das frische, jugendliche Aussehen. Auf dieselbe Weise heilt Rohkost zu hohen Blutdruck, Angina pectoris und verhindert Herzinfarkt. Der Rohköstler erlebt eine allmähliche Verjüngung, die bis zu 20 Jahre ausmachen kann, dies auch in geschlechtlicher Hinsicht.«

Er faßt zusammen: »In unserer Betrachtung haben wir die Funktion der Enzyme als ein wirkliches Wunder erkannt, als ein Geheimnis, vor dem der Mensch seine Ohnmacht erkennen muß. Wir haben ferner festgestellt, daß die Versorgung unserer Körperzellen mit Nahrungsenzymen als Naturgesetz gilt. So überlassen wir es dem Leser, selbst zu urteilen, ob die Vernichtung dieser Enzyme durch Kochen, Pasteurisieren oder andere Prozesse, wie sie in der Nahrungsmittelindustrie vorkommen, nicht ein Frevel gegen die Natur und deren Schöpfer sei.«[25]

Der gleiche Autor weiß auch zu berichten, warum die Bedeutung der Enzyme für unsere Gesundheit bisher kaum bekannt ist. Er schreibt:

»Als vor etwa 50 Jahren die Bedeutung der Vitamine für unsere Ernährung entdeckt wurde, machte die Wissenschaft sehr viel Aufhebens daraus. So war es bald allgemein bekannt, welche Gesundheitsschäden durch den Vitaminmangel von gekochter und verfeinerter Nahrung (Weißmehl etc.) entstehen. Warum diese Propaganda? Weil es möglich war, die Vitamine fabrikmäßig herzustellen und ein großes Geschäft daraus zu machen!

Im Jahre 1940 machte der amerikanische Forscher Eduard Howell auf demselben Gebiet noch größere Entdeckungen und zwar die Erforschung der eigentlichen Vitalstoffe, nämlich der Enzyme. Er fand heraus, daß die Enzyme die Lebensträger bei jeder lebenden Kreatur und die Lebensspender in unserer Nahrung sind (sofern sie nicht durch Kochen getötet werden) … Merkwürdigerweise hat die Wissenschaft diese außerordentlichen Entdeckungen gar nicht entsprechend gewürdigt und keine Propaganda für die Enzyme gemacht, wie sie es seinerzeit für die Vitamine tat. Warum wohl nicht? Die Erklärung liegt nahe: Die Enzyme sind als Träger des Lebens nur in lebendiger, ungekochter Nahrung zu finden. Man kann die Rohkost nicht fabrikmäßig herstellen und somit kein Geschäft daraus machen. Künstliche Enzyme können sie nie ersetzen. Wenn nun die Kranken durch Rohkost umsonst geheilt werden können – essen müssen sie ja ohnedies –, wer sollte Interesse daran haben, dafür Propaganda zu machen? Die chemische, pharmazeutische und Ernährungsindustrie sicher nicht. Und die Ärzte? Die meisten sind über den gewaltigen Heilwert der Rohkost nie unterrichtet worden. Allen wissenschaftlichen Erkenntnissen und Erfahrungen zum Trotz ist unser Volk bis dahin in seiner Unkenntnis belassen worden.«[26]

Ballaststoffe

Ballaststoffe sind genau wie Vitamine und Mineralstoffe eine wichtige Wirkstoffgruppe innerhalb unserer Nahrung. Ihre Bedeutung für die Gesundheit des Menschen wurde erst in den letzten 10 Jahren erkannt. Sie sind ausschließlich in Pflanzen vorzufinden. Bekannte Vertreter der Ballaststoffe sind Cellulose, Hemicellulose und Lignin in Getreide und Gemüse sowie Pektin im Obst. Durch ihre spezifischen biochemischen und physikalischen Eigenschaften vermögen Ballaststoffe unseren gesamten Organismus positiv zu beeinflussen. Auch bei der näheren Betrachtung dieser Wirkstoffgruppe wird deutlich, wie wichtig eine vegetabile Rohkost für unsere Gesundheit ist. Genau wie bei den schon zuvor beschriebenen Nahrungsinhaltsstoffen reagieren auch Ballaststoffe empfindlich gegen jede Art von Be- und Verarbeitung. Besonders stark werden die günstigen Wirkungen der Ballaststoffe durch den Erhitzungsvorgang beeinträchtigt.[27]

Da der Begriff »Ballast« von vielen Menschen mit »überflüssig« oder »belastend« synonym gesetzt wird, wurde von verschiedenen Ernährungswissenschaftlern vorgeschlagen, die Bezeichnung »Naturfasern« oder »Pflanzenfasern« einzuführen. Da jedoch der Begriff Ballaststoffe recht bekannt ist, scheint es sinnvoll, ihn auch weiterhin zu verwenden.

Bedauerlicherweise ist die Ballaststoffzufuhr im letzten Jahrhundert erheblich gesunken. Wurden 1879/81 noch ca. 103 g Ballaststoffe pro Person und Tag konsumiert, betrug die tägliche Zufuhr 1972/75 nur noch ca. 18,7 g. Die Gründe für diesen erheblichen Rückgang liegen darin, daß zum einen immer weniger Gemüse und Getreide verzehrt werden, zum anderen stieg der Konsum von denaturierten Produkten enorm an. So erhöhte sich z. B. in den letzten hundert Jahren der Zuckerkonsum auf das 18fache, die Fettmenge auf das 4fache. Auch der Verzehr des ebenfalls ballaststoff-freien Fleisches stieg im gleichen Zeitraum auf das 2,5fache. Hinzu kommt, daß sich die industrielle Verarbeitung enorm qualitätsmindernd auf unsere Nahrungsmittel auswirkt. So enthält z. B. helles Weizenmehl (Type 405) nur noch 15 % der Ballaststoffmenge gegenüber dem ursprünglichen Gehalt des ganzen Getreidekornes.[28]

Der Einfluß der Ballaststoffe auf Verdauungsvorgänge

1. Durch das starke Quellvermögen der Faserstoffe erhöht sich das Volumen des Darminhaltes. Dadurch werden vermehrt Reize auf die Darmwände ausgeübt, und die Aktivität fast aller Darmfunktionen wird verbessert. Insbesondere wirkt sich dies in einer gesteigerten Peristaltik (Darmbewegung) und einer verstärkten Abgabe von Verdauungssäften (Sekretion) aus. Durch den Verzehr von ballaststoffreichen Lebensmitteln vermehrt sich auch die Speichelabsonderung, was sich ebenfalls positiv auf die Sekretion von Verdauungssäften im Darm und auch im Magen auswirkt.

2. Faserstoffreicher Ballaststoffbrei wirkt sich günstig auf die Darmflora und somit auf alle damit zusammenhängenden Vorgänge aus (Nährstoffresorption, Vitaminsynthese, Immunsystem, Konsistenz der Exkremente u. a. m.).

3. Im Zusammenspiel mit Proteinen und Mineralstoffen verbessern Ballaststoffe die Pufferkapazität im Magen. Dadurch wird der schädlichen Wirkung überhöhter Magensäure entgegengewirkt.

4. Ballaststoffe haben die Eigenschaft, Schadstoffe im Darm zu absorbieren und aus dem Körper auszuscheiden. Dies konnte für viele Giftstoffe experimentell nachgewiesen werden.

5. Faserstoffe vermögen auch Gallensäuren und Cholesterin zu binden, womit die Rückresorption vom Dünndarm zur Leber vermindert wird (enterohepatischer Kreislauf). Dies trägt zu einer deutlichen Senkung des Cholesterinspiegels in der Leber und im Blut bei.

6. Ballaststoffe verringern auch die Verweildauer des Speisebreis im Darm. Dadurch können auch mit der Nahrung aufgenommene kanzerogene Stoffe nicht so lange ihre schädlichen

Wirkungen im Darm ausüben. Dies ist sicherlich mit ein Hauptgrund, warum Vegetarier signifikant weniger an Krebs erkranken als Fleischesser.

7. Durch die verkürzte Transitzeit und das erhöhte Stuhlvolumen tritt auch keine Fäulnis im Darm mit all den negativen Folgen auf. Auch einer Verstopfung wird durch diese Tatsache entgegengewirkt. Die Transitzeit beträgt bei naturbelassener Ernährung ca. 35 Stunden, bei einer denaturierten Ernährung hingegen ca. 90 Stunden. Das Stuhlgewicht schwankt dementsprechend zwischen 100 und 500 g. Bei Naturvölkern, welche sich ballaststoffreich ernähren, sind Herzkrankheiten, Lungen- und Dickdarmkrebs, Venenerkrankungen, Thrombosen und Embolien, Hämorrhoiden, Blinddarmentzündungen, Darmfäule und viele weitere Erkrankungen so gut wie unbekannt.

8. Ballaststoffe haben auch einen dämpfenden Einfluß auf den Anstieg der Blutzuckerkurve nach einer kohlenhydrathaltigen Mahlzeit. Der Blutzucker steigt dann gleichmäßiger, d. h. langsamer und niedriger an. Damit ist auch eine Erklärung gegeben für die günstige Wirkung der vegetarischen Rohkost bei der Vorbeugung und Behandlung von Diabetes mellitus. Durch den gleichmäßigen Blutzuckergehalt bei ballaststoffreicher Nahrung entwickelt sich auch nicht das Phänomen des Heißhungers. Somit verringert sich auch die Gefahr des Zuvielessens mit all den daraus resultierenden negativen Folgeerscheinungen.[29]

Es gibt noch viele andere Gründe, die für eine ballaststoffreiche Ernährung sprechen. Jedoch mögen die erwähnten Punkte ausreichen, um zu verdeutlichen, wie wichtig es ist, wieder zu einer naturbelassenen Nahrung zurückzukehren, die vornehmlich aus Obst, Gemüse und Getreide besteht.

Vegetarische Rohkost als wirksamer Schutz vor Schadstoffen

In der heutigen Zeit steigt die Belastung durch Umweltgifte von Tag zu Tag. Stoffe wie Schwermetalle, bestimmte chemische Verbindungen und radioaktive Isotope richten in unserem Körper große Schäden an.

Eine Ernährung, die aus unbehandelten Lebensmitteln besteht, stellt einen effektiven Schutz gegen Schadstoffe dar. Es ist weitgehend bekannt, daß verschiedene Pflanzeninhaltsstoffe wie Vitamine, Mineralstoffe, Spurenelemente, sekundäre Pflanzenstoffe etc. schädliche Elemente im Organismus binden und ausscheiden können. Weiterhin ist bekannt, daß unser Körper weitaus weniger Fremdstoffe in den Geweben und Organen einlagert, wenn er mit allen essentiellen Nahrungsbestandteilen gut versorgt ist. Dies wird ja ohne jeden Zweifel am besten durch die Frischkost gewährleistet.

Im folgenden werden nun konkrete Untersuchungsergebnisse vorgestellt, die diesen Sachverhalt näher beleuchten: Die vielfältigen Gefahren, die durch eine zu hohe Nitratbelastung entstehen, sind durch etliche Publikationen in weiten Kreisen der Bevölkerung bekannt. Den primären Risikofaktor stellt die Bildung von Nitrosaminen dar, die stark kanzerogen (krebsauslösend) wirken. Etliche Forscher kamen bei ihren Untersuchungen zu dem Ergebnis, daß die Vitamine C und E die Bildung von kanzerogenen Nitrosaminen hemmen.[30]

Unsere Medien berichten in regelmäßigen Abständen über *Ozonschäden,* die unseren Planeten und selbstverständlich auch unseren Organismus aus dem gesunden Gleichgewicht bringen. Wissenschaftler kamen zu dem Ergebnis, daß die essentiellen Nahrungsinhaltsstoffe Vitamin E und PABA (Para-Aminobenzoesäure) vor Ozonschäden schützen. Die gleiche Eigenschaft wird auch Retinoiden und Beta-Karotin (beides Vorstufen von Vitamin A) und dem Vitamin A selbst zugeschrieben.[31]

Polynukleare aromatische Kohlenwasserstoffe (PAK) sind Schadstoffe in der Luft, die durch die Verbrennung organischer Stoffe (z. B. Kohle, Öl, Benzin, Tabak) entstehen. PAK enthalten sogenannte freie Radikale, die sich in unserem Körper verheerend auswirken können. Freie Radikale greifen u. a. die DNS der Zellen an und können somit Mutationen (Erbgutveränderungen) verursachen. Verschiedene Nahrungsbestandteile, die als Antioxydantien bezeichnet werden, vermögen diese Schadstoffe zu eliminieren. Dazu zählen Vitamine E, C, B_1, weiterhin Caliciumpantothenat, Cystein (eine Aminosäure), Zink und Selen.

Aldehyde sind eine Gruppe von chemischen Substanzen, die ebenfalls beim Verbrennungsvorgang entstehen. Sie kommen u. a. in Autoabgasen und Zigarettenrauch vor. Aldehyde werden auch in der Leber beim Alkoholabbau gebildet. Auch diese Schadstoffe bilden freie Radikale, die krebsauslösende Wirkungen ausüben. Forscher fanden heraus, daß eine Kombination von Vitamin C, Vitamin B_1 und Cystein die schädliche Wirkung von Aldehyden schmälern kann.

Schwermetalle sind ebenfalls eine Klasse von Schadstoffen, die in letzter Zeit immer häufiger auftreten. Verschiedene Untersuchungen zeigten, daß Vitamin C einer Blei- und Cadmiumvergiftung wirksam entgegentritt. Eine Bleivergiftung kann auch durch eine Kombination von Vitamin D und Calcium verhindert werden. Das wichtige Spurenelement Selen vermag die Giftigkeit von Methylquecksilber eindeutig zu senken.[32]

Der toxischen Wirkung von *Drogen, Chemikalien* und *Nahrungsmittelzusätzen* kann durch eine ausreichende Zufuhr von Ballaststoffen teilweise entgegengewirkt werden. Ballaststoffe, die ja in pflanzlicher Nahrung reichlich enthalten sind, vermögen eine Vielzahl von giftigen Stoffen im Darm zu binden, die dann ausgeschieden werden können.

Schadstoffe können auch durch die schon erwähnten Bioflavonoide in ihrer Wirkung gebremst werden. Nobiletin und Tangeretin sind zwei Pflanzeninhaltsstoffe, welche bestimmte Enzyme in ihrer Aktivität verstärken. Diese Enzyme vermögen wiederum den Organismus von Schwermetallen, Drogen und toxischen Kohlenwasserstoffverbindungen zu befreien. Bioflavonoide wirken daher indirekt einer Krebsentstehung entgegen.

Da die *radioaktive Verseuchung* von Tag zu Tag zunimmt, kommt einer gesunden Ernährung auch in diesem Zusammenhang eine besondere Bedeutung zu:

– Die Vitamine E und C vermögen nachweislich freie Radikale, welche durch radioaktive Bestrahlung entstehen, in den menschlichen Zellen abzufangen.
– Durch die naturbelassene Ernährung werden unsere Ausscheidungsorgane zu einer vermehrten Tätigkeit angeregt. Dadurch können auch radioaktive Isotope vermehrt ausgeschieden werden. Dies liegt u. a. darin begründet, daß ein optimales Kalium-Natrium-Verhältnis die Entgiftung über die Nieren steigert. Die vermehrte Ballaststoffzufuhr erhöht die Ausscheidung über den Darm.
– Die Mineralstoffe Kalium und Calcium vermögen nebst einigen weiteren Mineralien die Resorption von Radioisotopen durch einen Verdrängungsmechanismus zu vermindern.
– Ist unser Körper in optimaler Weise mit allen essentiellen Mineralstoffen versorgt, werden weitaus weniger Isotope in den Knochen und im Gewebe eingelagert.

Da die vegetarische Rohkost die Leistungen unseres Immunsystems verbessert, ist somit ein weiterer Schutz vor Schadwirkungen gegeben.

– Da radioaktive Isotope, genau wie alle anderen Schadstoffe auch, innerhalb der Nahrungskette angereichert werden, sind tierische Lebensmittel im allgemeinen wesentlich stärker belastet als pflanzliche Nahrungsmittel (Kumulationseffekt). Dazu kommt, daß Radioisotope aus tierischer Nahrung aufgrund fehlenden Ballaststoffgehalts leichter im Darm aufgenommen werden als aus vegetabiler Nahrung.[33]

Dieser Abschnitt über sogenannte Umweltbelastungen konnte wiederum nur an einigen Beispielen zeigen, welche immensen Vorteile eine naturbelassene Ernährung mit sich bringt.

Der Säure-Basen-Haushalt in unserem Organismus

Von den heutigen Ärzten und Wissenschaftlern wird der Bedeutung eines optimalen Säure-Basen-Haushaltes nur wenig Beachtung geschenkt. Jedoch wußten alle Ernährungsforscher, welche in diesem Buch Erwähnung fanden, um die Gefahren einer Übersäuerung (Azidose) im menschlichen Organismus. Nicht nur neuzeitliche Ernährungsmediziner wie Dr. Bircher-Benner, Prof. Kollath, Prof. Wendt wußten um die Heilwirkungen einer leicht basenüberschüssigen Ernährung, sondern auch in den Überlieferungen der ältesten Medizintradition dieser Erde – der ayurvedischen Medizin Indiens – findet man folgenden Satz: »Säure ist Tod – Base ist Leben, Unendlichkeit.«

Auch der schon erwähnte Arzt Paracelsus, der als der Wegbereiter neuzeitlicher Medizin bezeichnet wird, erkannte die Gefahren eines übersäuerten Körpers. Er heilte bereits vor über 400 Jahren

Folgeerscheinungen der Azidose wie Rheuma, Arthritis und Steinleiden mit basischen Elektrolyten. Einer der Gründe, warum die heutigen Schulmediziner das Symptombild der Azidose ignorieren, liegt darin, daß bis in die jüngste Zeit die pH-Werte nicht im Gewebe, sondern nur im Blut bestimmt wurden. Gerade im Gewebe aber wirken saure pH-Werte schädlich, ja sogar tödlich. Unser Blut verfügt über einen Ausgleichsorganismus, ein sogenanntes »Puffersystem«, um den Organismus weitgehendst vor Säureschäden zu bewahren. Erst in Extremsituationen wie Koma, Wundschock oder bei Narkoseschäden weicht der pH-Wert des Blutes von der Norm ab. Somit können die Kliniker nicht einmal bei den schlimmsten Azidosekatastrophen wie Herzinfarkt oder Schlaganfall die Anzeichen einer Azidose im Blut finden. Das Nichterkennen einer Gewebsazidose kann somit als schwerwiegender Kunstfehler bezeichnet werden.[34]

Der pH-Wert des Gewebes läßt sich ganz einfach feststellen: Er ist identisch mit dem pH-Wert des Urins und des Speichels. Man kann folglich eine Übersäuerung leicht mit Hilfe von Lackmusterpapier, welches in jeder Apotheke zu erwerben ist, feststellen. Der Papierstreifen wird kurz mit Speichel oder Urin befeuchtet. Auf einer Farbskala kann man dann den aktuellen pH-Wert des Körpers feststellen. Dies sollte jedoch morgens geschehen, da die Werte zeitlich schwanken und am frühen Morgen am ehesten den tatsächlichen pH-Wert des Gewebes widerspiegeln.[35]

Der pH-Wert gibt die Ionen-Konzentration einer Flüssigkeit an. Zur Meßbarkeit des sauren bzw. basischen Zustandes von Lösungen wurde eine Skala für den pH-Wert eingeführt. Sie reicht von 0 bis 14, wobei 0 als sauer 7 als neutral und 14 als basisch gilt.

0	7	14
sauer	neutral	basisch

Säuren sind demnach chemische Verbindungen, die in wäßriger Lösung Wasserstoffionen abspalten. Basen (basisch-alkalisch) sind nach der Definition chemische Verbindungen, die in wäßriger Lösung Hydroxydionen (OH) abspalten.

Die genaue Definition ist für unsere Gesundheit relativ unwichtig. Dahingegen ist es wichtig zu wissen, daß alle Stoffwechselvorgänge als biochemische Reaktionen ablaufen. Chemische Reaktionen sind, nebst einigen weiteren Faktoren, sehr stark vom pH-Wert abhängig. Stoffwechselvorgänge benötigen ein leicht alkalisches Milieu, um optimal abzulaufen. Da diesem Sachverhalt in der »modernen Ernährungswissenschaft« wenig Beachtung geschenkt wird, soll gerade an dieser Stelle etwas ausführlicher auf die Thematik des pH-Wertes eingegangen werden.

Welcher pH-Wert gilt als »normal«?

Läßt man heute beim Arzt den Säuregehalt seines Urins ermitteln, erfährt man oft, daß der pH-Wert zwischen 5 und 5,5 – also im sauren Bereich – liegt. Jener Wert wird heute als »normal« angesehen. Ohne Zweifel entspricht dieser Wert in unserem Kulturkreis der Norm. Dies bedeutet jedoch noch lange nicht, daß dieser Wert dem natürlichen biologischen Normalwert des Urins entspricht. Der optimale pH-Wert liegt bei 7,5. Man beachte den kleinen, aber feinen Unterschied zwischen »normal« und »optimal«!

Die Art und Weise, wie Wissenschaftler heute ermitteln, was als »normal« gilt, zeigt, wie fehlerhaft wissenschaftliche Aussagen sein können. Man untersucht einfach eine größere Anzahl von Menschen, von denen man annimmt, sie seien gesund. Aus den Durchschnittswerten wird dann die sogenannte Norm ermittelt. In Anbetracht der heute üblichen degenerativen Erscheinungen könnten etwa Haltungs- oder Gebißschäden beinahe als »normal« bezeichnet werden. Weiterhin gilt es als normal, wenn der Körper des Menschen im Alter immer kleiner wird und die Gelenke »Abnutzungserscheinungen« zeigen. Auch wenn körperliche und geistige Beweglichkeit nachlassen, gilt dies als normale Alterserscheinung. Es gäbe noch Hunderte von Beispielen, die aufzeigen würden, wie abnormal unsere westliche Zivilisation eigentlich ist. Im Zusammenhang mit dem pH-Wert des Urins gilt es festzuhalten, daß dieser im leicht basischen und nicht wie üblich im sauren Bereich liegen sollte.

Warum ist ein optimaler pH-Wert für unsere Gesundheit so wichtig?

Der Arzt Dr. F. Sander hält den Säure-Basen-Haushalt für die wichtigste Allgemeinfunktion des Organismus. Schon allein die Tatsache der vielen Ausgleichsmechanismen zeigt, wie bedeutungsvoll ein geregelter pH-Wert für uns ist. Der pH-Wert des Blutes wird u. a. durch den Bicarbonat-, den Phosphat- und den Hämoglobinpuffer konstant gehalten.[36]

Der angesehene Mediziner Prof. Lothar Wendt schreibt in einem Kapitel, welches die Überschrift »Der saure Tod« trägt: »Die Verschiebung des Säuren-Basen-Gleichgewichtes tötet nicht nur menschliche Zellen, sondern jedes Leben.« Wenn man seinem Körper säurebildende Nahrungsmittel zuführt, so muß mindestens die gleiche Menge an basenbildenden Elektrolyten in der Nahrung enthalten sein. Nach Aussage von Dr. Ragnar Berg soll die Ernährung sogar 80 % basenbildende Stoffe enthalten.

Welche Schäden entstehen durch eine Übersäuerung (Azidose) im Organismus?

Die Folgen einer Azidose lösen ganze Kettenreaktionen von Symptomen und Krankheiten aus. In einem Lehrbuch über den Säure-Basen-Haushalt ist zu lesen: »Fast jede Krankheit ist mit Übersäuerung der Körperflüssigkeiten und Gewebe verbunden oder sogar deren erste Ursache.«[37]

Im folgenden soll nun aufgezeigt werden, daß diese These nicht übertrieben, sondern durchaus zutreffend ist:

Unser Körper besteht ja bekanntlich zu ca. 80 % aus Wasser. Unsere Zellen enthalten nebst weiteren Bestandteilen einen gewissen Anteil an Protein (Eiweiß). Unser Blut und die eiweißhaltige Flüssigkeit, welche die kollagenen Fasern des Bindegewebes umspülen, verdickt sich immer mehr, je höher die Konzentration an Säuren in den Körperflüssigkeiten steigt. Jeder, der schon einmal einige Tropfen Zitronensaft in ein Glas Milch geträufelt hat, kann diese Reaktion gedanklich nachvollziehen. Eiweißhaltige Flüssigkeiten werden also erst dickflüssig und gerinnen letztendlich, wenn sie mit Säuren in Verbindung gebracht werden. Laut Prof. Büchner können unter Umständen Eiweißkörper schon bei pH 6 direkt gelieren.

Um dem gefährlichen Säurestrom zu begegnen, wird dem Knochengewebe und den Zähnen Calcium entzogen, um damit die Säuren zu neutralisieren. Damit beginnt die Schwächung und die schleichende degenerative Erkrankung des Knochensystems, der Gelenke und Bänder, rheumatische Erkrankungen sind somit vorprogrammiert; ebenso die allmähliche Zerstörung des Gebisses, die Bildung eiternder Zahntaschen und Paradontose, was einen zunehmenden Verlust der Kaufähigkeit bedeutet.

Durch die Gebißschädigung wird ein »Circulus vitiosus«, ein

Teufelskreis, eröffnet. Die Betroffenen bevorzugen noch mehr weichgekochte und denaturierte Nahrung. Die Nahrung wird nicht ausreichend eingespeichelt; es kommt zu Verdauungsstörungen, Gärung und vermehrter Fäulnis im Dickdarm mit all den schon beschriebenen Folgeerscheinungen. An den Wurzelspitzen der kranken oder gar abgestorbenen Zähne wachsen oft Infektionsherde. Da dies völlig schmerzlos geschieht, wird meist gar nicht bemerkt, daß die Mandeln und schließlich das gesamte Blut infiziert und vergiftet werden. Eiternde Zähne wirken somit als Infektionsherde für den Gesamtorganismus.

Ein weiterer folgenschwerer Teufelskreis entsteht durch die Verdickung und Verstopfung des proteinhaltigen Interstitiums, des Bindegewebes zwischen den Zellen der Organe. Ist dieses Bindegewebe aufgrund einer Azidose verdickt, ist der Transport der Nährstoffe zu den Zellen behindert. Die Zellen werden also wegen des verstopften Zwischenzellgewebes unterernährt und können ihre Aufgaben somit nicht mehr in geregelter Weise erfüllen. So ist eine Muskelzelle u. a. für die Produktion von Kontraktionsenergie verantwortlich. Die gesunde Muskelzelle gewinnt diese Energie aus dem Glykogenmolekül. Zum Aufbau dieses Moleküls ist die Muskelzelle auf die Zufuhr von Glukose, Sauerstoff und Insulin angewiesen. Wie bereits erwähnt, wird der Transport dieser Moleküle zur Zelle durch ein verdicktes Interstitium behindert. Somit mangelt es der Muskelzelle an Nahrung und Treibstoff. Eine der Folgen ist die Schwächung der Herzkontraktion. Um die Minderung der Energieproduktion zu kompensieren, wird der sogenannte anaerobe (sauerstofffreie) Reserve-Energiestoffwechsel zugeschaltet. Dieser benötigt für die Energiegewinnung weder Sauerstoff noch Insulin. Die notwendige Energie wird nun durch den Abbau von Glukose zu Milchsäure gewonnen.

Jenes Stoffwechselgeschehen hat zwei verhängnisvolle Nachteile. Zum einen führt die Milchsäure zu Gewebeazidose. Zum anderen ist jene Art des Glukoseabbaus unökonomisch. Der Energiegewinn ist relativ gering und reicht nicht für die Aufrechterhaltung der Herztätigkeit aus. Der Körper reagiert hierauf mit der Einschaltung eines zusätzlichen Energiekreislaufs: dem Abbau von Fetten. Der anaerobe Abbau von Fetten erzeugt zwar zusätzliche Kontraktionsenergie, aber auch zusätzliche Azidität. Bekanntlich entstehen Säuren als Spaltprodukte der Fette (u. a. Betaoxybuttersäure, Azetessigsäure und Azeton). Die Zuschaltung des Fettenergiestoffwechsels verstärkt also die Gewebeazidose. Auch eine mögliche Zuschaltung der Proteine als Energieträger innerhalb des anaeroben Energiestoffwechsels verstärkt die Übersäuerung des Gewebes. Dies liegt darin begründet, daß nach Desaminierung aus den Aminosäuren Fettsäuren entstehen.

Durch die Verdickung des Zwischenzellgewebes ist auch der Abtransport von Stoffwechselrückständen aus der Zelle behindert. Jene Schlacken müssen ja wieder über das Zwischenzellgewebe abfließen, um mit dem Blut in die Ausscheidungsorgane gelangen zu können. Ist das Interstitium verdickt, können die sauren Spaltprodukte des Reserveenergiestoffwechsels und die Schlacken des Zellstoffwechsels der Muskelzellen (u. a. Kreatinin und Harnsäure) nur verzögert aus dem Gewebe abfließen. Dadurch entsteht ein Ödem (Wasserstau im Körpergewebe), welches all jene Stoffwechselrückstände enthält. Dieses azidotische, schlackenhaltige Ödem erzeugt den Schmerz der Arthrose, des Muskelrheumas und des Angina-pectoris-Anfalles.

Im Kapitel über die Fleischernährung (Kapitel 5) wurde bereits berichtet, daß eine Übersäuerung des Körpers zu einer Veränderung der Kapillaren führt. Ich möchte an dieser Stelle noch einmal in Erinnerung rufen, daß dadurch alle Organe in Mitleidenschaft gezogen werden.

Unsere Organe werden noch durch einen weiteren Sachverhalt geschädigt: Je mehr Säuren an das Hämoglobin des Blutes gebunden sind, desto geringer ist die Sauerstoffzufuhr in allen Bereichen des Körpers. Sauerstoffmangel gilt laut dem Nobelpreisträger Prof. Warburg als die eigentliche Ursache des Krebses. Daher bezeichnet er auch den Krebs als die »Säurekrankheit Nummer 1«. Durch Experimente konnte nachgewiesen werden, daß sich normale Zellen durch Sauerstoffentzug in Krebszellen verwandeln.[38]

Infolge des Sauerstoffmangels sammelt sich auch vermehrt Kohlendioxid in den Geweben an. Dies führt u. a. zu einer erhöhten Belastung für Leber und Nieren, zur Dehydrierung ($\rightarrow$ trockene Haut, trockener Mund), zu Müdigkeit und Atemlosigkeit. Weiterhin können eine ganze Reihe psychischer Schäden durch den Sauerstoffmangel verursacht werden, u. a. Klaustrophobie, Photophobie, Hyperirritierbarkeit, Angst vor Erstickung und andere Symptome mehr.[39]

Das weitverbreitete Symptom der sogenannten »Verkalkung« ist ebenfalls auf die Azidose des Körpers zurückzuführen. Wird das Blut z. B. durch den Zucker- und Fleischkonsum übersäuert, werden, wie bereits erwähnt, Mineralien (in erster Linie Calcium) aus den Knochen und Zähnen mobilisiert, um die Säuren zu neutralisieren. Die aus der Abbindung (Pufferung) der Säuren gebildeten Kalksalze werden dann nicht ausgeschieden, sondern verbleiben in den Blut- und Nervenbahnen und an jenen Stellen, wo sie sich gebildet haben. Diese Kristalle lagern sich dann an den Gefäßwänden und in den Zellgewebswänden ab. So bildet sich nach und nach eine hauchdünne Schicht von Kalksalzen. Diese verstärkt sich nun im Laufe der Zeit, wird immer fester und spröder und entwickelt sich zur sog. Adernverkalkung. Die meisten Menschen neigen dazu, die Verkalkung der Nerven und des Gehirns als »unvermeidbare Alterserscheinung« zu bezeichnen. Die ebengenannten Ausführungen mögen jedoch klar und deutlich aufgezeigt haben, daß Verkalkung nicht eine natürliche Erscheinung des Alterns ist, sondern die Folge falscher Ernährung.[40]

Der Dünndarm ist ein wichtiger Ort innerhalb unseres Stoffwechselgeschehens. Von der Galle, der Leber und der Bauchspeicheldrüse werden Enzyme in den Dünndarm abgesondert. Diese Enzyme spalten dann Proteine, Kohlenhydrate und Fette in kleinere Nahrungseinheiten, um sie für den Körper verfügbar zu machen. Der pH-Wert des Dünndarms sollte zwischen 6,8 und 7,0 liegen. Nur innerhalb des leicht basischen bis neutralen pH-Werts können die Verdauungsenzyme ihre Funktion erfüllen. Mit anderen Worten: Der ganze Verdauungsmechanismus ist gestört, wenn im Dünndarm ein saures Milieu herrscht. Menschen, die oft unter Blähungen oder sonstigen Verdauungsstörungen leiden, weisen häufig saure pH-Werte von 6,5 und weniger auf.[41]

Wie eben beschrieben, werden Nahrungsbestandteile nicht mehr ausreichend durch Enzyme aufgespalten, wenn im Darm ein saures Milieu herrscht. Daraus ergibt sich wiederum eine ganze Kette von negativen Folgeerscheinungen, wie sich wohl jeder vorstellen kann. Zwei Beispiele mögen dies verdeutlichen:

Gelangen zu große Eiweißmoleküle infolge unvollständiger Verdauung in den Blutstrom, werden diese dort als Fremdkörper angesehen. Der Körper reagiert hierauf mit den immer häufiger werdenden sog. Nahrungsmittelallergien.

Da die zu großen Eiweißmoleküle als Fremdkörper betrachtet werden, wird das Immunsystem zur Abwehr mobilisiert. Wenn dieser Abwehrmechanismus ständig eingeschaltet wird, so findet sukzessive eine Schwächung des Immunsystems statt. Eine weitere Kette von möglichen Krankheiten wird somit eröffnet und dies alles nur, weil dem Körper nicht genügend basenbildende Stoffe mit der Nahrung zugeführt werden.[42]

Eine wichtige Voraussetzung für unsere körperliche, seelische und geistige Gesundheit ist die optimale Funktion der innersekretorischen Drüsen. Nur wenn unsere Drüsen in einer bestimmten Harmonie zusammenarbeiten, sind wir selbst in Harmonie. Es wird wohl niemanden mehr überraschen, wenn er nach den bisherigen Ausführungen erfährt, daß auch unser Drüsensystem durch eine Übersäuerung schrittweise entartet. Dies führt dazu, daß der geregelte Ablauf aller Lebensvorgänge gestört ist. Eine Störung der innersekretorischen Drüsen macht sich in Symptomen und Krankheiten bemerkbar wie z. B. Fettsucht, Mißformung von Gliedern und Gesicht (Akromegalie), Addisonsche Krankheit, Schilddrüsenerkrankungen, Bauchspeicheldrüsenerkrankungen (u. a. Diabetes), Erkrankung der Vorsteherdrüse (Prostata), Erkrankung der Keimdrüsen (Fortpflanzungstörungen) usw.

Da unser seelisches Gleichgewicht sehr von einem geregelten hormonellen Ablauf abhängig ist, verwundert es nicht, daß durch eine Azidose auch allerlei psychische Schäden auftreten. Der deutsche Arzt Dr. Bösser wandte diese Erkenntnis in den zwanziger Jahren unseres Jahrhunderts bei der Behandlung psychischer Erkrankungen an. Durch Entsäuerung heilte er Patienten von depressiven Zuständen, Angstgefühlen, Hysterie usw. Er diagnostizierte u. a. auch die angebliche Geisteskrankheit Nietzsches sowie sein Augenleiden als Folge einer Übersäuerung. Sicherlich wäre es auch an dieser Stelle angebracht, einmal über den Ausspruch: »Ich bin sauer!« nachzudenken.

In den USA konnte man nach Einführung einer basenreichen Kost die Aggressivität in Gefängnissen entscheidend senken. In dem bereits erwähnten Lehrbuch über den Säure-Basen-Haushalt kann man im Kapitel »Seelische Auswirkungen der Basenmangelkrankheiten« lesen: »Übersäuerte Menschen sind häufig Stimmungsschwankungen ausgesetzt und erweisen sich als seelisch gering belastbar. Auch dem säurebildenden Alkohol sagt man ähnliche Wirkungen auf das Gehirn nach. Dort beeinflußt er diejenigen Eigenschaften, die den hochentwickelten Menschen ausmachen: Vernunft, Gewissen ... und Kontrolle über sich selbst.«

Den ebengenannten Ausführungen liegt auch eine logische, naturwissenschaftliche Erklärung zugrunde: Unsere Nerven gelten, wie später noch näher erläutert wird, als die »verlängerten Arme der Seele«. Unsere Nervenzellen enthalten etwa zwei Dutzend verschiedene Neurotransmittermoleküle. Diese noch wenig erforschten Stoffe wirken als Überträger für bestimmte Reize im Nervensystem. Neurotransmitter sind, genau wie alle Enzyme und Hormone, von einem geregelten pH-Wert abhängig, um ihre Funktion in optimaler Weise zu erfüllen.

Der Abschnitt über den Säure-Basen-Haushalt läßt, wie alle anderen vorangegangenen Abschnitte, ebenfalls erkennen, warum eine vegetabile Rohkost den Körper des Menschen in die Lage versetzt, körperliche, seelische und geistige Gesundheit zu erhalten bzw. zu erlangen. Da sowohl tierische als auch gekochte Nahrung unseren Organismus in eine Azidose, sprich Übersäuerung führt, kann die pflanzliche Rohkost ohne Übertreibung als die einzig wirklich gesunde Ernährungsform bezeichnet werden. Es könnte nun noch seitenlang darüber berichtet werden, auf welche Art und Weise gekochte Kost die Entstehung von Krankheiten verursacht bzw. die Frischkost den Organismus zur Heilung anregt bzw. befähigt. Als wichtigstes Argument möchte ich nicht unerwähnt lassen, daß sich unser Körper regelrecht *gegen gekochte Nahrung wehrt.* Nach jeder erhitzten Mahlzeit steigt im Blut die Anzahl der weißen Blutkörperchen (Leukozyten). Dieses Ansteigen der Leukozyten tritt immer dann auf, wenn krankmachende Stoffe in den Körper eindringen. Die weißen Blutkörperchen werden daher oft als unsere »Abwehrpolizei« bezeichnet. Nach jeder Nahrungsaufnahme, die aus denaturierten Produkten besteht, steigt die Anzahl der Leukozyten im Blut auf das Zwei- bis Dreifache. Diese Reaktion wird daher Verdauungsleukozytose genannt. Wissenschaftler konnten aufgrund ihrer Forschungen feststellen, daß die Verdauungsleukozytose ausblieb, wenn die Nahrungsaufnahme aus pflanzlicher Rohkost bestand.[43]

Soviel zu den Auswirkungen der Nahrung auf unseren physischen, grobstofflichen Körper. Im folgenden soll nun der noch interessanteren Frage nachgegangen werden: »Wie wirkt sich die Nahrung auf unsere unsichtbaren, feinstofflichen Körper, also auf Seele und Geist aus?«

9

Der Einfluß der Nahrung auf unsere seelisch-geistige Gesundheit und Entwicklung

Seele und Geist, über diese beiden Begriffe herrscht heutzutage eine große Verwirrung. Daher soll diesem Kapitel eine Begriffserklärung vorangehen. Bevor jedoch die Begriffe Seele und Geist näher erläutert werden, ist es wichtig, ja geradezu eine Voraussetzung, die Frage zu klären: Was ist eigentlich unser Körper? Was ist Materie?

Vom Wesen der Materie

Die Mystiker des Mittelalters betrachteten Materie als »gefrorenes Licht«. Was verstehen unsere Wissenschaftler heute unter Materie? Max Planck, Nobelpreisträger für Physik, bekannte diesbezüglich:
»Als Physiker, also als Mann, der sein ganzes Leben der nüchternsten Wissenschaft, nämlich der Erforschung der Materie diente, bin ich sicher frei davon, für einen Schwarmgeist gehalten zu werden. Und so sage ich Ihnen nach meiner Erforschung des Atoms dieses:

Es gibt keine Materie an sich!

Alle Materie entsteht und besteht nur durch eine Kraft, welche die Atomteilchen in Schwingung bringt und sie zum winzigsten

Sonnensystem des Atoms zusammenhält. Da es aber im ganzen Weltall weder eine intelligente, noch eine ewige Kraft gibt, so müssen wir hinter dieser Kraft einen bewußten, intelligenten Geist annehmen.

Dieser Geist ist der Urgrund aller Materie!

Nicht die sichtbare, aber vergängliche Materie ist das Reale, Wahre, Wirkliche, sondern der unsichtbare, unsterbliche Geist ist das Wahre! Da es aber Geist an sich allein ebenfalls nicht geben kann, sondern jeder Geist einem Wesen angehört, müssen wir zwingend Geistwesen annehmen. Da aber Geistwesen nicht aus sich selber sein können, sondern geschaffen worden sein müssen, so scheue ich mich nicht, diesen geheimnisvollen Schöpfer ebenso zu benennen, wie ihn alle Kulturvölker der Erde früherer Jahrtausende genannt haben:

GOTT

So sehen Sie, meine verehrten Freunde, wie in unseren Tagen, in denen man nicht mehr an den Geist als den Urgrund aller Schöpfung glaubt und darum in bitterer Gottesferne steht, gerade das Winzigste und Unsichtbare es ist, das die Wahrheit wieder aus dem Grabe materialistischen Stoffwahnes herausführt und die Welt verwandelt und wie das Atom der Menschheit die Türe öffnet in die verlorene und vergessene Welt des Geistes.«[1]

Es scheint geradezu paradox: In einer Zeit, wo immer mehr Theologen wissenschaftsgläubig geworden sind, tendieren viele Wissenschaftler durch ihre Forschungen im molekularen Bereich dazu, gottgläubig zu werden. Ähnlich wie der Nobelpreisträger Max Planck äußern sich auch viele weitere Forscher.

Jean Mussard schreibt: »Vielleicht ist ein Atom Materie nichts anderes als ein Partikel Geist.«[2] Der Nobelpreisträger Heisenberg äußerte sich zum gleichen Thema wie folgt: »Die Atomphysik zeigt eine Haltung, die nicht nur konservativ ist, sondern sogar geradezu religiöse Züge annimmt.«[3]

Bereits vor 2300 Jahren hatten die griechischen Philosophen Leukipp und Demokrit die Vorstellung entwickelt, daß die Materie sich aus winzigsten Teilchen zusammensetzt. Von dem griechischen Wort *atomos* (unteilbar) wurde der Begriff »Atom« hergeleitet. Heute weiß man, daß ein Atom so klein ist, daß etwa 100 Millionen Atome eine Länge von nur einem Zentimeter ergeben! Erst ungefähr drei Milliarden Billionen (!) der schwersten bekannten Atome ergeben ein Gramm. Die alte Vorstellung, das Atom sei unteilbar, erwies sich im 20. Jahrhundert als falsch. Jedes Atom besteht wiederum aus noch viel kleineren Teilchen, welche als Elementarteilchen bezeichnet werden. In den zwanziger und dreißiger Jahren unseres Jahrhunderts wurden Protonen, Elektronen und Neutronen als Bausteine der Atome entdeckt.

Die Dimensionen im subatomaren Bereich entziehen sich gänzlich unserem Vorstellungsbereich. So wiegt z. B. ein Elektron den tausendquadrillionsten (10^{-27}) Teil eines Grammes! Doch damit nicht genug. Protonen, Elektronen und Neutronen setzen sich wiederum aus kleineren Elementarteilchen zusammen, von denen man bereits über 200 kennt. Da wäre z. B. das Neutrino zu erwähnen. Es ist so winzig, daß das Elektron dagegen riesengroß erscheint. Der Radius eines Neutrinos beträgt ein 170 Quadrillionstel cm. Die Lebensdauer der Elementarteilchen kann mit dem Begriff »kurz« schon fast nicht mehr beschrieben werden. So wird z. B. die Lebensdauer des Sigma-Teilchens $\Sigma°$ auf den trillionsten Teil einer Sekunde (10^{-18}) bemessen.

Die Elementarteilchen könnten auch als »geistige Bausteine des Universums« deklariert werden. Der Einblick in den subatomaren Bereich ist hochinteressant und geeignet, über die Größe und

Weisheit des Schöpfers nachdenklich zu machen. Es zeigt sich, daß es eigentlich keine tote Materie gibt, sondern in allem Sichtbaren und Unsichtbaren der göttliche Geist – als *Perpetuum mobile* (»ewig sich Bewegendes«) – wirkt.

Ein Elektron bewegt sich mit einer Geschwindigkeit von 2000 km in der Sekunde um einen Atomkern. Dieses Bild erinnert sehr stark an das Kreisen eines Planeten innerhalb eines Sonnensystems.[4] Die Mystiker und Eingeweihten früherer Jahrtausende müssen bereits um diese Zusammenhänge gewußt haben. So formulierte bereits vor ca. 4000 Jahren der altägyptische Eingeweihte Hermes Trismegistos: »Es ist gewiß, wirklich und wahr: Was oben ist, ist wie das, was unten ist, und was unten ist, gleicht dem, was oben ist, zu offenbaren die Wunder des Einen, dessen Kraftfülle vollkommen bleibt, auch wenn sie in irdische Hüllen gekleidet ist.«

Ähnlich tiefgründige Worte sind auch von Paracelsus überliefert: »Die Philosophie findet im ganzen Kosmos nichts, was sie nicht auch im Menschen findet. Denn die Hand dessen, der Himmel und Erde werden ließ, hat auch den Mikrokosmos geschaffen. Darum ist uns der äußere Himmel ein Wegweiser zum inneren, und der innere ein Tor zum All.«[5]

Der Blick »nach oben« ist ebenfalls dazu geeignet, um Ehrfurcht vor unserem Schöpfer zu erlangen. Eine Ansammlung von Sternen, etwa die der Milchstraße, wird als Galaxie bezeichnet. Die Gesamtzahl der Galaxien in unserem Universum wird heute auf 10 Milliarden geschätzt (wohlgemerkt 10 Milliarden Galaxien – nicht Planeten). Zahlreiche Astronomen ahnen längst, daß es außer unserem Universum noch deren weitere gibt. Auch die Größe entfernter Sterne entzieht sich unserer Vorstellungskraft. So hat z. B. der Stern Beteigeuze im Orion einen 500mal größeren Durchmesser und die 17 000fache Leuchtkraft unserer Sonne.

Die ausgesandte Energie des als »CTA–102« bezeichneten Planeten ist grob geschätzt hundertbillionenmal so stark wie die Energie unserer Sonne.

Doch zurück vom Makrokosmos zum Mikrokosmos und zu der Klärung, was der Urgrund aller Materie ist. Die Wissenschaftler der heutigen Zeit sprechen von einer »Wesensverwandtschaft von Licht und Materie«. Bereits seit dem Jahr 1925 weiß man, daß Licht einen Doppelcharakter hat, nämlich sowohl einen korpuskularen (materiellen) als auch Wellencharakter (»immateriell«). Das Photon (ein Lichtquant oder Korpuskel) ist zwar ein sehr kleiner, jedoch nach der Einsteinschen Formel $E = m \cdot c^2$ genau berechenbares Materiepartikel.

Je nachdem, wie die molekulare Schwingung des Lichtkorpuskels heruntertransformiert wird, erscheint Licht als Materie. Man könnte Materie auch als »verdichtetes Licht« bezeichnen. Insofern war die bereits erwähnte Sicht der mittelalterlichen Mystiker – die Welt sei gefrorenes Licht – gar nicht so abwegig, sondern trifft voll und ganz den Kern der Sache.

Die Entstehung der Materie

Das nachfolgende Thema wird sicherlich bei vielen Lesern auf Unverständnis und Ablehnung stoßen. Meine Untersuchung wäre jedoch nicht abgerundet, wenn ich dieses »heiße Eisen« nicht ansprechen würde.

Bereits auf der ersten Seite des Schöpfungsberichtes im Alten Testament steht, daß Gott am Anfang die Worte sprach: »Es werde Licht!« Der Schöpfungsbericht geht weiter: »Und es ward Licht. Und Gott sah, daß das Licht gut war« (1. Mose 3,4). Das erste Buch Genesis enthält auch die Worte: »Und Gott schuf

den Menschen zu seinem Bilde, zum Bilde Gottes schuf er ihn«
(1. Mose 27).

Gott ist reiner Geist, voller Liebe, Licht, Leben, Kraft, Schönheit
und Macht. Da wir ja nach seinem Ebenbild erschaffen wurden,
kann man zwingend annehmen, daß auch wir einstmals mit
ebensolchen Gaben ausgestattet waren. Diese Tatsache wird auch
noch später durch den Ausruf von Jesus Christus bestätigt, der die
Juden fragte: »Wisset ihr nicht, daß ihr Götter seid?«

Durch den Propheten Ezechiel sprach Gott: »Du warst ein vollendet gestaltetes Siegel, voll Weisheit und vollkommener Schönheit. Im Garten Gottes, in Eden, bist du gewesen« (Ezechiel 28,
12). Im 8. Psalm heißt es: »Du machtest den Menschen wenig geringer denn einen Gott, mit Ehren und Hoheit kröntest du ihn.«

Offensichtlich hat sich der Mensch von seiner einstmaligen Voll-
kommenheit sehr, sehr weit entfernt. Wenn man den Theologen
Glauben schenkt, so beginnt der Ursprung der Menschheit mit
Adam und Eva, und wir Heutigen sollen deren Verschulden im
Paradies »geerbt« haben. Dies ist eine ziemlich unbefriedigende
Erklärung für einen Menschen im 20. Jahrhundert. Zu alledem
widerspricht der Gedanke, daß wir eine Sünde von unseren Ahnen geerbt haben sollen, vollkommen der Gerechtigkeit Gottes.
Forscht man jedoch in der Heiligen Schrift nach, so findet man
in der Offenbarung des Johannes eine hochinteressante Stelle.
Dort wird berichtet, daß es im Himmel einst einen Streit gab.
Erzengel Michael hat dann mit seinen Legionen die Aufwiegler
in die Finsternis gestürzt. Wörtlich heißt es dort: »Er (Luzifer)
ward geworfen auf die Erde, und seine Engel wurden mit ihm
dahin geworfen« (Offenbarung 12, 7).

Der sogenannte »Engelsturz« wird heute von den Theologen gern
in den Bereich der Mythologie verwiesen. Warum? Weil es ihr
Hochmut nicht zuläßt, zuzugeben, bei diesem Sturz selbst vor

Jahrmillionen dabeigewesen zu sein. Aus dem gleichen Grunde wurden auch die entsprechenden Bibelstellen, die dies früher noch näher erläuterten, von den Schriftgelehrten früherer Jahrhunderte gestrichen bzw. abgeändert. In den Anfängen des Christentums wußte man jedoch noch um die Zusammenhänge. Im dritten nachchristlichen Jahrhundert vertrat der bekannte Kirchenvater Origenes die Lehre der Apokatastase, d. h. der Rückführung aller Dinge. Er, der als der »größte Bibelgelehrte« bezeichnet wird, schreibt: »Die Vollendung ist erreicht, wenn einmal alle Seelen ihre Rettung in der Engelwerdung gefunden haben. Alle Kreatur kehrt zu Gott zurück.«

Ähnlich drückt sich auch der Mystiker Meister Eckehart (14. Jh.) aus. Von ihm stammen die Worte: »Aller Kreaturen Wesen und Leben ist nichts anderes als ein Rufen und Eilen zu Gott, von dem sie ausgegangen sind.«

Sicherlich wird auch manchen Lesern der Gedanke, daß die gesamte Materie – also auch der Mensch – einstmals reine Geistwesen, sprich Engel, waren, eher befremdlich vorkommen. Die folgenden Erläuterungen mögen jedoch dies verdeutlichen: Gott hatte seinen Kindern nebst vielen Gaben auch den freien Willen geschenkt. Mit diesem freien Willen konnten sie sich aufwärts entwickeln – leider aber auch abwärts verwickeln. Er hatte ja keine Sklaven, sondern freie Kinder erschaffen. Diesen stand es frei, die Gesetze der Schöpfung zu befolgen oder sie zu mißachten, sprich: zu sündigen, sprich: sich von Gott abzusondern. Ein Teil der Engel zog das letztere vor. Durch beständige Gesetzesübertretungen wurde den ehemals reinen Geistwesen Licht entzogen, und durch weitere Gesetzesübertretungen entzogen sich die Engel immer mehr dem Licht und der Geisteskraft Gottes. Die ursprünglich rein geistigen Atome wurden in ihrer Schwingung dadurch immer mehr reduziert. Dies führte zu einer immer stärker werdenden Kristallisation und Verdichtung. Durch den Lichtentzug rotierten die geistigen Atome immer langsamer, und so entstanden je nach Verdichtungsgrad die verschiedenen Welten. So verdichteten sich die gefallenen Formen (Engel-Geistwesen) immer mehr – über die teilmateriellen Zustände bis hin zur Vollmaterie, der stärksten Verdichtung.[6]

Man weiß heute, daß die Erde nicht immer einen solchen hohen Grad der Verdichtung hatte. In der sogenannten »lemurischen Epoche«, die Jahrmillionen zurückliegt, war die Erde noch in einem mehr geistigen Zustand, d. h. alle Atome rotierten noch in einer höheren Schwingung. Rudolf Steiner schreibt über jene Zeit: »Alles war noch in einer weichen, schlüpfrigen Gestalt, wässerig und feurig siedend, sowohl die Menschen als auch die Umgebung.«[7]

In der nachfolgenden Entwicklungsphase, die als die »atlantische Epoche« bezeichnet wird, trat dann eine weitere Verdichtung des gesamten Planeten ein. Verfolgt man die Geschichte der Menschheit, so wird also ersichtlich, daß die Erde und ihre Bewohner sich immer mehr verdichteten, d. h. immer weiter von Gott entfernten. Warum?

Kurt Eggenstein ist der Ansicht, daß man den Sinn des menschlichen Lebens, Religion an sich, nicht verstehen kann, wenn nicht klar werde, wer »Luzifer« sei. *Luzifer* (d. h. Lichtträger) wurde von Christus als sogenannter Erstling geschaffen und mit unendlich viel Macht ausgestattet. Er wollte sich jedoch nach einer gewissen Zeit nicht mehr dem Willen Gottes unterordnen und sammelte Anhänger um sich, die dann ebenfalls Gott widersprachen. Darauf wurde Luzifer mit seinem Anhang gestürzt: »Der Anhang« – das waren nicht nur eine Handvoll, sondern Myriaden von Engeln. Aus diesen Geistwesen hat sich schließlich die gesamte materielle Schöpfung gebildet. Der heute übliche Begriff

213

der »Erbsünde« sollte also besser umbenannt werden in »Selbst-sünde«.

In der Heiligen Schrift wird Luzifer immer als Drache oder Schlange dargestellt, um seine listigen gefährlichen Eigenschaften hervorzuheben. Auch die heiligen Schriften anderer Kulturkreise berichten über den Widersacher Gottes. In den Zend Avesta wird der Gegenpol Ahrimann genannt. Immer wieder stellen sich Menschen die Frage: »Warum läßt Gott Kriege, Not, Katastrophen etc. zu?« Die Antwort liegt auf der Hand. Es gibt nicht nur Gott, sondern auch einen Widersacher. Unter Widersacher darf man sich nicht eine einzelne Person vorstellen, sondern alle gestürzten Geistwesen, die noch heute voller Haß, Neid und Zerstörungswut in dem Wahn leben, sie könnten ihr eigenes Reich gründen.

Die Existenz von Engeln sowie die Existenz von Teufeln, Dämonen und Satanen wird von »modernen« Menschen eher belächelt als für wahr gehalten. Warum? Weil der Mensch nur das glaubt, was er sieht. Dies heißt jedoch noch lange nicht, daß da zwischen Himmel und Erde nicht mehr existiert, als wir gemeinhin mit unseren Augen wahrnehmen. Unsere Augen erkennen ja nur einen Bruchteil von dem, was wirklich existiert. Alles, was über bzw. unter einem bestimmten Frequenzbereich liegt, kann von uns nicht gehört oder gesehen werden. Einige Tiere können mit ihren Sinnesorganen Dinge wahrnehmen, die uns verborgen bleiben. So hört z. B. ein Hund Ultraschalltöne und eine Biene nimmt ultraviolettes Licht wahr. Menschen, die ihre Sinne entwickelt hatten, sind z. T. hellhörend bzw. hellsehend, d. h., sie können Dinge wahrnehmen, die in einem anderen Schwingungsbereich existieren, z. B. Naturgeistwesen (Devas, Elfen, Sylphen) oder Engel und Dämonen. Dies ist der springende Punkt: Da sich Dämonen durch ihren für uns nicht wahrnehmbaren Schwingungsbereich unserem Erkennen entziehen, wird ihre Existenz auch gemeinhin geleugnet.

Schon der Apostel Paulus wies in seinem Brief an die Epheser auf die Gefahr der Widersachermächte hin. Er schrieb: »Ziehet an die Waffenrüstung Gottes, daß ihr bestehen könnt gegen die listigen Anläufe des Teufels. Denn wir haben es nicht mit Fleisch und Blut, sondern mit Mächtigen und Gewaltigen, nämlich mit den Herren der Welt, die in dieser Finsternis herrschen, mit den bösen Geistern unter dem Himmel zu tun« (Epheser 6/11–12). Obwohl in der Bibel pausenlos von Teufeln, Dämonen und Satanen die Rede ist, wird auch von den meisten Theologen deren Existenz heute verleugnet.

Die Polarität

Seit dem sogenannten Engelsturz existiert in der materiellen Schöpfung die Polarität. Es gibt Schatten, wo vorher nur Licht war, Krieg, wo einstmals nur Friede war, Not und Leid, wo früher nur Freude und Glückseligkeit war. Es existiert einfach zu allem ein Gegenstück (Yin – Yang, Elektrizität – Magnetismus, heiß – kalt usw.).

Einer der wenigen Geistlichen, welche die Polarität voll begriffen haben, ist der Pastor C. A. Skriver. Von ihm stammen die Worte: »Man darf sich Gott nicht vorstellen als den Ausbrüter aller Finsternis, als den Inspirator des Teufels, man darf in all den Katastrophen und Plagen dieser Welt keine Taten und Strafen Gottes sehen. Das ist unchristlich und antichristlich gedacht, es widerspricht dem ganz anderen Geist Jesu, so befremdend und anstößig uns dieses Denken auch sein mag. Das Christentum hat einen falschen Gottesbegriff seit 2000 Jahren und dem entspricht ganz seine Fehlentwicklung in der Natur und in der Geschichte. Der kirchliche Glaube an den einen Allmächtigen, alles Verursachenden, alles Regierenden und für alles Geschehen auf der Welt verantwortlichen Schöpfer des Himmels und der Erde ist keine schöpferische Neuerkenntnis, sondern ein ganz primitiver und naiver Gottesglaube, den es auch ohne Christentum gegeben hat und gibt. Dieses Sonntag für Sonntag in den Kirchen von der ganzen Gemeinde mit Inbrunst als besonderes Heiligtum zelebrierte Glaubensbekenntnis dient der Bestärkung und Verewigung des Aberglaubens, daß Himmel und Erde vollkommene und ausschließliche göttliche Schöpfungen seien. So wird verhindert, daß die Gemeinde auf den Gedanken kommen könnte, eine kritische, abstinente und erlösende Haltung gegenüber der Natur und der Geschichte einzunehmen. Das Glaubensbekenntnis unterschlägt auch den Teufel und den Sündenfall, ohne daß die Gläubigen auf die Frage kommen, warum eigentlich ein Welterlöser nötig ist für eine Welt, die von Gott erschaffen und vollkommen ist. Hier steckt der Wurm im Gebälk der Theologie.«[8]

Pastor C. A. Skriver spricht hier fundamentale Dinge an. Zum einen ist Jesus Christus nicht am Kreuz gestorben, um uns von allen Sünden zu befreien. Diese Haltung der Kirchen widerspricht vollkommen der Gerechtigkeit Gottes und führt obendrein noch zu einer »Nach-mir-die-Sintflut-Einstellung«. Die Erlösungstat von Jesus Christus liegt darin, daß er uns durch seinen Kreuzestod »die Brücke in unsere wahre Heimat« wieder gebaut hat. Durch sein Erdenleben hat er uns auch gezeigt, welcher Weg am schnellsten aus der Polarität in die Einheit führt – der Weg der praktizierten Nächstenliebe.

Wer das Wesen der Polarität begriffen hat, wer weiß, daß es nicht nur Gott, sondern auch einen Widersacher gibt, dem wird klar, warum die Welt im argen liegt. Wer weiß, daß die Widersachermächte unsere Gedanken beeinflussen können, dem wird klar, warum Schriftgelehrte und Päpste auf die Idee kamen, die wichtigsten Stellen aus der Bibel zu streichen. Wer das Wirken der Widersachermächte durchschaut, dem wird klar, warum die Kirche heute Verbindungen zur Mafia hat.[9] Dem wird auch klar, warum wir Atomkraftwerke, genug Waffen, um die Erde mehrmals zu zerstören, und vieles weitere mehr haben.

Sicherlich wird der eine oder andere Leser den Kopf schütteln, wenn ein aufgeklärter Mensch des 20. Jahrhunderts die Entstehung der Materie und die Polarität mit dem Engelsturz in Verbindung bringt. Doch sagte schon Jesus Christus vor 2000 Jahren: »Glaubt ihr nicht, wenn ich euch von irdischen Dingen sage, wie werdet ihr glauben, wenn ich euch von himmlischen Dingen sage?« (Johannes 3, 12).

Wenn wir uns von Gott entfernt haben, weil wir seine Liebe nicht mehr leben wollten, so ist es zwangsläufig so, daß der schnellste Weg, der zu ihm zurückführt, die Liebe zu Gott und seiner ganzen Schöpfung ist. In diesem Punkt sind sich alle Religionen einig.

Silvia Wallimann schreibt in ihrem Buch »Die Umpolung – vom Materiellen zum Geistigen«, daß alles an Schwingungen gebunden ist. Die höchste Schwingung ist Gott, ist die Liebe. Je mehr wir die Liebe zum Du und Wir leben, desto höher wird unsere eigene Schwingung. Ein vergeistigter Mensch ist demnach ein Mensch, der in einer hohen Schwingung lebt. Von indischen Yogis weiß man, daß deren atomare körperliche Substanz oft in so hoher Schwingung ist, daß sie sich kraft ihrer Gedanken dematerialisieren können. Dies hat dann nichts mit Weltflucht zu tun, denn die Seele und der Geist eines hochentwickelten Menschen werden immer wieder einen menschlichen Körper annehmen und der Menschheit in ihrer Entwicklung weiterhelfen.

Silvia Wallimann schreibt zum Thema »Selbst-verwirklichung –

Einswerdung mit Gott«: »Solange wir nach Selbstverwirklichung im Sinne des persönlichen Ichs streben, sind wir noch weit von Gott entfernt. Es gibt nur ein einziges, unteilbares göttliches Selbst, das bereits durch Gott immer verwirklicht ist. Unser sogenanntes höheres Selbst ist Teil dieser Einheit. Wir sollten alle Entwicklung als Erforschung dieses einen Selbst begreifen. Selbstverwirklichung ist, richtig verstanden, die Verwirklichung des göttlichen Selbst in uns, das heißt aber, daß Selbstverwirklichung nur möglich wird, wenn wir das unterscheidende, begrenzende Ich aufgeben und die Illusion der Trennung überwinden. Dann erkennen wir die Wirklichkeit hinter der Unwirklichkeit, die Einheit jenseits der Illusion von Polarität.

Es gibt im Grunde nur ein einziges Bewußtsein, nämlich das göttliche. Auf dem Feld des einen unendlichen, alles umfassenden Bewußtseins hat der Mensch ein kleines Feld abgesteckt und so ein begrenztes Ich geschaffen, mit dem allein er sich identifiziert. Nur wenn er sein Bewußtseinsfeld Stück um Stück weiter erweitert und schließlich alle Grenzen aufhebt, wenn das Ich zum Du und Wir geworden ist, kann es eine Wiedervereinigung mit dem göttlichen Bewußtsein geben.«[10]

Jetzt wird sich wohl jeder fragen: Was haben die Rückkehr zu Gott und die Einswerdung mit ihm mit unserer Ernährung zu tun? Sehr viel, so unglaublich das jetzt noch für viele klingen mag!

Ernährung und Religion – die Rückkehr zur Einheit, zu Gott

Wie bereits erwähnt, kann man sich nicht mit Obst und Salat in den Himmel essen; jedoch sind folgende Argumente nicht von der Hand zu weisen:

1. Die Liebe zu Gott schließt auch die Liebe zur ganzen Schöpfung mit ein, da sein göttlicher Geist ja in allem lebt – auch in den Tieren, die gewiß nicht von Gott geschaffen wurden, um von uns getötet und verzehrt zu werden. Der Mensch, der das Leben in allem sieht und achtet, wird daher von tierischer Nahrung Abstand nehmen.

Ein geistig aufstrebender Mensch wird seine Nahrung auch bewußt und dankbar aufnehmen, weil er weiß, daß sie ihm von Gott geschenkt wurde. Viele Menschen benutzen als Legitimation für den Tiermord das Bibelzitat aus dem 1. Buch Mose, wo zu lesen ist: »Und Gott sprach: ›Herrschet über die Fische im Meer und über die Vögel unter dem Himmel und über alles Getier, das auf Erden kriecht‹« (1. Mose 1, 28).

Der bereits zitierte Pastor C. A. Skrivers interpretiert und kommentiert diesen Satz auf folgende Art und Weise: »Wo und seit wann bedeutet denn ›herrschen‹ über die Untertanen, sie totschießen und ihnen das Fell über die Ohren ziehen, oder sie einfangen, in Käfigen fettmachen und sie dann aufessen? Heißt herrschen nicht, weise regieren und gütig lenken und leiten, was unter einem ist?«

2. Wenn wir uns von Gott entfernt haben, weil wir nicht mehr nach den göttlichen Gesetzen und Geboten lebten, so ist es logisch, daß die Achtung derselben für eine Rückkehr die Voraussetzung ist.

Das Gebot der vegetarischen Ernährung ist ja bereits auf den ersten Seiten der Heiligen Schrift zu finden:»Seht, ich übergebe euch alles Kraut, das Samen hervorbringt auf der ganzen Erde, und alle Bäume, die samentragende Früchte hervorbringen; dies sei eure Nahrung« (1. Mose, 1, 29). Wie bereits in einem früheren Kapitel ausführlich dargelegt wurde, beruhen alle Stellen in den heiligen Schriften, welche auf eine ›carni-

vorische‹ Ernährung hinweisen, auf Fälschungen der Schriftgelehrten.
3. Ent-wicklung ist gleichbedeutend mit der Ent-wicklung unserer Seele und unseres Geistes. Zwischen Körper, Seele und
Geist besteht eine enge Wechselbeziehung, da diese drei Wesensteile des Menschen miteinander verwoben sind. Alles,
was unseren Körper schädigt, hat auch einen negativen Einfluß auf unsere Seele und unseren Geist. Von diesem Sachverhalt wird später noch ausführlich die Rede sein.

Die Entwicklung des Menschen

Um die Notwendigkeit einer Entwicklung zu begreifen, ist nun
noch eine Betrachtung über die Entwicklung des Menschen erforderlich. Diese Betrachtung wird auch das Verständnis der
Begriffe »Seele« und »Geist« erleichtern.
Wir haben bereits gesehen, daß der Ent-wicklung eine Ver-wicklung vorausging. Nach dem Sturz der Geistwesen gab es für Gott
zwei Möglichkeiten, was mit diesen geschehen solle. Eine Möglichkeit wäre gewesen, Luzifer mit seinem Anhang zu vernichten.
Doch wo bliebe die Weisheit und vor allem die Liebe, wenn Gott
nicht einen Weg gefunden hätte, der uns aus der Finsternis wieder
ins Licht führt? Dieser Weg ist der Weg über die Evolution.
Teilhard de Chardin war einer der ersten Theologen, die erkannt
haben, daß Evolution und Religion nicht im Widerspruch stehen,
sondern daß Evolution die Voraussetzung für *religio* = Rückweg
ist. Teilhard de Chardin war sowohl Theologe (Jesuitenpater) als
auch Naturwissenschaftler (Professor für Geologie und Paläon-
tologie). Er erkannte genau wie Einstein, daß Geist und Materie
nur zweierlei Antlitz desselben kosmischen Urstoffes sind. Er

wußte auch, daß der Evolution eine Involution vorausging und daß nun alle Materie wieder in einen höheren, sprich geistigen Zustand zurückgeführt werden muß. Teilhard de Chardin sprach immer davon, daß wir unaufhaltsam dem »Punkt Omega« zustreben. Mit seinem Werk hat er einen Akt der Wiederbegegnung von Naturwissenschaften und Religion vollzogen, indem er auf der einen Seite das atheistische Denken der Wissenschaft beendete und auf der anderen Seite kräftig an den Dogmen der Kirchen rüttelte.[12] Da er sowohl Wissenschaftler als auch Theologen zu einem neuen Denken aufforderte, ist es verständlich, daß er heute (38 Jahre nach seinem Tod) leider fast in Vergessenheit geraten ist. Teilhard de Chardin wurde aufgrund seiner tiefen Erkenntnisse auch oft als »moderner Mystiker« bezeichnet.

Vom metaphysischen Standpunkt aus vollzieht sich die Evolution folgendermaßen: Alle Materie ist verdichteter Geist. Die Seelensubstanz, die sich in einem lichtarmen, d. h. verdichteten Zustand befindet (man könnte auch sagen, in einer niedrigen oder niederfrequenten atomaren Schwingung), muß wieder Stufe um Stufe in das rein geistige Sein zurückgeführt werden. Mit anderen Worten, es befinden sich in aller Materie Seelenpartikel von gefallenen Geistwesen, die sich über das Mineral-, Pflanzen- und Tierreich zum Menschen entwickeln, der dann die Möglichkeit hat, die Gotteskindschaft wieder anzutreten.

Der Naturwissenschaftler Edgar Daqué beschreibt dies mit folgenden Worten: »Des Menschen Urform war im organischen Reich schon metaphysisch anwesend, d. h. von Gott ›gewollt‹, als sich in der Frühzeit die ersten niederen Geschöpfe manifestierten. Der Mensch, obwohl der Zeit nach erst in der letzten Eisperiode als Vollmensch hervortretend, war doch schon in allen Lebewesen vor ungezählten Jahrmillionen da.«[13]

Wie in anderen Bereichen auch, sind die Mystiker hier den

Naturwissenschaftlern mit ihren Erkenntnissen weit voraus. Der berühmte persische Mystiker Dschelâl ed Din Rumi (1207–1273) verfaßte bereits vor über 700 Jahren folgendes Gedicht:

> Ich starb als Stein und sproßt als Pflanze auf,
> Ich starb als Pflanze und war Tier darauf,
> Ich starb als Tier und ward als Mensch geboren,
> Was grauet mir? Hab durch den Tod ich je verloren?
> Als Mensch raffte es mich von dieser Erde,
> Daß ich des Engels Fittich tragen werde.
> Als Engel noch ist meines Bleibens nicht,
> Denn ewig bleibt nur Gottes Angesicht.
> So trägt noch über Engelwelt mich fort
> Mein Flug zu unerdenklich hohem Ort:
> Dann ruf zu nichts mich!
> Denn wie Harfenlieder
> Klingt's in mir, daß zu Ihm wir kehren wieder.

Interessant ist, daß wir Menschen im Mutterleib die ganze Entwicklung wie in einem Zeitraffer innerhalb von 9 Monaten noch einmal durchleben. Das werdende Menschlein sieht anfangs aus wie ein Stein, ähnelt dann einer Pflanze und trägt im 3. Monat schließlich Ansätze von Kiemen, was auf die Zeit im Tierreich zurückgeht. Die Entwicklung dieses Embryos ist ein geradezu faszinierender Vorgang.

Unter Evolution ist die stufenweise Entwicklung in der Natur vom Niederen zum Höheren zu verstehen. Es gibt eine Gruppe von Wissenschaftlern, die sich als »atheistische Darwinisten« bezeichnen. Nach deren Auffassung entwickelt sich das Leben ohne einen lenkenden Schöpfergott auf der Basis des Zufalls. Es dürfte nur wenigen bekannt sein, daß Darwin selbst von der Existenz

Gottes überzeugt war, wie folgendes Zitat von ihm zeigt: »Ich muß sagen, ich kann unmöglich begreifen, daß dieses gewaltige und wunderbare Universum und daß wir Menschen mitsamt dem Bewußtsein unseres Selbst durch Zufall entstanden sein sollen; und das scheint mir das Hauptargument für die Existenz Gottes zu sein ...«[14]

Der griechische Philosoph Epikur (gest. 217 v. Chr.) hatte bereits vor 2250 Jahren durchschaut, daß der »Zufall immer nur die Bezeichnung für die jeweilige Grenze unseres Wissens ist«.

Um die Unwahrscheinlichkeit vor Augen zu führen, daß das Leben vom blinden Zufall regiert wird, sei kurz etwas über die Vererbungsvorgänge beim Menschen gesagt: Unser Körper besteht aus 60 Billionen Zellen. Im Zellkern befinden sich fadenförmige Gebilde, genannt Chromosomen. An den Chromosomen sind die Gene wie Perlen an einer Schnur aufgereiht. Das Gen besteht aus chemischen Substanzen, genannt DNS. Das Gen bzw. die DNS enthält den Bauplan für das werdende Kind. Primitive Lebensformen haben nur einige hundert Gene, der Mensch aber hat einige Millionen. Das Gen als Träger der Erbanlagen muß die richtigen Informationen erhalten, damit jeweils wieder die richtige Art entsteht. Im Fall einer positiven Mutation muß der Informant genau die richtige Wahl treffen. Bei einer Makro-Mutation müssen für die Neubildung einer Art »mit der Schnelligkeit eines Blitzstrahls Hunderte ganz bestimmter Gene aus den milliardenfachen Möglichkeiten herausgefunden werden«. Hier stellt sich zwangsläufig die Frage nach dem Informator!

Ich könnte nun Dutzende von Naturwissenschaftlern zitieren, die allesamt die Meinung vertreten, daß das Leben nicht aus einer Kette von Zufällen entstanden sein kann. Dies möchte ich mir ersparen und ganz einfach mit Viktor von Weizsäcker fragen: *»Warum soll nur der Unsinn, der Zufall recht behalten, warum* *nicht auch der Sinn?«* Die Evolutionstheorie von Darwin kann als völlig richtig bezeichnet werden; bis zu dem Punkt, wo er die These aufstellt, der Mensch stamme vom Affen ab.

Der Mensch war vor gut 6000 Jahren plötzlich da, wie Forscher heute berichten. Es gab zwar zuvor sogenannte Hominiden als Vormenschen, diese waren jedoch keine geistbegabten Menschen wie wir heute. Der Forscher Dobzhansky schreibt diesbezüglich: »Der erste Beginn einer nachweisbaren Menschheitsgeschichte vollzog sich vor etwa 6200 Jahren im Niltal in Ägypten. Innerhalb weniger Jahrhunderte (!) griff dann ein kulturelles Erwachen in den verschiedenen Gebieten um sich.«[15]

Es ist tatsächlich so; plötzlich leuchtete eine bis dahin völlig unbekannte geistige Kraft im Menschen. In kurzer Zeit entstanden Städte und Reiche. Die Schrift kam auf, Recht und Gesetz wurden geschaffen, Tempel und Pyramiden wurden gebaut.

Atheistische Evolutionisten lehnen den Unterschied zwischen Mensch und Tier ab. Da sie keinen Gottesgeist anerkennen wollen, sehen sie den Menschenleib als aus dem Tierleib hervorgegangen an. Weil das Tier auch Intelligenz besitzt, sehen sie den Wesensunterschied zwischen Mensch und Tier nur im graduellen Unterschied der Intelligenz. Wissenschaftler mußten jedoch eingestehen, daß von der Entwicklung vom Tiermenschen (Hominiden, Vormenschen) zum Menschen wie so oft das fehlende Glied in der Kette *(missing link)* nicht aufzufinden ist.

Geisteswissenschaftler wissen heute, daß der Mensch seit 6000 Jahren den göttlichen Geistfunken in sich trägt, der uns zu geistigem Fühlen und Empfinden befähigt und die Seele anregt, ihren Schöpfer zu erkennen und zu suchen. Wer einmal das Deckengemälde von Michelangelo in der Sixtinischen Kapelle zu Rom gesehen hat, wird den gewaltigen Eindruck zeitlebens kaum vergessen können. Das Mittelfresko zeigt die Erweckung Adams –

Symbol für die Erschaffung des Menschengeschlechtes; bis zum heutigen Tag hat kein Mensch ein Kunstwerk von ähnlicher Eindringlichkeit geschaffen. Das Bild zeigt Gottvater, der über dem eben erwachten Adam schwebt und dessen leicht emporgehobene Hand berührt. Michelangelo wollte mit dieser Darstellung zum Ausdruck bringen, daß Adam in diesem Moment von Gott als erster Mensch den Geistfunken erhielt.

Die Erschaffung Adams als ersten Menschen steht nicht im Widerspruch zur Evolutionstheorie. Der Ursprung des Menschen liegt sehr wohl viel weiter zurück. Zweifelsohne sind wir den Weg über das Mineral- und Tierreich gegangen. Zweifelsohne gab es schon vor Millionen von Jahren sog. Vormenschen oder Hominiden. Jedoch trat das, was wir heute unter einem Menschen verstehen – ein mit dem Geistfunken ausgestattetes Wesen –, erst vor gut 6000 Jahren auf. Somit kann Adam durchaus als der erste Mensch bezeichnet werden. Es ist jedoch klar ersichtlich, daß der wahre Ursprung weiter zurückliegt und das Auftreten von Adam vor 6000 Jahren lediglich eine Stufe der Evolution darstellt.

Dr. Ernst Hagemann weist in seinem Buch »Vom Wesen des Lebendigen« ganz klar und unmißverständlich darauf hin, daß die Theologen und Schriftgelehrten aus dem Rückführungsplan Gottes, der sich über Jahrmillionen erstreckt, den siebentägigen Schöpfungsakt gemacht haben.[16]

Durch den Geistfunken sind wir zu Höherem befähigt, und man weiß heute, daß die Evolution mit dem derzeitigen Entwicklungsstand der Menschen noch lange nicht abgeschlossen ist.

K. O. Schmidt schreibt in seinem Buch »Der kosmische Weg der Menschheit« bezüglich unserer Aufwärtsentwicklung: »Die bisherige Geschichte der Menschheit ist nur ein kosmischer Augenblick … Wenn wir den Kreis der Menschheits-Evolution einem Tag gleichsetzen, dann hat die Menschheit seit ihrem ersten

Auftreten auf diesem Planeten kaum mehr als die ersten Minuten ihres Lebenstages durchschritten. Wir stehen also nicht auf dem Höhepunkt oder gar am Ende unserer Entwicklung, wie Skeptiker und Pessimisten meinen, sondern am Anfang der Menschheitsgeschichte.« Er beschreibt, daß der Mensch in sich sog. höhere Sinne trägt, die es zu entwickeln gilt. Die Entwicklung der höheren Sinne, wobei er u. a. das Hellsehen, das Hellfühlen, die Psychometrie und die Telekinese aufzählt, eröffnen dem Menschen dann bisher unbekannte Dimensionen der Wirklichkeit.

K. O. Schmidt weiß, daß das »Diesseits« mit dem »Jenseits« verwoben ist und daß der »Tod« nur der Durchgang von einem Raum zum nächsten ist. Er zitiert auch Origenes, Demokrit, Plotin, Paracelsus, Swedenborg, Kant, Lessing, Herder und Goethe, die allesamt davon überzeugt waren, daß das Erdendasein nur eine Stufe der Entwicklung ist und daß dieselbe dann auf anderen, höheren Planeten weitergeht. Der Philosoph ist davon überzeugt, daß Jesus Christus, als er sagte: »In meines Vaters Haus sind viele Wohnungen«, auf die Vieldimensionalität und Mannigfaltigkeit im Kosmos hingewiesen hat.[17]

Mit diesem Wissen um den Aufstieg der Menschheit wird auch klar, daß Jesus Christus, als er sagte: »Macht euch die Erde untertan«, nicht gemeint hat, wir sollen die Erde ausbeuten. Er meinte vielmehr, daß man sich alles Irdische untertan machen solle, damit die Entwicklung der Menschenseele dann auf anderen Planeten weitergehen kann. Im Mittelalter wäre man noch für so eine Ansicht als Ketzer verbrannt worden. Der Ausspruch von Jesus Christus: »Werdet vollkommen wie euer Vater im Himmel vollkommen ist!« (Matth. 5, 48) wird erst begreiflich, wenn man um die Entwicklung des Menschen weiß. Es ist verständlich, daß dieser Entwicklungsgrad nicht in einem einzigen Leben möglich ist. Die Reinkarnation, d. h. die Wiedereinverleibung der Seele in

eine andere Hülle, ist daher zwingend notwendig. Wie bereits beschrieben, wurde diese Lehre im Jahre 538 aus machtpolitischen Gründen aus der christlichen Weisheitslehre gestrichen.[18]
Im aramäischen Urtext sind die betreffenden Stellen noch enthalten. Dort steht im Kapitel über die Ordnung im Reiche Gottes: »So wie alle Geschöpfe aus dem Unsichtbaren hervorgehen in diese Welt, so kehren sie zurück zu dem Unsichtbaren, und so werden sie wiederkommen, bis sie gereinigt sein werden … Es gibt eine Auferstehung aus dem Körper und eine Auferstehung in den Körper. Es gibt ein Aufsteigen des Lebens aus dem Fleische und ein Herabsteigen in das Leben des Fleisches … Der Körper, den ihr in das Grab legt oder der durch das Feuer verzehrt wird, ist nicht der Körper, der sein wird; denn die kommen, werden andere Körper erhalten, wenn auch ihre eigenen, und was sie in einem Leben gesäet habe, das werden sie ernten in einem anderen. Selig sind, die Unrecht erleiden in diesem Leben; denn sie werden größere Freude erleben in dem kommenden Leben. Selig sind, die Rechtschaffenheit geübt haben in diesem Leben; denn sie werden die Krone des Lebens empfangen.«[19]
An anderer Stelle sagt Jesus Christus: »Also müsset ihr durch viele Wanderungen hindurch, damit ihr vollkommen werdet, so wie es geschrieben steht in dem Buche Hiob: Ich bin ein Wanderer und wechsle einen Platz nach dem anderen und ein Haus nach dem anderen, bis ich in die Stadt und in das Haus komme, die ewig sind.«[20]
Er mahnt auch seine Jünger: »Suchet die Verwandlung des Körperlichen in das Geistige!« und erklärt: »Denn durch Verwicklung und Entwicklung wird die Erlösung der Welt vollendet werden durch das Herabsteigen des Geistes in den Stoff und das Emporsteigen des Stoffes in den Geist, durch alle Zeiten.«[21]
Wer die Bibel in ihrer heutigen Form wachsam liest, findet trotz

der Streichungen und Änderungen noch genügend Hinweise auf die Reinkarnation und die Forderung der Transformation von allem Materiellen in das Geistige (vgl. Römer 8, 6–13; 1. Mose 6, 1–3; Römer 8, 19–21; Matth. 11, 14; 16, 14; 17, 10–13; Mark. 6, 24–28; 9, 9; Luk. 1, 17; 8, 18–20).

Auch auf den Engelsturz gibt es in der Bibel noch einen interessanten Hinweis. In der Offenbarung des Johannes steht wörtlich: »Bedenke, aus welcher Höhe du gefallen bist. Kehre zurück zu deinen ersten Werken … Wer Ohren hat, der höre …« (Offenbarung 2, 5–7). In diesem Sinne wird auch das Wort von Jesus Christus: »Werdet wie die Kinder!« erst verständlich. Sicherlich meinte er damit nicht unsere irdische Kindheit, wo wir drei- bis viermal am Tag in die Windeln gemacht haben. Offensichtlich dachte er dabei an unsere himmlische Kindheit, wo wir noch voller Reinheit, Weisheit, Liebe und anderer guter Eigenschaften waren.

Entwicklung ist gleichbedeutend mit der Entwicklung von Seele und Geist. Seele und Geist entwickeln sich, wenn wir die göttlichen Tugenden pflegen (u. a. Demut, Sanftmut, Brüderlichkeit, Opferbereitschaft, Hingabe, Dankbarkeit, Reinheit, Vergebung, Selbstlosigkeit etc.). Durch die vielen Veränderungen der heiligen Schrift von seiten der Theologen lebt die Christenheit heute in der Wahnvorstellung, daß jeder, der regelmäßig sonntags in die Kirche geht, auch nach seinem Tode »in den Himmel kommt«. Dies steht jedoch völlig im Widerspruch zu dem Ausruf von Jesus Christus: »Nicht jeder, der zu mir sagt ›Herr, Herr‹, wird in das Himmelreich eingehen, sondern wer den Willen meines Vaters tut, der im Himmel ist« (Matth. 7, 21).

Zusammenfassend zum Thema »Die Entwicklung des Menschen« kann gesagt werden, daß *Menschsein kein Zustand, sondern eine Aufgabe* ist.

Die Entwicklung der zwölf Sinne

Die Entwicklung des Menschen als Einheit von Körper, Seele und Geist geht einher mit der Entwicklung seiner in ihm verborgenen Fähigkeiten. Wie bereits angedeutet, tragen wir Menschen nicht nur die uns geläufigen fünf Sinne (Gesichtssinn, Gehörsinn, Geruchssinn, Geschmackssinn und Tastsinn) in uns. In jedem Menschen liegen noch weitere sieben Sinne verborgen, zu denen u. a. das Hellsehen, das Hellhören, das Hellfühlen, die Intuition und die Telepathie gehören.

Der bekannte Arzt Dr. med. F. Becker weiß zu berichten, daß die Unterentwicklung unserer höheren sieben Sinne in der »vollkommen verkehrten Lebensführung« der heutigen Menschheit begründet liegt. Dazu zählt vor allem auch die Denaturierung unserer Nahrung. Dr. Becker ist weiterhin der Ansicht, daß der Mensch durch seine unnatürliche Lebensweise auch systematisch die letzten fünf seiner noch vorhandenen Sinnesorgane zerstört. Die vielen Brillen- und Hörgeräteträger zeigen, daß er da mit seiner Vermutung gar nicht so verkehrt liegt. Wir sehen auch hier wieder, wie eng die Wechselwirkungen von Körper, Seele und Geist sind.

In früheren Jahrhunderten waren die Fähigkeiten des Hellsehens und Hellhörens doch weiter verbreitet, als dies heute der Fall ist. Ich erinnere nur an Paracelsus, Hildegard von Bingen, Nostradamus und viele andere mehr. R. Steiner war in der Neuzeit einer der wenigen, die noch Einblick in andere Dimensionen hatten. Er war auch der Ansicht, daß der Mensch, wenn er den Kontakt zu dem Übersinnlichen verliert, etwas in seinem Inneren zerstört. Er sah in dem Verkümmern der höheren Sinne in gewisser Weise eine Schwächung des Lebens und einen »seelischen Tod«. Dies sah er nicht nur als einen Nachteil für das betroffene Individuum, sondern als »Hemmnis für die Entwicklung der ganzen Welt, in der er lebt«.[22] Sein Werk, ebenso wie das von Paracelsus, Hildegard von Bingen und anderen hohen Seelen, läßt ahnen, wie sehr er mit dieser Behauptung recht hat.

Der Entwicklungsgrad eines Menschen spiegelt sich auch in der Aura eines Individuums wieder. Je nach seelischen Eigenschaften erscheint jene für hellsehende Menschen wahrnehmbare Hülle in verschiedenen Farben und Ausdehnungen. Laut Rudolf Steiner weist die Aura eines Menschen, der noch sehr an Triebe, Genüsse des Gaumens etc. gebunden ist, trübe und unklare Farbnuancen auf (in den Farbtönen Rot bis Blau).

Dr. Rudolf Steiner schreibt weiter, daß der Mensch, je mehr er sich als »Diener des Ewigen« erweist, eine um so strahlendere Aura aufweist. Wörtlich schreibt er: »Denn das göttliche Selbst strahlt durch diesen Teil der menschlichen Aura in die irdische Welt herein. Insofern die Menschen diese Aura zeigen, sind sie die Flammen, durch welche die Gottheit diese Welt erleuchtet.«[23]

Mit der Erweckung unserer höheren Sinne beginnt für uns erst das Erwachen zum wahren Menschsein. Zusammenfassend zum Thema »Entwicklung der zwölf Sinne« berichtet R. Steiner: »Nur die klare Erkenntnis von diesen höheren Gebieten des Daseins, das verständnisvolle Eindringen in dasjenige, was in ihnen vorgeht, kann den Menschen wirklich festigen und ihn seiner wahren Bestimmung zuführen. Durch die Einsicht in das, was den fünf Sinnen verborgen ist, erweitert der Mensch sein Wesen in der Art, daß er sein Leben vor dieser Erweiterung wie ein ›Träumen über die Welt‹ empfindet«.

Vom Wesen der Seele

Unsere Seele scheint von schier unschätzbarem Wert zu sein, wie folgender Ausspruch von Jesus Christus zeigt: »Was wird es dem Menschen nützen, wenn er die ganze Welt gewinnt, jedoch seine Seele dabei Schaden nimmt?« (Matth. 16, 26)

Aber was ist eigentlich eine Seele? Existiert sie auch vor und nach unserem Erdendasein? Welche Aufgabe, welche Bestimmung hat eine Seele? Und wo befindet sich die Seele im Menschen? Diese und viele weitere Fragen sollen nun im folgenden beantwortet werden.

Verschiedene Ansichten über die Seele

Die heutige *Psychologie* spricht zwar von einem Seelenleben (Psyche), erklärt dieses jedoch in materialistischer, d. h. in einer aus der Materie hervorgegangenen Anschauungsweise. Damit liegt sie jedoch völlig daneben, denn, wie bereits ausführlich dargelegt, ist die ganze Schöpfung aus dem Geistigen entstanden. Die meisten psychologischen Richtungen erkennen nicht an, daß es eine Vor- bzw. Nachexistenz der Seele außerhalb des Erdenlebens gibt, da dies »zu unwissenschaftlich« sei.

Der Großteil der heutigen *Medizin* leugnet die Existenz der Seele gänzlich, da sie diese in einer sezierten Leiche noch nie gefunden hat. Der bekannte Journalist Franz Alt schreibt zum Thema »Seele«: »Wir sind uns unserer Seele kaum bewußt. Seele läßt sich nicht beweisen, nur erleben … Die millionenfach verdrängte und vergewaltigte Seele ist die Erstursache der heutigen Katastrophen. Wir sind seelisch unterernährt. Unsere Seelenlosigkeit ist ein anderes Wort für Gottesferne. Erst stirbt die Innenwelt, dann die Umwelt. Die sterbende Umwelt zeigt uns lediglich, wie es in unserer Innenwelt bereits aussieht. Das Äußere spiegelt das Innere ...«[24]

Was wissen die Seel-Sorger, die *Theologen,* über die Seele zu sagen? Eine befriedigende Antwort über das Wesen der Seele wird man von ihnen wohl kaum erhalten, was nicht verwunderlich ist, wenn man in einem theologischen Wörterbuch unter der Rubrik »Seele« nachschaut. Dort stehen zwar jede Menge Fremdwörter; aber eine Erklärung für »Seele« wird dort nur schwer zu finden sein. Hier eine kleine Kostprobe aus einem theologischen Wörterbuch: »Zum rechten Verständnis der christlichen Lehre von der Seele ist von vornherein der Unterschied zwischen Seiendem und realem Seinsprinzip zu beachten. Ein Seiendes ist ein reales, ein Wesen und eine Existenz auch in der Pluralität seiner Merkmale, Teile, Dimensionen usw. besitzendes Ganzes. Ein Seinsprinzip ist ein innerer Grund eines Seienden, dessentwegen es unbeschadet seiner Einheit eine Pluralität von Eigentümlichkeiten aufweist, von denen die eine nicht auf die andere adäquat zurückgeführt werden kann, obwohl jede, weil Moment des Ganzen, auch vom Ganzen mitbestimmt ist ...«[25]

Wesentlich einfacher und gleichzeitig präziser wußten die alten griechischen *Philosophen* noch zu sagen, was eigentlich die Seele ist. Plato und Sokrates betrachteten die Seele als Hülle des Geistes und den Körper wiederum als Hülle (als »ablegbares materielles Kleid«) der Seele. Sie betrachteten den physischen Körper geradezu als »Gefängnis« der Seele. Eine Seele schreitet nach Ansicht der Philosophen immer weiter auf dem Weg der Vervollkommnung. Aristoteles sprach auch Pflanzen und Tieren eine Seele zu. Jedoch sei erst der Menschenseele in Verbindung mit dem Geist eigentliche Erkenntnis und Freiheit des Handelns möglich.

Organisation, Zweck und Metamorphose der Seele

Bei der Verdichtung des Geistes bzw. der Geistwesen durch den Lichtentzug (siehe Abschnitt »Entstehung der Materie«) bildete sich um den Geist eine Hülle, die wir als Seele bezeichnen.

Teilhard de Chardin vertrat die Ansicht, daß jedem stofflichen Partikel ein Atom Seele zugeordnet sei. Auch Paracelsus gelangte, wie schon erwähnt, zu dieser Erkenntnis. Auch die wissenschaftlichsten unter den Wissenschaftlern, die Physiker, gelangen langsam, aber sicher zu solchen Einsichten. Prof. Siegfried Müller-Markus bekennt: »Die unbeobachtbare Seele des Elementarteilchens steuert die beobachtbare Energie. Die Seele der Teilchen spielt in der Atomphysik eine fundamentale Rolle. Nur weigern wir uns, ihre Realität anzuerkennen.«[26]

Wir kennen nun bereits zwei Aufgaben der Seele:

1. *Sie dient als Gefäß des Geistes.*
2. *Sie hat einen steuernden, formenden Charakter.*

Jegliche Materie – ob Mensch, Tier, Pflanze oder Stein – enthält also Seelenpartikel. Diese Seelenpartikel beleben durch die Kraft des göttlichen Geistes die gesamte Materie. Wir wissen ja heute, daß selbst ein Stein Leben in sich trägt, da auch in ihm Elektronen mit einer Geschwindigkeit von ca. 2000 km/sec um den Atomkern kreisen. Nur können wir dieses Leben mit unseren physischen Augen nicht wahrnehmen. Die Seelenpartikel in Mineralien, Pflanzen und Tieren vereinigen sich im Zuge der Evolution wieder. Die Seelenpartikel schließen sich zusammen zu neuen Außenformen, die stets mehr und mehr der des Menschen ähnlich werden. Im Menschen haben die Seelenpartikel schon einen gewissen Grad an Ordnung erreicht, jedoch ist dann die Entwicklung noch lange nicht abgeschlossen. Die jeweilige Hülle einer

Seele dient jener Seele dann, um das in ihr sich bergende Geistige zur Reife zu bringen.[27]

Im Pflanzen-, Tier- und Mineralreich sind die Seelenpartikel noch in einem geringeren Grade der Ordnung bzw. der Vollkommenheit. Manch einer wird sich schon gefragt haben, wie wunderbar etwa ein Ameisenhaufen, ein Bienenvolk oder ein Vogelschwarm organisiert sind. Dies liegt daran, daß jedes Tier ein Teil einer sogenannten Gruppenseele ist.

In der Schöpfung besteht ein ständiges Werden, ein ständiges Aufwärtsentwickeln der verschiedenen Formen. R. Steiner schrieb einst über die Evolution der Seelen: »Wenn wir die tierischen Gruppenseelen auf dem astralen Plan verfolgen – durch die Jahrtausende hindurch, so ist ihr Entstehen und Vergehen gar nicht auszudrücken durch die Worte Geburt und Tod. Es liegt da etwas ganz anderes zugrunde. Es liegt Verwandlung, Metamorphose zugrunde.«

Der Weg der Aufwärtsentwicklung geht nur über das Dienen. Wenn wir uns, bedingt durch den freien Willen, von Gott durch Überheblichkeit und Herrschsucht getrennt haben, so ist es logisch, daß eine Rückkehr nur durch das Dienen möglich ist. Jeder Schöpfungsteil, egal ob Mineral, Getreidekorn, Salatkopf, Baum, Biene, Regenwurm, Vogel usw. hat im Zuge der Evolution eine Aufgabe, eine Funktion, einen Sinn. Im Pflanzen-, Mineral- und Tierreich ist dies ein Muß. Eine Biene entscheidet sich nicht frei, ob sie eine Blüte bestäubt oder nicht. Erst, wenn eine Seele in einem Menschen »einverleibt« wird, ist der freie Wille wieder gegeben. Daher können wir Menschen hier auf der Erde in unserer seelischen Entwicklung auch stagnieren, sogar zurückfallen. Eine hochentwickelte Seele wird daher auch immer freiwillig, angetrieben durch die Kraft der Liebe, der ganzen Schöpfung dienen (z. B. Mahatma Gandhi, *Mahatma* = »große Seele«).

Durch das Dienen, durch die gesetzliche Erfüllung einer Tätigkeit tritt das Geistige (in aller Materie) in einen ständigen höheren Entwicklungsgrad ein. Vom härtesten Gestein, als Pflanze oder Tier – bis hinauf zum Menschen – geht die Entwicklung aufwärts. Die Materie wird immer wieder aufgelöst, d. h., alles Geistige wechselt ständig die Außenform, nimmt eine neue höhere Verformung an und reift so langsam bis zu dem Stadium, wo es sich als Mensch verkörpern darf, um weitere Hürden in der Aufwärtsentwicklung zu nehmen.

Es werden wohlgemerkt nicht ständig neue Seelen willkürlich von Gott geschaffen, wie dies heute Ansicht der Kirchen ist. Jegliche Menschenseele ist so alt wie die Materie an sich, besteht also seit dem Engelsturz vor Milliarden von Jahren. Eine Seele wird geprägt durch die verschiedenen Leben. Unter bewußter Seelenarbeit eines Menschen ist zu verstehen, daß alles abgelegt werden muß, was der Seele aus früheren Verkörperungen noch anhaftet. Dies bedeutet u. a., daß der Mensch alle tierischen Triebe und unguten Eigenschaften aus früheren Verkörperungen überwinden muß, um in der Evolution voranzuschreiten.

Der Seelenarzt Dr. F. Becker schreibt über die Vervollkommnung der Seele:

»Voraussetzung für ein harmonisches Seelenleben ist die Beherrschung der menschlichen Leidenschaften und Triebe. Wer kennt sie nicht, die Süchte, seien es nun die Genußmittel, der Alkohol-, die Nikotin-, die Betäubungsmittelsucht oder der gesteigerte Sexualtrieb. Wieviel Leid haben sie über die Menschen gebracht ... Wer seine Seele gesunden lassen will, der bemühe sich, die schlechten Charaktereigenschaften in Form des Neides, der Mißgunst, des Hasses, des Egoismus, der Eifersucht aus seiner Seele zu beseitigen. Jeder sollte sich zuerst einmal einen Seelenspiegel anlegen und darin nach und nach seine guten und seine schlechten

Charaktereigenschaften eintragen. Sobald man alles, aber auch wirklich alles niedergelegt hat, bemühe man sich, das Schlechte auszumerzen, das Gute in den Vordergrund zu stellen und nicht eher zu ruhen, bis man das Schlechte überwunden hat durch Hervorhebung des Guten. Nur wer mit gutem Beispiel bei sich selbst beginnt, kann die heutige schlechte Welt mit verbessern helfen und zu einer besseren Zukunft beitragen.«[28]

Um es noch einmal zu betonen: Wenn wir uns von Gott getrennt haben, weil wir das Gebot der Liebe nicht mehr leben wollten und uns somit dem Licht entzogen haben, so ist der Rückweg dadurch gekennzeichnet, daß wir mehr Liebe, mehr Licht in uns entwikkeln. In Stichworten ausgedrückt:

Weniger Liebe = weniger Licht = niedrigere atomare Schwingung = Hinabsteigen des Geistes in die Materie

Mehr Liebe = mehr Licht = höhere Schwingung = Vergeistigung

Hochentwickelte Menschen wissen darum, wie folgende Zitate zeigen:

»Das einzige, worauf es ankommt, ist, daß wir darum ringen, daß Licht in uns sei. Das Ringen fühlt einer dem anderen an, und wo Licht im Menschen ist, scheint es aus ihm heraus.«[29]

»Über allen Tugenden steht eines: Das beständige Streben nach oben, das Ringen mit sich selbst, das unersättliche Verlangen nach größerer Reinheit, Weisheit, Güte, Liebe.«[30]

Aus der Liebe gehen weiter geistig-göttliche Eigenschaften hervor, die es in unserer Seele zu entwickeln gilt. Sie werden auch Tugenden genannt, und Goethe hat bereits einige aufgezählt. Weitere sind Demut, Sanftmut, Geduld, Barmherzigkeit, Friedfertigkeit und Gerechtigkeit. Insgesamt gibt es 49 dieser göttlichen Tugenden, die gleichbedeutend sind mit den 49 Stufen der Himmelsleiter, die wieder hinaufführt in unsere wahre Heimat, von wo wir einst ausgegangen sind. Diese Himmelsleiter hatte bereits der Prophet Jakob im alten Bund in visionärer Sicht gesehen.

Jetzt wird wieder bei vielen die Frage aufgetaucht sein, was dies alles mit der Ernährung zu tun hat. Die Antwort wurde praktisch schon gegeben: Wir Menschen bestehen hier auf dieser Erde aus einer *Einheit von Körper, Seele und Geist*. Diese drei Wesensteile des Menschen stehen in *Wechselbeziehung* zueinander.

A. Buschmann ist einer der wenigen, die heute noch um dieses Naturgesetz wissen:

»Die Grundlehren der Urreligion waren Reinheit des Blutes und des ganzen Körpers. Fleisch getöteter Tiere zu essen, war streng verboten. Da das Wort Religion auf Verbindung hinweist … so sollte Religion außer der Verbindung mit Gott, daraus hervorgehend auch die Verbindung des Menschen untereinander und die Verbindung mit der Natur herstellen können, was gleichbedeutend ist mit der Harmonie mit sich selbst. Religion schließt in sich das Einssein aller Dinge und Wesen in ihrem gemeinsamen Bindeglied, dem Geist, dem Leben, das wir Gott zu nennen pflegen. Religion ist unabhängig von jeder äußeren Form, also von jeder Konfession. Welchen Ausgangspunkt der Religion wir auch geben mögen, immer sind alle drei Wesensseiten des Menschen: Körper – Seele – Geist, zu berücksichtigen, daß diese drei zusammenarbeiten müssen, wenn unsere Religion befriedigen und wenn sie Dauer und Bestand haben soll … Nur die wahre Religion wird Bestand haben, die ausgeht von dem Naturgesetz, daß des Menschen Körper, Seele und Geist in dieser Welt der Erscheinungen eine untrennbare Einheit sind. Daraus resultiert, daß Religion im weitesten Sinne alles ist, was die Einheitlichkeit, die Harmonie und den Frieden fördert.

Der körperliche Zustand, die Körperlichkeit, spielt bei der Urreligion eine außerordentlich wichtige Rolle. Denn der Zustand unseres Körpers bestimmt den Grad der Verbindungsfähigkeit mit Gott. Je reiner und besser unser Körper, desto reiner und besser ist auch unser Seelen- und Geistesleben, desto leichter also unsere Verbindung mit Gott. Deshalb haben auch alle Religionsbräuche, welcher Art sie auch immer waren, ursprünglich stets eine körperliche Förderung, Reinigung, Veredlung und Vervollkommnung des Körpers bewußt erstrebt, weil dadurch die Verbindung mit Gott gefördert und erleichtert wird. Der Körper ist nun einmal Werkzeug des Geistes, das die Natur uns gegeben hat und das der sichtbare Ausdruck des göttlichen Geistes sein sollte… Solange die Völker in ihren Religions-Systemen den Dreiklang von Körper – Seele – Geist bewußt rein erhielten, stiegen sie in ihrer Entwicklung aufwärts. Aber sobald die Vernachlässigung der Körper-Reinheit einsetzte, kam man ab von der Religion, und an deren Stelle trat die Konfession. Nunmehr ging es bergab mit dem Volke und seiner Entwicklung, es kam der Zerfall, der Tanz um das goldene Kalb, das geschützt werden mußte mit der Einrichtung von Militär usw. Die Folgen waren Krieg und Zerstörung, Zersetzung, Verwilderung und Verrohung der Volksmassen.«[31]

Der Lagebericht der heutigen Welt und die Geschichte geben A. Buschmann recht. Die einzigen Völker, in denen Kriminalität und Krieg nie vorkamen, sind diejenigen, die noch nach den Naturgesetzen leben. So etwa die Hopi-Indianer oder das Hunza-Volk, welche sich weitgehendst von Frischkost und vegetarisch ernähren. Der Entwicklungsstand eines Volkes kann ja nicht an dem Bruttosozialprodukt, sondern einzig an der Entwicklung von

Körper, Seele und Geist gemessen werden. Der bekannte Pastor C. A. Skriver schreibt zum gleichen Thema: »Die Ethik der Ernährung zielt ab auf die Reinheit der Hände von Bluttat, die Reinheit unter der Haut und die Reinheit des Herzens. Aber von ›Reinheit des Herzens‹ kann keine Rede sein bei einem unreinen Allesesser, der sich keine Gedanken und keine Gewissensbisse macht über die grauenhaften Verbrechen an der Tierwelt, die täglich in der christlichen Welt geschehen, nur für die Zwecke der menschlichen Ernährung.«[32]

Wechselwirkungen zwischen Körper, Seele und Geist

Die vielfältigen Wechselwirkungen zwischen den drei bekannten Wesensteilen des Menschen wurden in früheren Kulturen noch wesentlich mehr beachtet, als dies heute der Fall ist. Die Behandlung durch einen ägyptischen Arzt war dadurch gekennzeichnet, daß nicht allein der Körper Mittelpunkt der Therapie war. Man achtete auch sehr darauf, daß Seele und Geist nicht negativ beeinträchtigt wurden.

Zwischen Körper und Seele bestand nach Ansicht der Ägypter eine enge Wechselbeziehung. Der Körper konnte die Seele und umgekehrt auch die Seele den Körper vergiften. Der Gesundheitszustand eines Menschen wurde nach dessen Gemütslage beurteilt. Jegliche Gemütsverdüsterung war ein Hinweis, daß die Seele sich im Körper unwohl fühlte. Schmerzen und Krankheiten galten als ein Schrei der Seele nach Befreiung von der Belastung durch den Körper. Ägyptische Heiler ließen ihren Kranken Mut, Kraft, Selbstbewußtsein und Freude zuströmen, denn ein betrübter, freudloser Mensch war nach ägyptischer Auffassung nicht in der Lage, das ewige Leben zu erlangen. Für die Ägypter war es selbstverständlich, sich während des irdischen Lebens auf den sogenannten Tod vorzubereiten, der als Durchgangspforte zum »wahren Leben« betrachtet wurde. Man wußte also bereits vor 5000 Jahren um das Weiterleben von Seele und Geist nach dem Erdendasein.

Auch in der Kultur des alten Griechenlandes waren die Zusammenhänge zwischen dem Gesundheitszustand einer Seele und deren Rückkehr (= *religio*) in die eigentliche Heimat bekannt. Dies kommt schon allein dadurch zum Ausdruck, daß die Priester auch immer Heilkundige waren. Sehr wohl waren den griechischen Ärzten die Wechselwirkungen von Körper und Seele vertraut, wie folgendes Zitat von Galenos beweist: »Leib und Seele müssen sich gegenseitig stark beeinflussen. Eine düstere Seele macht den Körper krank, ein fehlgesteuerter Körper wiederum verdüstert die Seele, so daß sie sich nicht mehr äußern kann, wie sie vielleicht ist.«

Der große Arzt Paracelsus (1493–1541) lebte zu einer Zeit, da die Menschen glaubten, Krankheiten seien eine von Gott geschickte Strafe oder Prüfung. Paracelsus war da ganz anderer Ansicht. Er erkannte, daß Krankheiten aus einer seelisch-geistigen Fehlhaltung und aus Verstößen gegen das Naturgesetz entstehen. Er war durch und durch Ganzheitsmediziner. Niemals behandelte er den Körper allein, sondern immer gleichzeitig Seele und Geist.

Sein Ziel war die Harmonie von Körper, Seele und Geist untereinander und mit der ganzen Schöpfung. Er wußte auch, daß ein einziger falscher Gedanke krankmachen könnte. Er sagte z. B., die Pest könne sich allein aus dem Grund ausbreiten, weil die Seelen der Menschen vergiftet wären.

Alleinige Krankheitsursache ist laut Paracelsus immer der Ungehorsam gegen das göttliche Gesetz. Dies kann geschehen durch falsches Handeln, Denken oder Empfinden. Der große Heilkundige des Mittelalters sah ein körperliches Symptom bzw. eine Krankheit immer als einen Alarm, einen Hilferuf der Seele an.[33] Eine zeitlose, ewig gültige Erkenntnis. Die gleiche Definition von Krankheit beschrieb auch vor rund 50 Jahren der Begründer der Bach-Blütentherapie, Dr. Eduard Bach. Er verfaßte die wohl weisesten, präzisesten und beeindruckendsten Worte, die jemals ein Arzt über Krankheit schrieb:

»Krankheit ist weder Grausamkeit noch Strafe, sondern einzig und allein ein Korrektiv; ein Werkzeug, dessen sich unsere eigene Seele bedient, um uns auf unsere Fehler hinzuweisen, um uns von größeren Irrtümern zurückzuhalten, um uns daran zu hindern, mehr Schaden anzurichten – und uns auf den Weg der Wahrheit und des Lichtes zurückzubringen, von dem wir nie hätten abkommen sollen.« Der »Weg der Wahrheit und des Lichts« ist gleichbedeutend mit der Einhaltung der göttlichen Gesetze und Gebote. Was wäre passender, als Gott selbst das letzte Wort in diesem Kapitel über die Wechselwirkung von Körper, Seele und Geist zu geben? Weitgehendst bekannt, weil in der Bibel stehend, ist der Satz: »Wisset ihr nicht, daß ihr Gottes Tempel seid und daß der Geist Gottes in euch wohnt?« (1. Kor. 3, 16)

Weniger bekannt, aber nicht weniger bedeutungsvoll (besonders im Zusammenhang mit der Thematik dieses Buches) sind die Worte, welche Gottes eingeborener Sohn Jesus Christus zu den Essenern sprach:

»Tötet weder Mensch noch Tier, noch die Nahrung, die euer Mund aufnimmt. Denn wenn ihr lebendige Nahrung eßt, wird sie euch beleben, aber wenn ihr eure Nahrung tötet, wird euch die tote Nahrung ebenfalls töten. Denn Leben kommt nur vom Leben, und vom Tod kommt immer nur Tod. Denn alles, war eure Nahrung tötet, tötet auch euren Körper. Und alles, was eure Körper tötet, tötet auch eure Seelen.«[34]

Geist, Seele und Körper sind zwar eine Einheit, aber Geist und Körper können nicht unmittelbar aufeinander wirken. Daher ist die Seele als ein Verbindungsglied notwendig. Früher wurde die Seele »Odem des Lebens« genannt. Bei Moses steht geschrieben: »Und Gott hauchte dem Menschen den Odem des Lebens in die Nase, so wurde der Mensch zu einem lebendigen Wesen.« (Genesis 2, 7) Man kann den Geist als »Beweger«, die Seele als »Beleber« und den Körper als Träger von beiden bezeichnen.[35]

Da die Seele Bindeglied zwischen Geist und Körper ist, erscheint es einleuchtend, daß eine Seele durchaus Neigungen zum Körperlichen, d. h. Süchte, Triebe, Laster etc., haben kann. Da sie aber auch die Hülle des Geistes ist, enthält sie auch göttliche Elemente. Diese göttlichen Elemente regen die Seele an, sich zu reinigen, zu vervollkommnen und hohen göttlichen Schwingungen zu öffnen.[36]

Der Ernährungsvorgang aus seelisch-geistiger Sicht

Unser Körper hat aus sich heraus keine eigene Lebenskraft; er wird über Seele und Geist belebt. Lebenskraft kann nach dem deutschen Naturphilosophen C. L. v. Reichenbach (1780–1869) auch als »Od-Kraft« bezeichnet werden. Unser Körper benötigt für seinen Aufbau und zu seiner Erhaltung die Lebenskraft bzw. Od-Kraft aus den Seelenpartikeln seiner Umwelt = Luft, Wasser und insbesondere Nahrung.

Daher ist es für unsere Gesundheit und unsere Lebenskraft so wichtig, daß wir möglichst viel von dieser Lebens- bzw. Od-Kraft in uns aufnehmen. Nun wird auch einleuchtend, warum wir uns

von Frischkost ernähren sollten: eben weil darin die meiste Lebens- bzw. Od-Kraft enthalten ist. Diese Od-Kraft wirkt sich dann positiv auf unseren Körper, unsere Seele und unseren Geist aus. Der Gedanke, daß wir mit unserer Nahrung auch Seelenpartikel aufnehmen, wird für viele neuartig sein. Der einzige Ernährungsforscher, welcher dies bis jetzt erkannte, war der berühmte Rohkostpionier M. Bircher-Benner. Von ihm sind folgende Worte über unsere und die Seele der Pflanzen und Tiere überliefert: »Als ich Ihnen von der Nahrungsorganisation berichtete, unterließ ich, darauf hinzuweisen, daß jedes Nahrungsmittel als besondere Organisation ein Stück Seele, sei es der Pflanze oder des Tieres, von denen es stammt, in unseren Körper einführt. Wir empfangen – welch gewagtes Wort! – mit den Nahrungsmitteln nicht nur chemische Substanzen und Kalorien, sondern auch seelische Werte und Unwerte. Es ging lange, bis ich selbst dies begriff. Der Weg zum Seelischen war durch das Stoffliche verbarrikadiert. Die Erkenntnis, oder sage ich bescheidener die Ansicht, daß wir mit den seelischen Werten der Nahrungsmittel auch unsere Menschenseele speisen, d. h. ernähren oder mißernähren, ist für die heutige Wissenschaft noch ungeheuerlich. Weil das Seelische exaktwissenschaftlich nicht greifbar ist, werde ich dafür aus dem Paradies der Wissenschaft ausgestoßen werden. Hat nichts zu sagen: ›Es wird kommen der Tag, da…!‹ Ich bleibe dabei: beim Seelenkranken soll auch die Ernährung und der Ablauf des körperlichen Lebens geordnet werden. Man darf nicht nur psychisch, aber auch nicht nur somatisch (körperlich) arzten, sondern muß stets die Psychotherapie mit der Somatotherapie verbinden und umgekehrt.«[37]
Bircher-Benner war einer der wenigen Ärzte im 20. Jahrhundert, welche das Wesen der Seele erforscht und erkannt haben. Er wußte auch, daß in einer Menschenseele alle Erfahrungen und

Erlebnisse aus dem jetzigen Erdenleben und der unendlich langen Zeit davor gespeichert sind. Diese Einprägungen werden Engramm, Mneme oder einfach Seelenspiegel genannt. Daher nennt man auch die Seele »das Buch des Lebens«. Bircher-Benner wußte, daß die Seele dies ist, was oft als »Ich« bezeichnet wird. Also unser Verhalten, unsere Gefühle und Empfindungen, Affekte und Reaktionen, Charaktereigenschaften, Lebensgefühl usw.

Als Wichtigstes gilt es festzuhalten, daß alles, was wir erleben, denken, empfinden, fühlen und tun, Einprägungen, Informationen in unserer Seele durch in ihr enthaltene, geistig-magnetische Felder hinterläßt. Wie Bircher-Benner unmißverständlich erklärt hat, wird unsere Seele auch stark durch unsere Nahrung beeinflußt. Dies kann im positiven Sinne durch vegetarische Frischkost als auch im negativen Sinne durch denaturierte und animalische Kost geschehen.

Der Ort der Seele

Es bleibt noch die Frage offen, wo sich unsere Seele in unserem Körper befindet. Als Kind stellte ich mir vor, daß die Seele ein Fleck auf unserem Herzen ist, der je nach Gesinnung eine leuchtend weiße oder eine trübe schwarze Färbung erhält. Heute ist bekannt, daß die Seele einen fluidalen, feinstofflichen Charakter hat und daher mit unseren physischen Augen und den heutigen technischen Geräten nicht wahrgenommen werden kann.

Seelenforscher wissen heute, daß die Seele im Blut liegt. Doch dies ist keine neue Erkenntnis. Bereits im Alten Testament spricht Gott zu Mose in bezug auf unsere Ernährung: »... Nur Fleisch mit seiner Seele, nämlich dem Blut, sollt ihr nicht essen« (1. Mose 9, 4).

Deutlicher kann man es nicht sagen. *Wir nehmen mit dem Fleisch auch Seelenpartikel des betreffenden Tieres auf.* Da Denken, Fühlen und Wollen von der Seele dirigiert werden, braucht man sich über den Zustand der Menschheit nicht mehr zu wundern. Da in einer Seele auch Gefühle und Empfindungen eingeprägt werden, nehmen Fleischesser auch die Angst auf, welche das Tier beim Schlachten empfindet. Da die Angst eine Grundursache vieler Konflikte ist, wird jetzt der berühmte Satz von Leo Tolstoi voll verständlich, der da lautet: »So lange es noch Schlachthöfe gibt, wird es auch Schlachtfelder geben.«

Da das Blut Träger der Seele ist, legten die verschiedenen Religionen früher (bevor daraus Konfessionen wurden) größten Wert auf vegetarische Ernährung und eine reine, gute Zusammensetzung des Blutes. Auch die alten Griechen wußten, daß unser Seelenleben von der Substanz unseres Blutes beeinflußt wird. Von dem berühmten Arzt Galenos sind folgende Worte überliefert: »Die Tugenden liegen in der Seele, doch die Kräfte der Seele müssen der Natur des Blutes folgen.«

Heute wird von den Medizinern der Ausdruck »reines Blut« eher etwas belächelt. Der Naturarzt Dr. med. O. Buchinger gibt kund: »Reines Blut! Dem exakten modernen Mediziner kommt ein überlegenes Lächeln über diesen humoralpathologischen Begriff aus der alten Volksmedizin. Macht nichts! Wir lächeln zurück! Sobald dies schöne Wort auch einmal seine lebensreformerisch-biologische Bedeutung wiedergewinnt und entsprechende Wunschziele zeitigt, ist in unserem gefährdeten Europa ein neuer Segen geschehen.«

Da unser Blut im ganzen Körper zirkuliert, ist die zwingende Folge, daß unsere Seele den ganzen Körper durchdringt. Die Seele hat also die Form eines Menschen und ist auch für hellsichtige Menschen sichtbar.[38]

Das Nervensystem als Vermittler zwischen Leib und Seele

Das Denken, Fühlen, Wollen, Empfinden etc. einer Seele muß ja im Körperlichen irgendwie zum Ausdruck kommen. Dies geschieht über unsere Nerven. Daher kann man unsere Nerven auch als »die verlängerten Arme der Seele« bezeichnen. Unser Nervensystem wird ja ganz vom Blutstrom (Träger der Seele) durchdrungen. Menschen und Säugetiere besitzen ja bekanntlich ein Zentralnervensystem und ein vegetatives Nervensystem. Das erstere wird deswegen so genannt, weil es gewissermaßen in der Mitte des Körpers gelegen ist. Es ist im Rückenmark und im Gehirn angelegt. Große Bedeutung kommt dabei der Großhirnrinde zu, die aus Nervenzellen und aus Nervenstützsubstanz aufgebaut ist.

Prof. med. A. Brauchele zählt zu den wenigen Ärzten, welche um die Bedeutung unseres Nervensystems im Zusammenhang mit unserem Seelenleben wissen. Er schreibt über das Akkumulationsorgan der Nerven (unsere Großhirnrinde): »Diese Großhirnrinde, die die Oberfläche des Gehirns überzieht, steht in Beziehung zum Willen, zum Bewußtsein und zum Unterbewußtsein. Man könnte also das Zentralnervensystem als das System des Willens, des Bewußtseins und des Unterbewußtseins bezeichnen. Sobald anatomische Veränderungen in dieser Großhirnrinde stattfinden, wird auch die Seele, der Charakter, die geistige Substanz des Menschen verändert.«[39] Die »anatomischen Veränderungen«, welche Prof. Brauchele hier anspricht, betreffen nicht nur die abrupten (Unfälle etc.), sondern selbstverständlich auch die schleichenden, fast unmerklichen Veränderungen durch eine falsche Ernährung oder durch Gifte (Schwermetalle wie Blei oder Quecksilber, Pestizide, Farbstoffe, Konservierungsstoffe, Alkaloide usw.). Spätestens jetzt dürfte jedem klar geworden sein, warum man durch eine gesunde Lebensweise positiv auf das Seelenleben eines Menschen einwirken kann.

Prof. Brauchele berichtet, daß eine Schädigung und Schwächung des Nervensystems immer mit einer Verkrampfung einhergeht. Der Wille (einer Seele) wirkt sich immer über das Nervensystem auf die Muskulatur aus und bestimmt so Haltung und Bewegung. Sind unser Nervensystem und unsere Muskelzellen durch Vitamin- oder Mineralstoffmangel geschwächt, kann der Wille nicht mehr voll zur Auswirkung kommen. Jetzt wird auch der große Heilerfolg von Dr. med. Evers verständlich, der mit Rohkost und gekeimtem Getreide Multiple-Sklerose-Patienten in die Genesung führt.

Unser Zentralnervensystem hat eine doppelte Funktion. Zum einen ist es für nach außen gerichtete Tätigkeiten zuständig, z. B. Bewegungen ausführen, Sehen, Hören, Schmecken, Riechen und Tasten. Zum anderen ist unser Zentralnervensystem auch für nach innen gewendete Aufgaben wie Denken, Fühlen und Wollen zuständig.

Prof. Brauchele schreibt, daß eine Nervenschädigung, bzw. Nervenschwächung sich nicht nur in äußerlichen Krämpfen bemerkbar macht, sondern auch in innerlichen Krämpfen. Er legt dar, daß auch das Denken geschwächt und verkrampft sein kann, was sich neben der Gedächtnisschwäche auch in Form von Konzentrationsmangel bemerkbar machen kann. Krampfhaftes Denken kommt in Form von Zwangsgedanken zum Ausdruck. Sind Fühlen und Empfinden gestört, so bedeutet dies, daß eine Stumpfheit und Gefühlsarmut zum Ausdruck kommt. Es kann sich auch im Falle eines übererregten zentralen Nervensystems in Form von Angst, Hysterie etc. bemerkbar machen. Beim Willen gehen Schwäche und Krampf ebenfalls Hand in Hand. Die Willensschwäche kommt als Unentschlossenheit, der Willenskampf z. B.

in Selbstverstümmelung oder sogar Neigung zum Selbstmord zum Ausdruck.

Um es noch einmal zu betonen: Alle Vorgänge unseres zentralen Nervensystems wie Sehen, Riechen, Schmecken, Fühlen, Hören, Tasten, Empfinden, Wollen, Tun usw. sind von der Substanz der Nerven abhängig. Da die Nerven ja aus den Bausteinen unserer Ernährung zusammengesetzt sind, führt eine Fehlernährung nicht nur zu körperlichen Symptomen und Krankheiten wie: Augenleiden, Hörfehlern usw., sondern auch zu seelischen Krankheiten wie: Depressionen, Angst, Selbstmordgedanken etc.

Neben dem eben beschriebenen zentralen Nervensystem gibt es in unserem Körper noch ein zweites, welches als vegetatives oder Eingeweide-Nervensystem bezeichnet wird. Das lateinische Wort *vegeto* bedeutet »ich belebe«. Das vegetative Nervensystem ist also jene Instanz, die (von der Seele gesteuert) unsere inneren Organe aufbaut, aufrechterhält und reguliert. Zentralnervensystem und vegetatives Nervensystem stehen miteinander in Verbindung. Treten z. B. im Bereich der Leber oder eines anderen Organes Störungen auf, so werden diese Veränderungen auf das Zentralnervensystem übertragen, so daß konsequenterweise Organstörungen auch Denken, Fühlen, Empfinden, Wollen etc. negativ beeinflussen können. Schon die Ärzte des Altertums haben von einer »Melancholie« gesprochen, wenn sie einen Trübsinn der Seele erkannten. *Melancholie* heißt soviel wie »Schwarzgalligkeit«. Dadurch wollten die alten Ärzte verdeutlichen, daß Durchblutungs- oder Stoffwechselstörungen der Leber/Galle die Seele traurig stimmen.

Des weiteren sprechen Ärzte von cholerischem Temperament, was wiederum mit der Galle zusammenhängt. *Chole* heißt nichts anderes als »Galle«. Etliche Menschen haben bereits erfahren, daß seelische Affekte sich symptomatisch auf bestimmte Organe auswirken. Man sagt ja auch: »Dies geht mir an die Nieren« oder: »Das schlägt mir auf den Magen.«

Wir sehen also, wie eng der Körper und die Seele eines Menschen zusammenhängen.[40] Ein Wort, welches in der heutigen Zeit immer häufiger über die Lippen der Ärzte kommt, ist »vegetative Dystonie« bzw. »Neurasthenie«. *Asthenie* heißt auf gut deutsch »Schwäche«. Das griechische Wort Neuron (»Nerv«) bezeichnet das Bau- und Funktionselement des Nervensystems. Neurasthenie bedeutet also nichts anderes als eine Schwächung der Nerven. Dies kann sowohl seelisch (z. B. durch Angst) oder auch körperlich (z. B. Vitamin- oder Mineralstoffmangel) bedingt sein. Überträger von Informationen werden Neurotransmitter oder auf deutsch »Botenstoffe« genannt. Diese werden wie alle Zellen und Organe aus den Bestandteilen unserer Nahrung aufgebaut. Fehlen die entsprechenden Bausteine für die Neurotransmitter, können auch Informationen innerhalb unseres Körpers nicht mehr weitergegeben werden. Es kommt dann konsequenterweise zu Krankheiten körperlicher und seelischer Art. Hierin findet man eine logische, wissenschaftliche Erklärung dafür, daß z. B. Vitamin B_1-Mangel Depressionen hervorrufen kann.[41]

Ergänzend muß noch gesagt werden, daß unsere Seele nebst unserem Blut und unserem Nervensystem auch unser Drüsensystem als »Wirkungsstätte« benutzt.

Seelische Veränderungen durch Vitamin- und Mineralstoffmangel

Unsere Seele (griechisch *psyche*) leidet sehr dsrunter, wenn wir unserem Körper keine adäquate Nahrung zuführen. In den Kapiteln über Vitamine und Mineralstoffe wurde ja bereits über einige

psychische Veränderungen berichtet, die durch einen Wirkstoff-
mangel ausgelöst werden. Psychische Veränderungen kommen
in den industrialisierten Ländern immer häufiger vor. Die konventionelle Medizin kennt keine kausale Therapie, da die *Causa*
(Ursache) ihnen nicht bekannt ist. Ärzte wissen oft nichts Besseres, als sog. Psychopharmaka zu verschreiben. Psychopharmaka
verursachen oft irreversible Schäden wie Sprachstörungen, Mus-
kelkrämpfe u.a.m. Antidepressiva führen zur Abhängigkeit, werden mit der Zeit unwirksam und können Depressionen sogar noch
verstärken.

Auf der Suche nach der Ursache von Verhaltensstörungen kamen
amerikanische Wissenschaftler bereits in den zwanziger Jahren
dieses Jahrhunderts zu dem Ergebnis, daß Psychosen grundsätzlich mit einem disharmonischen Verhältnis an Nährstoffen in
unserem Körper einhergehen. Der Nobelpreisträger Linus Pau-
ling gilt als führende Persönlichkeit auf dem Gebiet der Vitaminforschung. Er prägte für die Behandlung von Krankheiten mit
Nährstoffen den Begriff »orthomolekulare Medizin«. Die Kern-
aussage dieser Medizinrichtung ist, daß unser Körper über die
richtigen Moleküle in richtiger Menge, in optimaler Konzentration am richtigen Ort verfügen muß, um an Körper, Seele und
Geist gesund zu sein.[42]
Die orthomolekulare Psychiatrie weist überwältigende Heilerfolge bei der Therapie von Schizophrenie, Depressionen, Epilepsie
und anderen psychischen Störungen auf. Im folgenden soll nun
über die Therapie mit Nährstoffen bei verschiedenen Verhaltensstörungen berichtet werden:

Schizophrenie

Das klinische Wörterbuch Pschyrembel bezeichnet Schizophrenie als eine »endogene Psychose mit noch völlig ungeklärter Entstehung«. Die orthomolekulare Psychiatrie ist da ganz anderer Meinung. Sie weiß, daß die Ursache fast immer in einem Vitamin- bzw. Mineralstoffmangel liegt. Eine Disharmonie in der Nährstoffzufuhr (was durchaus auch durch ein Überangebot hervorgerufen werden kann) führt zwangsläufig auch zu Stoffwechselstörungen. Schizophrenie und Stoffwechselstörungen gehen in nahezu allen Fällen Hand in Hand. Bei der oftmals mit »Persönlichkeitsspaltung« übersetzten Krankheit können dies sein:

- Schwankungen im Zuckerstoffwechsel
- zu hoher oder zu niedriger Histaminspiegel
- übermäßige Ausscheidung von Kryptopyrrol mit dem Urin[43]

Bei der Behandlung von Schizophrenie setzen orthomolekulare Mediziner insbesondere die Vitamine C, E, B_3, B_6 und Niacin ein. Dr. med. Carl C. Pfeiffer berichtet in seinem Buch »Nährstoff-Therapie bei Geisteskrankheiten« über einen häufigen Zink- und Manganmangel und über einen oftmaligen Kupferüberschuß bei schizophrenen Patienten.[44]

Epilepsie

Unter Epilepsie wird ein plötzliches Auftreten von krampfartigen Anfällen im Gehirn verstanden. Die Anfälle können sich auf sehr unterschiedliche Art und Weise manifestieren. Bewußtseinsstörungen, Bewußtlosigkeit, motorische bzw. sensorische Abweichungen und mentale Störungen gehören zu den Symptomen der Epilepsie.

Epileptische Anfälle werden durch Störungen der elektrischen Aktivität des Gehirns ausgelöst. Bei den elektrischen Impulsübertragungen im Gehirn spielen vor allem Aminosäuren und Mineralstoffe eine wichtige Rolle. Entlang der Neuronen sorgen Ionen (Minerale) für eine elektrische Reizübertragung. Zwischen den Neuronen liegen sogenannte Synapsen, die man als Schaltstationen bezeichnen könnte. Für die Reizübertragung der Synapsen sind die bereits erwähnten Neurotransmitter zuständig. Neurotransmitter (Botenstoffe) im Gehirn sind u. a. Acetylcholin, Noradrenalin, Serotonin und Glutaminsäure. Alle diese Stoffe stehen mit dem Vitamin- und Mineralstoffwechsel in Verbindung. Wen wundert es da, daß ein Epileptiker durch eine gesunde, natürliche, vitalstoffreiche Ernährung in die Genesung geführt werden kann? Bei der Behandlung von Epilepsie werden von den orthomolekularen Medizinern alle B-Vitamine (vor allem B_6), Vitamin C und Vitamin E eingesetzt. Des weiteren hat man festgestellt, daß die Mineralstoffe Magnesium, Mangan und die Aminosäure Taurin den Heilerfolg verbessern.[45]
Eine denaturierte, disharmonische Ernährung führt zwangsläufig zu Störungen innerhalb des Stoffwechsels. Vier exemplarische Beispiele mögen genügen, um aufzuzeigen, daß Stoffwechselanomalien nicht selten zu seelischen Schäden führen:

Histapenie = niedriger Histaminspiegel im Blut
verbunden mit: Paranoia, Halluzinationen, Wahrnehmungsstörungen

Histadelie = hoher Histaminspiegel
verbunden mit: Suizidgedanken, abnormen Befürchtungen, Depressionen, Schlaflosigkeit, Gedankenleere

Pyrrolurie = erhöhte Kryptopyrrolausscheidung
      verbunden mit: Wahrnehmungsstörungen, suizidaler
      Depression, neurologischen Symptomen, fehlenden
      Traumerinnerungen

Hypoglykämie = niedriger Blutzuckerspiegel
      verbunden mit: suchtartigem Verzehr von Süßigkeiten,
      schlechtem Gedächtnis, Wahrnehmungsstörungen

Orthomolekulare Mediziner verordnen bei Erkrankungen sogenannte »Megadosen«, d. h. hohe Gaben an Vitaminen bzw. Mineralstoffen, um Stoffwechselanomalien binnen kurzer Zeit auszugleichen. Man ist sich jedoch auch in dieser Medizinrichtung
darüber im klaren, daß die beste Therapie für geistig-seelische
Erkrankungen hochwertige unverfälschte Nahrungsmittel sind.
Der bekannte deutsche Ernährungswissenschaftler Prof. Leitzmann hat ebenfalls erkannt, daß ein störungsfreier Stoffwechsel
(durch eine natürliche Ernährung) Voraussetzung ist nicht nur für
die körperliche, sondern auch für die geistige Entwicklung.[46]

Vom Wesen des Geistes

Die meisten Menschen setzen heute »Geist« mit »Verstand«
synonym. Doch damit tun wir unserem Geist reichlich unrecht,
denn in ihm liegen zweifelsohne mehr Fähigkeiten als nur ver-
standesmäßiges Denken. Wie in früheren Abschnitten eingehend
beschrieben, ist der Geist unser ureigenstes, innerstes Wesen.
Dieser Geist ist, wie Plato und Sokrates bereits wußten, »einge-
kerkert« in unsere Seele und diese wiederum – auf dieser Erde –
in einen physischen Körper.

Sinn und Ziel der Evolution bzw. der Ent-wicklung ist es, diesen Geist wieder zu befreien. Die Evolution ist demnach erst abgeschlossen, wenn wir wieder reiner Geist sind. Es stimmt daher nicht, wenn gewisse Konfessionen behaupten, eine Seele lebte ewig. Die Seele lebt nur so lange, wie sie als Hülle des Geistes notwendig ist.

Wie im Abschnitt »Organisation, Sinn und Metamorphose der Seele« bereits dargelegt wurde, wird das Geistige in uns durch die wahre, selbstlose, gelebte Liebe immer mehr befreit. Dadurch kommen wir auch Gott immer näher und können so erst das Bibelzitat verstehen, welches da lautet: »Das Reich Gottes ist inwendig in euch« (Lukas 17, 21).

Der Dichterfürst Goethe hat die geistige Entwicklung mit folgenden schönen Worten umschrieben: »Ich glaube, daß wir einen Funken jenes ewigen Lichtes in uns tragen, das im Grunde des Seins leuchten muß und das unsere schwachen Sinne nur von ferne ahnen können. Diesen Funken in uns zur Flamme werden zu lassen und das Göttliche in uns zu verwirklichen, ist unsere höchste Pflicht.«

Um jegliche Zweifel auszuräumen, möchte ich nebenbei erwähnen, daß ich unter Geist keinen Schloßgeist à la Canterville verstehe, sondern wie der Prophet Ezechiel bereits verkündete: »Ein vollendet gestaltetes Siegel, voll Weisheit und vollkommener Schönheit« (Ezechiel 28, 12). Es wurde ja auch bereits Origenes zitiert, der erkannte: »Die Vollendung ist erst erreicht, wenn einmal alle Seelen ihre Rettung in der Engelwerdung gefunden haben. Alle Kreatur kehrt zu Gott zurück.« Ins verlorene Paradies kehren wir demnach erst wieder zurück, wenn wir der Aufforderung von Jesus Christus nachkommen, die da heißt: »Werdet vollkommen, wie euer Vater im Himmel vollkommen ist!« (Matth. 5, 48).

Die seelisch-geistige Substanz verändert sich nach dem Tode eines Menschen nicht. Seele und Geist trennen sich nach dem Ableben vom Körper und existieren in dem Grade weiter, den wir uns hier erarbeitet haben.

Aufgrund der Wechselwirkungen (von Körper, Seele und Geist) können die beiden feinstofflichen Körper in uns durch Ernährungsschäden oder sonstige negative Einflüsse stark in Mitleidenschaft gezogen werden. Es ist daher völlig irrig und wider jegliche Vernunft, zu sagen: »Ich lebe nur einmal. – Was schmeckt, kann auch nicht schaden. – Ich rauche gerne. – Diese oder jene Droge wird für mich schon nicht so schlimm sein usw.« Die Wechselwirkung von Körper, Seele und Geist beruht auf einem Naturgesetz – und die Naturgesetze haben bekanntlich immer Gültigkeit.

Nun wird sicherlich jedem klar geworden sein, wieso eine vegetarische Rohkost die optimale Grundlage bildet für die Entwicklung nicht nur des Körpers, sondern ebenso für Seele und Geist. Um es auch hier noch einmal zu betonen: Man kann sich mit Frischkost nicht in den Himmel essen! Jedoch können wir durch unsere Ernährung, wie überhaupt durch unsere gesamte Lebensweise, Seele und Geist in der Entwicklung fördern – aber auch hindern.

Die Erkenntnisse bekannter Persönlichkeiten über den Einfluß unserer Nahrung auf Seele und Geist

Nachdem die Begriffe »Seele« und »Geist« nun ausführlich erklärt wurden, ist es interessant zu erfahren, was die weisesten Männer und Frauen der Weltgeschichte verkündeten, wenn sie die Wirkung der Nahrung auf Seele und Geist beschrieben. Im

Kapitel über die verschiedenen Religionen (Kapitel 2) kamen ja schon einige »Geistliche« zu Wort.

Die Geistlichen der heutigen Zeit wissen kaum um die Zusammenhänge. Einer der wenigen, welche den Wert der vegetarischen Rohkost erkannt haben, war der bekannte Pfarrer Sebastian Kneipp. Von ihm stammen die Worte: »Man darf annehmen, daß alles, was die Erde an Nahrung hervorbringt, uns vom Schöpfer in der schuldlosesten Form angeboten wird. Und wer die größte Sorgfalt trägt, daß es unverändert bleibt, gewinnt auch den größten Vorteil.«

Bei den »alten Griechen« war das Wissen um die Wechselwirkung zwischen Geist und Materie noch weiter verbreitet als bei uns heute. Fast alle großen Philosophen waren Vegetarier, viele von ihnen ernährten sich auch von Rohkost. Der Stoiker Musonius erklärte: »Je leichter und reiner die Speise ist, die wir zu uns nehmen, um so trockener und reiner bleibt unsere Seele, um so größer ist auch unsere Gottähnlichkeit.« Er sprach sich für eine vegetabile Nahrung aus und war der Ansicht, daß jene Speisen die besten seien, »für deren Zubereitung man kein Feuer brauche«.

Der Philosoph Epiktet sah den Menschen als »Teil der Weltordnung« und somit auch den Naturgesetzen unterworfen. Harmonie und Entwicklung waren nach seiner Aussage nur möglich, wenn die Lebensweise des Menschen nicht gegen die Grundgesetze des Lebens gerichtet ist. Von Epiktet sind die Worte überliefert: »Vergiß niemals, daß du ein Mitspieler in einem Schauspiel bist, worin der Meister des Weltalls dir eine gewisse Rolle gegeben hat. Deine Aufgabe ist es, diese Rolle so gut wie möglich zu spielen. Dir diese Rolle zu geben war das große Geschenk des Meisters.

Um mit dem Aufstieg des Lebens zusammenzuarbeiten, muß sich

jeder gewissen eisernen Regeln unterwerfen. Er muß sein Essen und Trinken beherrschen, Abstand nehmen von allen Süßigkeiten, er darf keine kalten Getränke trinken, auch keinen Wein trinken, wenn er die Lust dazu verspürt. Er muß regelmäßig zu bestimmter Stunde seine Körperübungen ausführen in Hitze und Kälte und muß überhaupt alle seine Lebensgewohnheiten so ordnen, daß sie immer in Harmonie mit den Grundgesetzen des gesunden Lebens stehen. Das bedeutet, daß er allem entsagen muß, was das Leben schädigt.«

Auch von den Philosophen der Neuzeit wissen einige, daß die Nahrung Einfluß auf Seele und Geist hat. Daß der Mensch »ist, was er ißt«, davon war auch Friedrich Nietzsche überzeugt: »Durch den vollkommenen Mangel an Vernunft in der Küche ist die Entwicklung des Menschen am längsten aufgehalten und am schlimmsten beeinträchtigt worden. Ich glaube, daß die Vegetarier mit ihrer Vorschrift, weniger und einfacher zu essen, mehr Nutzen gestiftet haben als alle neuen Moralsysteme zusammen.«[47]

Von Nietzsche stammen auch die Worte: »… aber die deutsche Küche überhaupt, was hat sie nicht alles auf dem Gewissen! … Die ausgekochten Fleische, die fett und mehlig gemachten Gemüse, die Entartung der Mehlspeise zum Briefbeschwerer! Rechnet man gar noch die geradezu viehischen Nachguß-Bedürfnisse des alten, durchaus nicht bloß alten Deutschen dazu, so versteht man auch die Herkunft des deutschen Geistes – aus betrübten Eingeweiden…«

Im folgenden sollen nun noch Hildegard von Bingen, Dr. Rudolf Steiner und Dr. M. Bircher-Benner zu Wort kommen, die sehr detailliert den Einfluß der Nahrung auf Körper, Seele und Geist beschrieben haben.

Hildegard von Bingen und ihre Hinweise über die Heilkraft unserer Nahrungsmittel

Hildegard von Bingen wurde im Jahre 1098 als zehntes Kind adeliger Eltern im Bistum Mainz geboren. Sie wurde vom Mutterschoß an als »Zehent« Gott geweiht. Von klein auf war Hildegard bereits hellsehend. Früher sagte man dazu: »Sie hatte Gesichte.« Sie bekam oft Bilder aus fernen Gegenden und aus den Frühzeiten der Menschheit vor Augen geführt. Mit sechzehn Jahren trat Hildegard als Nonne in ein Benediktinerkloster ein, welches sie auch später als Äbtissin leitete. Im Jahre 1141 überflutete und erfüllte sie ein intensives Licht von oben. Durch ihre Gottverbundenheit hatte sie, wie man gelegentlich auch sagt, »den heißen Draht nach oben«. Im Auftrage Gottes verfaßte sie mehrere Bücher, worin sie u. a. über die Heilwirkungen von Edelsteinen und der verschiedensten Kräuter und Nahrungsmittel berichtet. Ihre Gottverbundenheit hinderte sie nicht daran (oder sollte man besser schreiben »veranlaßte sie sogar«), aufs heftigste sowohl den Papst als auch den Kaiser zu kritisieren. Sie war deshalb mehrmals in Gefahr, verbannt oder sogar getötet zu werden. Sie war für die Obrigkeiten recht unbequem, da die Offenbarungen, die sie empfing, oft im Widerspruch zu den Dogmen der Kirche standen. So wußte sie, daß Gott nicht nur irgendwo in weiter Ferne am Himmelszelt wohnt, sondern in jedem Schöpfungsteil. In einer Offenbarung spricht Gott durch sie: »Ich, das feurige Leben der Gotteswesenheit, flamme dahin über die Schönheit der Felder. Ich leuchte in den Wassern, Ich brenne in der Sonne, im Mond, in den Sternen, in jeglichem Geschöpf bin Ich die lodernde Kraft.«
Hildegard wußte, daß der Körper niemals leidet, ohne daß nicht automatisch auch die Seele erkrankt und ebenso umgekehrt.

Krankheit sah sie als Verstoß gegen die Schöpfungsgesetze, sprich Sünde, sprich Absondern vom Willen Gottes. Sie sah aber auch, daß das Leid die Menschen in die Lage versetzt, umzukehren und sich dem Licht wieder zuzuwenden.

Da Gott all seine Kinder liebt, sie in die Genesung und nach Hause in die Lichtheimat führen will, gab er durch Hildegard Hunderte von Heilratschlägen, die gerade in der heutigen Zeit wieder neue Beachtung finden. In den Hildegard-Schriften werden nicht nur die Wirkungen spezifischer Nahrungsmittel auf den physischen, sondern oft auch auf den Seelenkörper beschrieben. Vom Dinkel, der mehrfach in lobender Weise Erwähnung findet, ist bei ihr zu lesen: »... Wer Spelz gern kaut, sein Fleisch recht baut! Dinkel führt zu einem rechten Blut, gibt ein aufgelockertes Gemüt und die Gabe des Frohsinns.«[48]

Beachtenswert ist, daß die Äbtissin hier rechtes Blut (Träger der Seele) und ein aufgelockertes Gemüt bzw. die Gabe des Frohsinns in einem Atemzug nennt. Hildegard erkannte auch Nüsse als wertvolle Lebensmittel an. Von Walnußöl schreibt sie, daß es den Geist seiner Esser frohgemut mache. Süße Mandeln machen ihr zufolge »ein volles Gehirn«.

Hildegard hatte offensichtlich auch Kenntnis von der sog. »Signaturenlehre«, d. h., sie konnte von der äußeren Erscheinung eines Schöpfungsteils auf das innere Wesen desselben schließen (gemäß dem Grundsatz »wie innen, so außen«). So belehrte sie: »Alle Pflanzen, Kräuter, die ihren Wachstumstrieb aus der Luft schöpfen, werden auch glatt verdaut und haben eine fröhliche Art, die den Menschen froh macht, der sie ißt.« In der Liste der fröhlichmachenden Pflanzen reiht sie auch den Fenchel ein: »Wie immer gegessen, macht er den Menschen fröhlich, bringt ihm eine feine (Haut-)Farbe und guten Körpergeruch ein und macht zudem noch gute Verdauung.«

Hildegard spricht nicht nur Empfehlungen für, sondern oft auch gegen bestimmte Nahrungsmittel aus. So schreibt sie über den in Deutschland recht beliebten Lauch: »Porree-Lauch hat eine rasche und unnütze Wärme in sich, etwa wie bei einem Wassertrieb der Bäume, der rasch aufschießt und rasch vergeht. Dem Menschen macht er ruhelose Sinnengier. Roh ist er dem Menschen so widerlich und schlecht zu essen wie eine nutzlose Giftpflanze, weil er das Blut und die menschlichen Säfte in das Gegenteil verkehrt, d. h. einen Wirbel erregt, so daß durch ihn das menschliche Blut nicht mehr recht wächst und die Faulsäfte sich nicht mehr reinigen.«[49] Interessant ist hier, daß sie den Lauch mit »ruheloser Sinnengier« in Verbindung bringt. Auch in anderen Kulturkreisen ist dies bekannt. Indische Yogis empfehlen ihren Schülern, ebenfalls auf Lauchgewächse (auch Zwiebeln und Knoblauch) zu verzichten, da diese Nahrungsmittel die niederen Triebe im Menschen entfachen.

Ein weiteres Gewächs, welches die hl. Hildegard empfiehlt, nicht zu genießen, ist der Hopfen: »Er läßt den Melancholiestoff im Menschen anwachsen und führt zu einer traurigen Stimmungslage und belastet die Eingeweide.« Könnte dies eine Erklärung dafür sein, daß Biertrinker nach einer »fröhlich durchzechten Nacht« am nächsten Tag eine eher depressive Stimmungslage aufweisen?

In der heutigen Zeit leiden viele Menschen an Nervenschwäche. »Vegetative Dystonie« ist ein Ausdruck, den man immer häufiger in den Arztpraxen zu hören bekommt. Die Tatsache, daß die Nerven die verlängerten Arme der Seele sind, macht das folgende Rezept für den Aufbau des Nervensystems besonders interessant. Hildegard empfiehlt als Nervenmittel sog. »Nervenkekse«, die mit Nelken, Muskatnuß und Zimt gewürzt werden. Selbstverständlich können diese Kekse hergestellt werden, ohne daß sie im Ofen backen. Man kann den Teig auch bei ca. 45 ° C im Ofen trocknen lassen.

Hildegard von Bingen kennt auch eine Diät gegen Epilepsie. Bei dieser Krankheit dürfe man vor allem kein Schweinefleisch essen. Die »Fallsucht«, wie man diese Krankheit früher nannte, wird durch Schweinefleisch »genährt«. Weiterhin bringt sie den »Wurm im Fleisch« und »Hautausschläge« (Lepra) mit Schweinefleisch in Verbindung. Als psychische Reaktion hat das schon im Alten Testament geächtete Nahrungsmittel zur Folge, daß »seine Art dahin zielt, die Sinnlichkeit des Menschen anzustacheln.« Hildegard wußte, daß Fleischgerichte die seelisch-geistige Entwicklung eher behindern. So schreibt sie wörtlich: »Ein Mensch, der von Sünden frei werden will, meide die Fleischspeisen, ... weil Fleischgerichte oft das Fleisch des Menschen zu den Sünden hinziehen.«[50]

Wenn in den Hildegard-Schriften trotzdem bei manchen Krankheiten Fleisch empfohlen wird, so muß man dabei berücksichtigen, daß sie ja in einen kirchlichen Orden eingebunden war. Da bei den Mönchen im Mittelalter Fleisch sehr beliebt war, kann man vermuten, daß die Hildegard-Schriften, genau wie andere von Gott inspirierte Werke, von den »Schriftgelehrten und Pharisäern« teilweise zensiert bzw. erweitert wurden. (»Wehe aber euch, ihr Schriftgelehrten und Pharisäer. Ihr Heuchler! Ihr verschließt das Himmelreich vor den Menschen. Denn ihr selbst kommt nicht hinein, und die, die hinein wollen, laßt ihr nicht hinein« [Matth. 23, 2–13]).

Dr. Rudolf Steiner und seine Erkenntnisse um die Zusammenhänge zwischen Ernährung und Bewußtsein

Rudolf Steiner, Begründer der Anthroposophie, war jener herausragende Forscher, welcher Anfang dieses Jahrhunderts wieder eine Brücke schlug zwischen Wissenschaft und Religion. Er prägte auch den Ausdruck »Geisteswissenschaft« und knüpfte somit an die Tradition von Platon, Aristoteles und Goethe an. Jene wußten, daß die Materie nur eine andere Erscheinungsform des Geistes ist. Im Rahmen eines Vortrages sagte er bereits 1923: »Nun, da sind die Wissenschaftler von heute, die beschäftigen sich nur mit der Materie, aber nur mit den Prozenten von der Materie, wieviel Kohlenstoff, Sauerstoff, Stickstoff und so weiter im Eiweiß enthalten sind. Dadurch lernt man aber gar nichts über die Materie. Die materielle Wissenschaft kennt gerade die Materie nicht, weil man die Materie erst kennenlernt, wenn man weiß, wie der Geist drinnen arbeitet.«[51]

In seinen Vorträgen und Büchern kommt R. Steiner immer wieder auf die Ernährung des Menschen zu sprechen. Er erkannte wie kaum ein anderer die Zusammenhänge zwischen Ernährung und Bewußtsein. Daher sei ihm an dieser Stelle auch eine ausführliche Darstellung gewidmet.

R. Steiner hatte seine zwölf Sinne weitgehendst entwickelt. Er war u. a. hellsehend und hellhörend. Er hatte somit Zugang zu höheren Welten, die uns (noch) verborgen bleiben. Durch seinen intensiven Kontakt zur jenseitigen Welt gelangte er zu Erkenntnissen, die für die Aufwärtsentwicklung des Menschen von großer Bedeutung sind. Er war u. a. Begründer der Waldorf-Schulen und der anthroposophischen Heilkunde. Auch die Einführung der biologisch-dynamischen Anbauweise geht auf ihn zurück.

Man kann ihn durchaus nicht als »weltfremd« bezeichnen. Es

wäre eher zutreffend, ihn einen »Wegbereiter für ein neues Zeitalter« zu nennen. Über die Verbindung zu jenseitigen, lichtvolleren Welten schreibt er selbst: »Wer die Wege suchen will, die aus der Sinnenwelt hinausführen, der wird alsbald verstehen lernen, daß menschliches Leben nur Wert und Bedeutung durch den Einblick in eine andere Welt gewinnt. Der Mensch wird nicht – wie viele fürchten – durch solchen Einblick dem ›wirklichen‹ Leben entfremdet. Denn er lernt durch ihn erst sicher und fest in diesem Leben stehen. Er lernt die Ursachen des Lebens erkennen, während er ohne dieselben wie ein Blinder sich durch die Wirkungen hindurchtastet. Durch die Erkenntnis des Übersinnlichen gewinnt das sinnliche »Wirkliche« erst Bedeutung. Deshalb wird man durch diese Erkenntnis tauglicher und nicht untauglicher für das Leben. Ein wahrhaft ›praktischer‹ Mensch kann nur werden, wer das Leben versteht.«

Für jemanden, der sich nie mit geistigen Gesetzmäßigkeiten auseinandergesetzt hat, sind die Aussagen von R. Steiner oft nur schwer oder gar nicht nachvollziehbar. Der Begründer der Anthroposophie sah es jedoch als eine Aufgabe des Menschen, den Geist hinter der Materie zu ergründen. Daher wird auch sein Ausspruch verständlich, der da lautet: *»Unwissend bleiben bedeutet eine Versündigung gegen die göttliche Bestimmung.«*

Rudolf Steiner bedauerte es sehr, daß die Wissenschaftler der Neuzeit die Existenz der Seele und des Geistes ignorieren. Als er 1922 in einem Vortrag über Körper, Seele und Geist in bezug auf die Ernährung sprach, sagte er: »So kommt man aus dem Körperlichen ins Seelische und ins Geistige hinein, wenn man richtig betrachtet. Aber was tut die heutige Wissenschaft? Die hört beim Bauch auf. Die weiß höchstens, daß im Bauch Zucker und so weiter entstehen; nachher verliert sie aber die Spuren, wenn die Dinge da weiter sich verteilen, weiß nichts davon, was da weiter geschieht. Deshalb kann die Wissenschaft vom Seelischen und Geistigen nichts erzählen. Diese Wissenschaft muß ergänzt, erweitert werden… Die ganze Sache ist davon abhängig, daß die heutige Wissenschaft nur etwas weiß über den Bauch, aber auch nur, daß da etwas entsteht, aber nicht weiß, daß die Leber wahrnimmt und die Nieren denken. Das weiß sie schon nicht. Das weiß sie aus dem Grunde nicht, weil sie auch vom Kopfe nichts weiß. Da sucht sie es natürlich gar nicht, hält dasjenige schon für vollständig, was auf dem Seziertisch von der Leber liegt. Es ist aber nicht das Vollständige, denn das hat die Seele verloren, als es in dem Zustande war, in dem man es aus dem Leibe einfach herausgeschnitten hat. Solange das Seelische drinnen ist, können Sie es nicht aus dem Leibe herausschneiden. Also Sie sehen, daß eine ernsthafte Wissenschaft da weiterarbeiten muß, wo die heutige Wissenschaft aufhört.«[52]

Die ersten zögernden Schritte der Wissenschaft sind bereits getan. So kann man z. B. mit Hilfe der sog. Kirlianfotografie sichtbar machen, daß außer dem für uns Sichtbaren noch weitaus mehr existiert. Durch jene Hochfrequenzfotografie kann die Aura von Lebewesen sichtbar gemacht werden. Das, was hochentwickelte Menschen wie z. B. Rudolf Steiner durch ihre Hellsichtigkeit sehen konnten, ist durch die moderne Wissenschaft für jeden als Tatsache beweisbar geworden. Mit Hilfe der Kirlianfotografie kann man, ähnlich wie mit dem schon erwähnten Biophotometer, feststellen, welche Qualität ein Lebensmittel in sich birgt. Mit der Hochfrequenzfotografie läßt sich das Licht sichtbar machen, welches von allem Lebenden ausgeht. So stellten Wissenschaftler fest, daß die Lichtausstrahlung bzw. der Strahlenkranz (Aura) von rohen gesunden Pflanzen auf dem Film stärker, heller und größer ist als der Strahlenkranz von gekochten oder beschädigten Pflanzen. Nach dem Kochprozeß ist die Aura der Pflanzen unharmonisch und nur noch ganz schwach zu erkennen. Dies schlägt sich selbstverständlich auch beim Menschen nieder, der nach dem Verzehr von denaturierter Nahrung ebenfalls eine unharmonische Aura aufweist. Einige Ärzte und Heilpraktiker nutzen die Kirlianfotografie mittlerweile zur Diagnose von Krankheiten, da diese schon im Anfangsstadium anhand einer gestörten Aura zu erkennen sind.

Wenn wir schon bei modernen Nachweisverfahren zur Bestimmung der Qualität von Lebensmitteln sind, so möchte ich an dieser Stelle auch noch erwähnen, daß auf R. Steiner ebenfalls eine Qualitätsbestimmungsmethode zurückgeht. Sie ist unter dem Namen »Kupferkristallisationsmethode« bekannt. Gibt man dem Extrakt von lebenden Pflanzen eine Kupferchloridlösung hinzu und läßt man dann die Lösung langsam verdampfen, so bildet sich eine Kristallstruktur, die für die Spezies der verwendeten Pflanze typisch ist. Auch die Lebenskraft der Pflanze läßt sich durch die Kupferkristallisationsmethode aufzeigen. Ein deutliches Kristallisationsmuster zeigt Gesundheit, ein schwaches und unharmonisches Bild zeigt Krankheit an. Mit Hilfe dieses Nachweisverfahrens läßt sich, genauso wie mit Hilfe der Kirlianfotografie und der Messung von Biophotonen die »Lebendigkeit« von frischer Nahrung feststellen. Des weiteren läßt sich auch die Schädlichkeit der üblichen Konservierungsmittel durch die Kupferkristallisation beweisen. Schon die winzigste Beigabe von Konservierungsmitteln verzerrt das Kristallisationsmuster.

Doch zurück zu den geisteswissenschaftlichen Erkenntnissen von R. Steiner. Durch seine Hellsichtigkeit wußte er, daß wir in unserem physischen Leib noch weitere, feinstoffliche und somit für den »normalen« Menschen unsichtbare Körper in uns tragen. Wir tragen in uns, um nur einige zu nennen: noch einen Geistleib, einen Seelenleib, einen Kausalkörper, einen Mentalkörper, einen

Lebensleib, der auch oft Ätherleib genannt wird und noch weitere mehr.

Über unsere feinstofflichen Körper schreibt Dr. R. Steiner: »Wir müssen uns wieder über die vielgliedrige menschliche Wesenheit klarwerden.« (Wenn er schreibt »wieder«, so kann man davon ausgehen, daß frühere Kulturen um diese Zusammenhänge noch wußten.) Weiter fortfahrend sagt R. Steiner: »Für den Geistesforscher ist der Mensch nicht nur das physische Wesen, das man mit Augen sehen, mit den Händen greifen kann, sondern dieser physische Leib ist nur ein Teil der menschlichen Wesenheit. Dieser physische Leib besteht allerdings aus denselben chemischen Stoffen, die in der Natur ausgebreitet sind. Aber die menschliche Natur hat höhere Glieder. Schon der nächste Teil der menschlichen Wesenheit ist übersinnlich, hat eine höhere Realität als der physische Leib. Er liegt dem physischen Leib zugrunde, er ist durch das ganze Leben hindurch Kämpfer gegen den Zerfall des physischen Leibes. Im Augenblick , wo der Mensch durch die Pforte des Todes schreitet, ist der physische Leib nur seinen eigenen Gesetzen unterworfen und zerfällt. Im Leben kämpft der Lebensleib gegen den Zerfall. Er gibt den Stoffen und Kräften andere Richtungen, andere Zusammenhänge, als sie haben würden, wenn sie nur sich selber folgten. Für das hellseherische Bewußtsein ist dieser Leib ebenso sichtbar wie der physische Leib für das Auge. Diesen Lebensleib, den Ätherleib, hat der Mensch mit der Pflanze gemeinsam.«[53]

Über den Lebens-(Äther-)leib werden also die Lebensvorgänge in uns gelenkt. Hätten wir diesen feinstofflichen Leib nicht, würde die Nahrung, die wir aufnehmen (speziell die eiweißhaltige), verfaulen. R. Steiner wörtlich: »Der Ätherleib ist dazu da, um dasjenige, was entsteht, als fauliger Gestank, zu überwinden und zu beseitigen… Wenn der Mensch nach dem Tode nicht mehr seinen Ätherleib hat, dann fängt er ja an zu faulen… Der Mensch fault nicht, solange er lebt; sobald er nicht mehr lebt, fault er. Woher kommt das? Weil der Ätherleib fort ist, wenn der Mensch tot ist! Der Ätherleib ist also derjenige Teil im Menschen, der das Faulen verhindert… Es müßte ja die Erde bis zum Himmel hinauf stinken, wenn nicht der Äther da wäre und dieses Faulende immer wieder vertriebe…«[54]

Ein weiterer Körper in uns ist der sog. Astralleib. Über diesen für uns unsichtbaren Körper schreibt R. Steiner: »Er ist der Träger von Lust und Leid, Begierden, Trieben und Leidenschaften, von alledem, was wir unser inneres Seelenleben nennen. Alles das hat seinen Sitz im astralischen Leib. Er ist geistig wahrnehmbar, wie der physische Leib für das physische Bewußtsein. Diesen astralischen Leib hat der Mensch mit den Tieren gemeinsam.«

R. Steiner wußte übrigens genau wie die Mönche in den Anfängen des Christentums, wie wichtig es ist, sich von allen Süchten, Trieben, Lastern und Leidenschaften zu lösen, um in der geistigen Entwicklung weiter voranzuschreiten. Nach unserem Tode ist die Seele ja nicht mehr an den Leib, sondern nur noch an den Geist gebunden. Die Prägungen, die die Seele jedoch während des Erdenlebens erhalten hat, bleiben weiterhin vorhanden. Rudolf Steiner verdeutlicht dies am Beispiel der Genußsucht eines Feinschmeckers: »Er hat die Lust am Gaumenkitzel durch die Speisen. Der Genuß ist natürlich nichts Körperliches, sondern etwas Seelisches. In der Seele lebt die Lust und auch die Begierde nach der Lust. Zur Befriedigung der Begierde ist aber das entsprechende körperliche Organ, der Gaumen und so weiter, notwendig. Nach dem Tode hat nun die Seele eine solche Begierde nicht sogleich verloren, wohl aber hat sie das körperliche Organ nicht mehr, welches das Mittel ist, die Begierde zu befriedigen. Es ist nun – zwar aus einem anderen Grunde, der aber ähnlich, nur weit stärker wirkt – für den Menschen so, wie wenn er in einer Gegend, in der weit und breit kein Wasser ist, brennenden Durst litte. So leidet die Seele brennend an der Entbehrung der Lust, weil sie das körperliche Organ abgelegt hat, durch das sie die Lust haben kann. So ist es mit allem, wonach die Seele verlangt und das nur durch die körperlichen Organe befriedigt werden kann.«[55]

Ich bin sicher, daß Jesus Christus, als er sagte: »Macht euch die Erde untertan!« nicht gemeint hat, daß wir den Planeten plündern sollten. Nach den eben genannten Ausführungen kann gefolgert werden, daß wir alles ablegen sollen, was uns an diese irdische Welt bindet (Süchte, Triebe, Laster, Leidenschaften…), um mit unserer Seele und unserem Geist in höhere Welten aufzusteigen. Was passiert nun, wenn der Mensch es bis zu seinem Tode nicht geschafft hat, sich von seinen Leidenschaften zu lösen? Auch darüber weiß R. Steiner bereitwillig Auskunft zu geben: »Es dauert dieser Zustand (brennender Entbehrung) so lange, bis die Seele gelernt hat, nicht mehr nach solchem zu begehren, was nur durch den Körper befriedigt werden kann. Und die Zeit, welche in diesem Zustande verbracht wird, kann man den Ort der Begierden nennen, obgleich man es natürlich nicht mit einem ›Orte‹ zu tun hat… Insofern die seelische Welt der Aufenthalt des Menschen unmittelbar nach dem Tode ist, kann sie der ›Ort der Begierden‹ genannt werden. Die verschiedenen Religionssysteme, die ein Bewußtsein von diesen Verhältnissen in ihre Lehren aufgenommen haben, kennen diesen ›Ort der Begierden‹ unter dem Namen ›Fegefeuer‹, ›Läuterungsfeuer‹ und so weiter.«

Wie bereits erwähnt, können unsere Begierden nach dem Tode nicht mehr befriedigt werden. R. Steiner schreibt daher: »Durch diese Unmöglichkeit der Befriedigung wird die Gier aufs höchste gesteigert. Zugleich muß aber diese Unmöglichkeit der Gier allmählich verlöschen. Die brennenden Gelüste verzehren sich nach und nach; und die Seele hat erfahren, daß in der Austilgung solcher Gelüste das einzige Mittel liegt, das Leid zu verhindern, das aus ihnen kommen muß. Während des physischen Lebens tritt ja doch immer wieder und wieder Befriedigung ein. Dadurch wird der Schmerz der brennenden Gier durch eine Art Illusion verdeckt.«

Nun wird verständlich, warum die Inder, die um diese Zusammenhänge noch wissen, die physische Welt als *Maya* = »Illusion« bezeichnen. An dieser Stelle ist es auch angebracht, einmal über den tiefen Sinn des Wortes »Leiden-schaft« nachzudenken.

Es ist ja völlig paradox, wenn uns die Werbung zum Beispiel im Zusammenhang mit Zigaretten »Freiheit« vorgaukelt. Daher kam ein weiser Mensch einmal zu der Erkenntnis: »Wahre Freiheit gibt es erst, wenn die ›Selbstsucht‹ in ›Selbstzucht‹ umgewandelt wird.« Über das sog. »Fegefeuer« schreibt Dr. R. Steiner weiter: »Es muß gesagt werden, daß durch die Begierdenglut die Seelen um so länger beeinflußt werden, je verwandter sie durch ihr physisches Leben dieser Glut geworden sind; je mehr sie es daher nötig haben, in ihr geläutert zu werden. Man darf solche Läuterung nicht in demselben Sinne als ein Leiden bezeichnen, wie man ähnliches in der Sinnenwelt nur als Leiden empfinden müßte. Denn die Seele *verlangt* nach dem Tode nach ihrer Läuterung, weil nur durch diese eine in ihr bestehende Unvollkommenheit getilgt werden kann.«

Genau wie Rudolf Steiner wußten auch die Mönche in den Anfängen des Christentums, daß übermäßiges Essen der Entwicklung von Seele und Geist im Wege steht. Der Mönchsvater Johannes Cassian (um 360) schreibt in dem Werk »Spannkraft der Seele«: »Jedes beliebige Nahrungsmittel kann auf Essen oder Trinken gierig machen. Der Geist aber kann das Steuer der Unterscheidung nicht mehr handhaben, wenn er durch die Fülle des Magens beschwert ist. Denn nicht bloß die Berauschung mit Alkohol pflegt den Geist trunken zu machen, auch die Übersättigung mit sonstigen Speisen läßt ihn herumschwanken und zieht ihn von lauterer und reiner Kontemplation ab. Wer sich übersättigt und maßlos dem Genuß von Fleisch und Wein frönt, tut das nicht aus körperlichem Bedürfnis, sondern läßt sich von seiner Begierde überwältigen. Die Bedürfnisse der menschlichen Natur stehen der Reinheit des Herzens nicht im Wege, sofern man nur das beansprucht, wessen der Leib bedarf, nicht aber, was die Begierde fordert.«[56]

Das Zuvielessen ist nur ein Faktor, der für die seelisch-geistige Entwicklung hinderlich ist. Ein weiterer großer Hemmschuh ist das Essen von Fleisch. Dies war und ist zum Teil noch heute in allen Religionssystemen bekannt. Auch R. Steiner wußte, daß der Mensch in seiner geistigen Reifung schneller vorankommen kann, wenn er auf Fleischnahrung verzichtet. Er empfahl den Menschen eine Lebensweise, wie sie die Essener bereits vor 2000 Jahren pflegten. Über jenes geistig hochentwickeltes Volk sagt R. Steiner: »Besonders enthielten sie sich vollständig der Fleischkost und des Weingenusses. Damit verschafften sie sich die Möglichkeit einer gewissen Erleichterung, weil in der Tat die Fleischkost den geistig strebenden Menschen in der Entwicklung aufzuhalten vermag. Es ist tatsächlich so, daß durch die Enthaltung von der Fleischkost alles erleichtert wird. Der Mensch kann in der Seele widerstandskräftiger werden und sich stärker erweisen im Überwinden jener Widerstände und Hemmnisse, die aus dem physischen Leibe und dem Ätherleibe kommen, wenn die Fleischkost fortfällt.«[57]

Der Begründer der Anthroposophie wußte, daß es nicht möglich ist, sich »die Erde untertan zu machen« (im göttlichen Sinne), wenn man noch Fleischnahrung zu sich nimmt. Auf einem Vortrag in Den Haag sagte er wörtlich: »Die Fleischnahrung fesselt den Menschen speziell an die Erde, macht ihn zum Erdengeschöpf, so daß man sagen muß: Soviel der Mensch seinen eigenen Organismus durchdringt mit den Wirkungen der Fleischnahrung, so viel entzieht er sich an Kräften, um überhaupt von der Erde loszukommen… Der Wille zur Fleischnahrung bedeutet: Mir sagt das Erdendasein so zu, daß ich auf alle Himmel verzichte und am liebsten ganz und gar aufgehen würde in den Verhältnissen des Erdendaseins…«[58]

R. Steiner wußte, daß die geistige Entwicklung einhergeht mit der Entwicklung des Nervensystems. Tierische Nahrung beeinflußt unser Nervensystem jedoch in negativer Weise. Durch die Fleischnahrung werden unsere Nerven von artfremden Substanzen durchströmt. Dahingegen bleibt das Nervensystem durch pflanzliche Nahrung von äußeren negativen Einflüssen unberührt. Der Mensch kann sein Nervensystem nur durch einwandfreie pflanzliche Kost optimal aufbauen.« Durch jene Ernährungsweise«, schreibt R. Steiner, »durchströmen die Wirkungen seiner Nerven nicht fremde Produkte, sondern nur das, was ihm selbst urständet. Wer weiß, wieviel im menschlichen Organismus vom Nervensystem abhängt, der wird verstehen, was das heißt. Wenn der Mensch sein Nervensystem selbst aufbaut, so ist es voll empfänglich für das, was der Mensch ihm zumuten soll in bezug auf die geistige Welt. Seiner Nahrung aus der Pflanzenwelt verdankt der Mensch, daß er hinaufblicken kann zu den großen Zusammenhängen der Dinge, die ihn erheben über die Vorurteile, die aus den engen Grenzen des persönlichen Seins entspringen. Überall, wo der Mensch frei und unbekümmert aus den großen Gesichtspunkten heraus Leben und Denken regelt, da verdankt er diesen raschen Überblick seiner Nahrungsbeziehung zur Pflanzenwelt. Da, wo der Mensch durch Zorn, Antipathie, durch

Vorurteile sich hinreißen läßt, da verdankt er das seiner Nahrung aus der Tierwelt.« Weiter unten schreibt er: »Dadurch (durch tierische Nahrung) wird sein Sinn getrübt in bezug auf die große Überschau des Daseins… Der Mensch wird durch das Verhältnis zur Pflanzenwelt innerlich kräftiger. Durch Fleischnahrung gliedert er sich etwas ein, was nach und nach zu wirklichen Fremdstoffen wird, die eigene Wege gehen in ihm. Das wird vermieden, wenn die Nahrung vorzugsweise aus Pflanzen besteht. Wenn die Stoffe in uns eigene Wege gehen, so üben sie gerade Kräfte aus, die hysterische, epileptische Zustände hervorrufen. Weil das Nervensystem diese Imprägnierung von außen erhält, verfällt es den verschiedenartigen Nervenkrankheiten. So sehen wir, wie in gewisser Beziehung ›der Mensch ist, was er ißt‹.«[59]

Aus geisteswissenschaftlicher Sicht gibt Rudolf Steiner folgende einleuchtende Erklärung für den negativen Einfluß von Fleisch auf unser Nervensystem: Die Nahrung aus dem Tierreich wirkt in ganz spezifischer Weise auf unseren Astralleib. Der Astralleib ist ja, wie bereits erläutert, jener feinstoffliche Körper in uns, der mit unseren Süchten, Trieben, Lastern und Leidenschaften in Verbindung steht.

In der Pflanzenkost sah R. Steiner die Nahrung der Zukunft. Er erwähnt, daß viele Menschen der Ansicht seien, daß wir auf eine gemischte Kost ausgelegt seien. Er selbst ist aber der Ansicht, daß die Menschheit den Auftrag hat, sich weiterzuentwickeln. Er kannte ja auch gut die Bibel, wo es heißt: »Werdet vollkommen, wie euer Vater im Himmel vollkommen ist« (Matth. 7, 21).

Rudolf Steiner schreibt in bezug auf die Entwicklung der Menschheit: »Alles in der Welt ist ja gerade im Fluß, im Werden und Wachsen. Nicht wie der Mensch heute ausschaut, sondern wie er anders werden kann, darum handelt es sich. Wird der Mensch zur Pflanzennahrung übergehen, so werden die Organe zurückgehen, die mehr der Fleischnahrung entsprechen, und es werden die Organe ausgebildet werden, die für die Pflanzennahrung notwendig sind. Man muß in Betracht ziehen, wie es einmal war und wie es in der Zukunft werden kann. Man gibt daher dem Menschen nicht die richtige Nahrung, wenn man sie auf seinen gegenwärtigen Status abstellt, sondern erst dann, wenn man seinen inneren Werdegang ins Auge faßt.«

Dr. Rudolf Steiner war zwar offensichtlich Vegetarier, jedoch war er meines Wissens noch kein Rohköstler. Er wußte aber, wie wichtig der Faktor Licht in frischer pflanzlicher Nahrung für die geistige Entwicklung ist. Folgende Worte von ihm mögen dies unterstreichen: »Die Geisteswissenschaft zeigt uns immer mehr, wie das, was uns als Licht erscheint, auch nur der äußere Ausdruck eines Geistigen ist. Durch das Licht fließt uns fortwährend Geistiges zu… Das Geistige des Lichtes arbeitet in uns innerlich am Aufbau unseres Nervensystems. So wunderbar wirken zusammen das pflanzliche und das menschliche Leben.«

Selbstverständlich sind nicht alle Pflanzen zu unserem Verzehr geeignet. Neben den bekannten Giftpflanzen sollte man, wie bereits erwähnt, auch jene Pflanzen meiden, die roh ungenießbar sind. Zu dieser Gruppe zählt auch die Kartoffel. Sie wird in der konventionellen Ernährungslehre aufgrund ihres hohen Vitamin- und Mineralstoffgehaltes als besonders wertvoll eingestuft. R. Steiner machte jedoch mehrfach darauf aufmerksam, daß die Kartoffel für unsere Seele und unseren Geist alles andere als wertvoll ist.

Der Geisteswissenschaftler begründet diese Tatsache mit folgendem ernährungsphysiologischem Zusammenhang: Während die Stärke des Getreidekorns dem menschlichen Organismus so gemäß ist, daß er sie leicht schon im Darm abbauen kann, gelingt dieses bei der Kartoffelstärke nicht. Es bleibt ein kleiner, nicht völlig überwundener Rest von Eigendynamik zurück. Dadurch wird das Gehirn belastet, denn die geistige Wirksamkeit der Kohlenhydrate entfaltet sich im Gehirn. Durch diesen Sachverhalt wird unser Gehirn geschwächt. Unser Gehirn kann dann wichtige Funktionen nicht mehr in optimaler Weise ausführen, da es durch unnötige »Verdauungsarbeit« belastet wird. Davon ist primär unser Mittelhirn betroffen, das u. a. für die Entwicklung der Sinne zuständig ist. Dies betrifft nicht nur die bekannten fünf Sinne, sondern auch die weiteren sieben, die ja bereits Erwähnung fanden. Die Kartoffel kann somit nebst dem Fleisch als weiterer »Hemmschuh für die geistige Entwicklung« bezeichnet werden. Für reine Verstandesmenschen, die sich nie mit geistigen Gesetzmäßigkeiten auseinandergesetzt haben, mag dies alles sehr verworren und unverständlich klingen. Unbestreitbar und offensichtlich ist jedoch, daß seit der Einführung der Kartoffel vor ca. 200 Jahren die materialistische Denkweise sehr stark überhandgenommen hat. Dr. Rudolf Steiner erklärt dies damit, daß durch die Kartoffel unser Vorderhirn stärker ausgeprägt wird. Das Vorderhirn ist bekanntlich für das reine Verstandesdenken und somit auch für die materialistische Denkweise zuständig. Steiner sagt dazu wörtlich: »Man glaubt, der Materialismus sei eine logische Sache. In gewisser Beziehung ist der Materialismus in der neuen Zeit nichts anderes als die Folge des Kartoffelessens!«[60]

Unser Mittelhirn, welches durch den Kartoffelgenuß degeneriert, ist nicht nur der Sitz von wichtigen geistigen Bewußtseinszentren, sondern u. a. auch der Ort des Sehhügels. Folglich leidet auch unsere Sehkraft unter dem übermäßigen Kartoffelgenuß. R. Steiner erläutert: »Manche Krankheiten der Augen im Alter gehen davon aus, daß der Mensch gerade als Kind zuviel mit Kartoffeln aufgezogen worden ist. Der Mensch wird dann sehschwach, augenschwach. Es ist ja wirklich so, daß die Menschen in Europa früher viel weniger im Alter augenschwach geworden sind als jetzt.«

R. Steiner klärt weiterhin auf, daß unser Hunger-Sättigungsmechanismus ebenfalls im Mittelhirn lokalisiert ist. Der Kartoffelgenuß hat also logischerweise die Folge, daß der Mensch dann oft nicht mehr weiß, wann er genug gegessen hat. Dies alles bewog R. Steiner zu der Feststellung: »Die Kartoffel ist ein schlaues, listiges Wesen!«

Auf die Gefahren der Kartoffeln weisen auch andere Autoren hin. Arthur Buschmann ist davon überzeugt, daß sie kerbsauslösende Stoffe enthält. Dr. G. Hertzka und Dr. W. Strehlow berichten aus ihrer Praxis: »Bei Leukämie, die ja auch eine Form von Krebskrankheit ist (Blutkrebs), trägt eine absolut kartoffelfreie Nahrung wesentlich zur Verbesserung des Therapieerfolges bei. Ein Abweichen von dieser Diät, etwa nach dem Motto ›Einmal ist keinmal‹, hat unangenehme Folgen und läßt sofort das Krankheitsbild sich wieder verschlechtern. Um ganz sicherzugehen, wird man grundsätzlich Nachtschattengewächse aus der krebsfeindlichen Diät verbannen, also auch Tomaten und Paprika.«

Die gleichen Autoren berichten an anderer Stelle: »Alle Nachtschattengewächse haben hochaktive, oft sogar sehr giftige Eigenheiten, und alle Nachtschattengewächse haben Psychotrophie, eine Wirkung auf das Gehirn-Nervensystem.[61]

Dr. med. J. Evers schreibt: »Die Einführung der Kartoffel hat zwar Hungersnöte beseitigt, aber unsere Ernährung im Ganzen verproletarisiert… Die Körnerfrüchte sind biologisch entschieden wertvoller als die Kartoffeln.«[62] Nach allem, was R. Steiner über die Kartoffel wußte, empfahl auch er, wieder zur ursprünglichen Getreidenahrung zurückzukehren. Dies würde vor allem unserer geistigen Entwicklung zugute kommen. In einem Buch über anthroposophische Ernährungskunde ist zu lesen: »Es

hat sich in vielfachen Beobachtungen bestätigt, daß die Körnerfrüchte die Sinnestätigkeit stärken und die Grundlage bilden
für Konzentrationsfähigkeit und freie Entfaltung des Bewußtseins.«

Rudolf Steiner führt die positive Wirkung des Getreides u. a. auf
seinen Gehalt an Mineralstoffen, insbesondere Phosphor zurück,
ohne die kein Denkvorgang möglich ist. Phosphor steht nach
seiner Aussage mit dem Willen des Menschen in Verbindung.
Jedoch kommt es auch hier auf die richtige Dosierung an. Nehmen wir zuviel Phosphor auf, welches u. a. in hohen Mengen in
Wurstwaren, gepökeltem Fleisch, Cola-Getränken, Schmelzkäse
und in Getreide aus konventionellem Anbau enthalten ist, kommt
es zu zelebralen Störungen. Auf diesen Zusammenhang wies Dr.
R. Steiner bereits im Jahre 1922 hin. Dies zeigt einmal mehr, daß
der Begründer der Anthroposophie seiner Zeit weit voraus war.
Erst viele Jahre nach Steiners Erkenntnis kamen amerikanische
Wissenschaftler zu dem Ergebnis, daß eine hohe Phosphorzufuhr
mit einer Hyperaktivität in Verbindung steht. Das Symptombild
wird heute auch als »hyperkinetisches Syndrom« oder schlicht
als »Zappelphilipp-Syndrom« bezeichnet.

In einem Vortrag, der den Titel »Der Ernährungsvorgang« trägt,
sagte Rudolf Steiner: »… wenn wir einfach zuviel Phosphor in
uns haben, d. h. zu feurige Speisen essen, dann werden wir ein
furchtbarer Zappelfritz, der alles angreifen will, der immer wollen
will. Dadurch, daß wir den Phosphor haben, ist der Wille da. Und
wenn wir zuviel Phosphor haben, dann fängt der Wille an zu
zappeln. Und wenn dann der Organismus so ist, daß er überhaupt
durch seine ganze Zusammensetzung zuviel Phosphor in den
Kopf hinaufschickt, dann fängt der Mensch nicht nur an zu
zappeln und wird, wie man sagt, nervös – das hat nichts mit den
Nerven, sondern mit dem Phosphor zu tun – herumzuzappeln in

der Welt, sondern er fängt an zu toben und wird ein Verrückter, wird tobsüchtig.«[63]

Die Mineralstoffe, die für den Denkvorgang notwendig sind, nennt R. Steiner schlicht Salze. Jene Wissenschaftler, welche die Welt nur in materialistischer Anschauungsweise erklären wollen, fordert er auf: »… einmal ein Salzfaß zu nehmen und zu versuchen, das zum Denken zu bringen!« Er weist also darauf hin, daß der Denkvorgang nicht möglich ist, ohne »dasjenige in uns, was man das Seelisch-geistige nennen kann.«

Mit dem Fleisch und der Kartoffel wurden bereits zwei Nahrungsmittel genannt, welche die Entwicklung von Seele und Geist blockieren. Ein dritter, hemmender Faktor ist nach Aussage der Geisteswissenschaft der Alkohol. Die Seele des Menschen, die ja das Bindeglied zwischen Körper und Geist ist, wird durch den Alkohol »von der Geistigkeit des Kosmos abgeschnürt und nähert sich dadurch intensiver dem irdischen Bereich«.

Diese Erkenntnis ist durchaus nicht neu; wie bereits im Kapitel über Religion erwähnt wurde, sprach Gott im alten Bund zu Aron: »Du und deine Söhne mit dir sollt keinen starken Wein trinken… auf daß ihr könnt unterscheiden, was heilig und unheilig, was unrein und rein ist« (3. Mose 10, 8–10).

Genau wie die Propheten des alten Bundes viele Ereignisse vorausgesehen haben, sah auch Steiner viele Dinge voraus, die mittlerweile eingetreten sind. Er starb 1925 und hat ein umfassendes Werk seiner geisteswissenschaftlichen Forschungen hinterlassen. Seine Erkenntnisse in bezug auf Ernährung werden heute von dem Ernährungsforscher Udo Renzenbrink verbreitet. Er schreibt in seinem Buch »Ernährungskunde aus anthroposophischer Sicht«: »Es ist… ein neues Verhältnis zur Speise nötig, eine neue Erlebnisfähigkeit beim Schmecken natürlicher Nahrungsmittel und ein Begreifen des Menschen in seinem Zusam-

menhang von Leib, Seele und Geist. Dazu will eine anthroposo-
phisch erweiterte Ernährungskunde den Menschen wieder ver-
helfen ... Die Naturwissenschaft hat Großes auf ihrem Felde der
sinnlichen Erfahrung geleistet, aber sie hat keine Möglichkeit,
einzudringen in das geistige Gebiet. In der menschlichen Seele
schlummern indessen Fähigkeiten der Erkenntnis, die geweckt
werden können und den Menschen in die Lage versetzen, den
Fähigkeiten Rudolf Steiners wenigstens im ersten Ansatz nach-
zukommen.«

Die Schlußworte seines Buches lauten wie folgt: »Die Mystiker
des Mittelalters nannten den Leib den Tempel Gottes. Wenn der
Mensch seinen Leib ernährt, leistet er in diesem Sinne einen
Tempeldienst. Sollten wir Heutigen nicht in zeitgemäßer Weise
versuchen, diesen Gedanken zu verwirklichen, indem wir eine
Aufgabe darin sehen, die Ernährung in das geistige Leben einzubeziehen, die Speisen aufmerksam zu zählen, liebevoll zuzubereiten und dankbar aufzunehmen? Wann aber werden wir dazu
reif sein?«

*Dr. med. M. Bircher-Benner und sein Wissen um den Ein-
fluß der Nahrung auf Körper, Seele und Geist*

Dr. med. Bircher-Benner wurde ja in Kapitel 7 bereits ein Abschnitt gewidmet, wo er über die segensreiche Wirkung der
vegetarischen Rohkost auf unseren physischen Körper berichtete.
Der Schweizer Arzt wußte aber auch um die unsichtbaren Körper
in uns, die durch eine vegetarische Rohkost die Grundlage erhalten, sich frei zu entfalten. Daher zitiert er in einem Kapitel,
welches die Überschrift »Der Geist und sein Gefäß« trägt, den
alten, klassischen Ausspruch: »Mens sana in corpore sano!«, auf
deutsch: »In einem gesunden Körper ruht auch ein gesunder

Geist.« Bircher-Benner wußte, warum. Er erkannte, daß unser Blut die »Brücke des Geistes« und unser Gehirn »Empfangsorgan und Direktionsinstrument des Geistes« ist. Über jenes noch relativ unerforschte Organ, das den Wissenschaftlern immer wieder Rätsel aufgibt, schreibt der bekannte Schweizer Arzt: »Im Gehirn erschuf sich der Geist ein Empfangsorgan für seine Einstrahlung in die Person. Einer Sammellinse gleich die geistige Einstrahlung sammelnd, dient das Gehirn der Entstehung des Bewußtseins, dessen helles Leuchten uns das Wahrnehmen unserer selbst und der Umwelt ermöglicht. Das Gehirn ist das Instrument, dessen sich der Geist bedient, um die Arbeit im Inneren des Organismus und in den Beziehungen zur Um- und Außenwelt zu ordnen und zu dirigieren, um das Denken, Erkennen, Verstehen, Vernehmen und Erinnern werden zu lassen.«[64]

Jene Feststellung von Bircher-Benner, daß unser Gehirn nicht Produzent, sondern Empfänger von Gedanken ist, wird vielen Lesern fremdartig erscheinen. Aber wir sprechen ja auch in diesem Zusammenhang von »Intuition«, von »Eingebung«. Viele Philosophen wußten um diese Zusammenhänge; daher auch der Ausspruch: *»Es dachte in mir.«*

Nun ist wichtig zu wissen, daß nicht jeder Gedanke aus lichtvollen Welten kommt. Dies zeigt allein schon die Tatsache, daß wir hier auf diesem Planeten Atomkraftwerke, Pestizide, lebensvernichtende Waffen aller Art und weitere grausame Erfindungen mehr haben. Da seit dem Sündenfall die Polarität existiert, kommen alle Erfindungen, die gegen das Leben gerichtet sind, mit 100%iger Sicherheit aus dunklen, niederen Astralebenen, sprich: aus dem Reiche Luzifers.

Es gibt ein ewig gültiges kosmisches Gesetz, das da lautet: »Gleiches zieht Gleiches an«, also je reiner unser Gefäß, desto reiner der Geist, den wir anziehen. Jetzt wird auch verständlich, weswegen die Propheten des Alten Bundes auf eine reine Lebens- und Ernährungsweise achteten. Dr. med. Bircher-Benner schreibt über unser Empfangsorgan des Geistes:

»Nun ist dieses Instrument ein genial aus lebenden Zellen aufgebautes Organ, in unzähligen haarfeinen Kanälchen vom Blute durchströmt, ernährt und von den Abfallstoffen befreit. Je reiner das Blut, je vollkommener seine Zusammensetzung, je kräftiger seine Strömung, je besser die Ernährung und Reinigung des Gehirns, desto größer wird die Eignung des Instrumentes, die Einstrahlungen des Geistes zu empfangen und ihnen zu dienen. Da also die Beschaffenheit des Blutes bzw. die Ernährung und Reinigung des Gehirns für das Wirken des Geistes in der Person entscheidende Bedeutung hat, wird sogleich klar, daß jede Unordnung in der Lebensführung, besonders aber die Unordnung in der Ernährung das geistige Niveau der Person schädigt.«[65]

Er schreibt weiter, daß zwar die gehirnschädigende Wirkung des Alkohols, der Narkotika und anderer Toxine bekannt sei; jedoch viel zu wenig bekannt sei, daß eine denaturierte Nahrung wie eine schleichende Vergiftung auf das Gehirn wirkt. Er berichtet weiter, daß eine Gehirnschädigung durch fehlerhafte Ernährung entsteht, lange bevor sich körperliche Gesundheitsstörungen bemerkbar machen. Weiterhin war er der Ansicht, daß keine Organschwächung so lange unbemerkt hingenommen wird, wie diejenige des Gehirns. Wer um diese Zusammenhänge weiß, dem offenbaren sich Verstimmung, Mißmut, Unzufriedenheit, Unlustgefühle, Veränderungen des Lebensgefühls, des Gemütes und selbst des Charakters als Folgeerscheinungen einer gestörten Gehirnfunktion.

Bircher-Benner weist auch auf die Wechselwirkungen von Körper, Seele und Geist hin. Der nächste Satz ist von eminenter Bedeutung, daher möchte ich ihn wörtlich übernehmen: »Wird der Empfang des Geistes abgeschwächt, so erleidet die Seele Schaden.« Das heißt mit anderen Worten: Wenn wir unser Gehirn durch Gifte, fehlerhafte Ernährung usw. in irgendeiner Art und Weise schädigen, kann der Geist Gottes, der ja jede Zelle in uns lenkt, nicht voll zur Auswirkung kommen. – Es müssen sich unabdingbar Krankheiten einstellen. Wir vermögen ja aus uns selbst heraus gar nichts zu tun. Wollten wir z. B. einer Leberzelle sagen, sie solle dies oder jenes tun, so würden wir sehr schnell resignieren. In jeder Zelle laufen pro Sekunde Hunderte von Stoffwechselreaktionen ab. Dies kann – um es noch einmal zu betonen – nur in geregelter Weise funktionieren, wenn wir den göttlichen Geist in seinem Wirken nicht hindern, vornehmlich durch Gehirnschädigungen irgendwelcher Art.

Bircher-Benner macht auch darauf aufmerksam, daß sich mit der Gehirnschädigung eine wachsende Bereitschaft zu Furcht, Angst und anderen entmutigenden Erregungen einstellt. Wörtlich schreibt er: »Das Vertrauen, das geistige Kraft in der Seele erzeugt, geht verloren. An seiner Stelle wächst wie Unkraut das Mißtrauen. Die Furchtspannung der Seele wird zum Mutterboden, auf welchem die gesundheitsschädlichen Affekte der Menschenseele wie Mistblumen aufschießen. Es wachsen darauf Neid, Mißgunst, Ärger, Zorn, Wut, Rachsucht, Eifersucht, Mißtrauen, Haß usw. Es sind dies Affekte der an Geist Verarmten.«[66]

Wer die Kapitel über Vitamine und Mineralstoffe aufmerksam gelesen hat, wird zugeben müssen, daß diese Worte keine hohlen Phrasen sind, sondern belegbare Tatsachen. Fehlt es den Gehirnzellen an wichtigen Wirkstoffen wie z. B. Vitamin B_1 oder Magnesium, so können die Informationen des Geistes nicht mehr ordnungsgemäß weitergeleitet werden. Es ist ja schon lange kein Geheimnis mehr, daß, um nur ein Beispiel zu nennen, Vitamin B_1-Mangel Depressionen hervorrufen kann. Wer sich in Erinnerung ruft, daß die Überträger der Nervenimpulse – die sog. Botenstoffe oder Neurotransmitter – empfindlich auf erhöhte Säurewerte im Körper reagieren, wird eine weitere wissenschaftliche Erklärung dafür finden, wie eine fehlerhafte Ernährung einen negativen Einfluß auf seelische Vorgänge haben muß!

Bircher-Benner wußte auch, daß unsere Kapillaren durch eine fehlerhafte Ernährung geschädigt werden. Unser Gehirn ist ja außerordentlich reich an Blutgefäßen. Wird der Blutkreislauf gedrosselt – wie dies ja bei Verhärtung (Sklerose) der feinen Bluthaargefäße der Fall ist –, so stellen sich auch unweigerlich Depressionszustände und schließlich sog. »Verblödung« beim Arteriosklerotiker ein.

Nachdem der Leib- und Seelenarzt auf diese Zusammenhänge hingewiesen hatte, sagte er in einem Vortrag zu seinen Zuhörern: »Es liegt mir daran, Sie auf die Tatsache aufmerksam zu machen, daß die Geistigkeit der zivilisierten Menschheit durch die allgemein übliche Mißernährung und gewiß auch durch andere Lebensunordnungen geschwächt und geschädigt worden ist und noch wird. Es liegt mir daran, Ihnen zusagen, daß dieses Geschehen ernste Folgen hat; daß die führenden Kreise und vor allem die medizinische Wissenschaft für diese große Gefahr so gut wie blind sind.

Es liegt mir daran, Sie auf diese bedeutungsvolle Abhängigkeit des Geistes im Menschen vom Zustande seines Gefäßes, des Leibes, des Gehirns und schlußendlich von der Ernährungs- und Lebensordnung aufmerksam zu machen. Der lebende Leib ist der wundervolle Tempel, in dem der Geist sein Wirken entfalten möchte. Wenn wir das überall drohende Unheil mit Erfolg abwenden wollen, sollten wir in allererster Linie an die Tempelreinigung, d. h. hier an die natürliche Ordnung der Ernährung und des Lebens, an die Wiederherstellung der Gesundheit herangehen.

Auch die Nervosität und die seelischen Leiden kann man nicht durch Willenskraft noch durch Psychotherapie allein heilen. Das Gefäß bedarf vor allem der Hilfe, der Reinigung, damit es den Geist wieder voll aufnehmen kann und sein Wirken nicht verhindert; denn es ist der Geist, der die Ordnung, die Gesundheit wieder herstellen kann, *nur* der Geist!«

Der erfahrene Arzt bezweifelte auch, daß Vererbung bei der Entstehung sogenannter Geisteskrankheiten die Hauptrolle spiele. Er erläuterte, daß bevor sich etwas Krankhaftes in der Generationsreihe vererben kann, eine vorherige Schädigung des Keimplasmas stattgefunden haben muß. Die Frage, welches die Ursache der Keimplasmaschädigung sei, beantwortete er dahingehend, daß neben allerlei Genußgiften die fehlerhafte Ernährung den Hauptschädigungsfaktor darstelle. Er war der Ansicht, daß gegen die Geisteskrankheiten kein noch so kluges Reden, keine Suggestionen und keine menschliche Macht schützt, »sondern nur die Ordnung des Lebens aus Ehrfurcht vor dem Gefäß des Geistes, vor dem lebendigen Leibe, vor den natürlichen Gesetzen seines Lebens«.

Die Zirbeldrüse – unser »Fenster zum All«

Wenn Bircher-Benner schreibt, daß der Geist Gottes sich im Gehirn ein Empfangsorgan geschaffen hat, durch das der göttliche Geist in uns zur Auswirkung kommen möchte, so ist damit speziell unsere Zirbeldrüse gemeint. Dieses kleinste Drüsengebilde in unserem Körper ist trotz seiner Kleinheit unser wichtigstes Organ. An der Basis des Großhirns, dort wo Groß- und Kleinhirn sich treffen, ist die Zirbeldrüse (auch Epiphyse genannt) eingelagert. Schon der übergeordnete Sitz dieser Drüse

weist auf ihre eminent wichtige Aufgabe hin. Der Ernährungsforscher Walter Sommer belehrt uns über unsere Zirbeldrüse wie
folgt:

»In diesem kaum meßbaren Organ ist die Verbindung des Körperlichen mit dem Seelischen geschaffen. Aus diesem Organ
heraus wirken die geistig-seelischen Impulse im Leben des Menschen, und aus ihr heraus entwickeln sich die Fähigkeiten der
Sinnesorgane und des Gefühlslebens mit der geistig-seelischen
Entscheidungskraft des Menschen. Gelenkt und gesteuert aus
dieser Drüse entwickeln sich die schöpferischen Kräfte des Menschen, die ihn bei Einhaltung der natürlichen Gesetze der *Ernährung und Lebensführung* zur Vollkommenheit seiner göttlichen
Herkunft emporheben. Bei fortschreitender Entartung der Lebensgewohnheiten und Trennung aus dem geistig-seelischen
Verband der natürlichen Schöpfungskräfte des Weltalls verkümmern auch die Impulse aus diesem *wichtigsten* Organ. Es entartet
dann mit dem Seelischen auch das Körperliche. Erkrankt aber
diese Zirbeldrüse aus dem einen oder anderen Grunde oder wird
sie bei Erkrankungen des Gehirns in Mitleidenschaft gezogen,
dann gerät der gesamte Lebenslauf in Unordnung. Nicht nur das
Gefühlsleben und die Sinnesorgane beginnen unrichtig zu arbeiten, sondern auch das vegetative Leben im Körper, durch dessen
Nervensystem alle unserem Willen nicht unterstellten Tätigkeiten unserer Organe gelenkt werden.
Diese Drüse ist gewissermaßen der Kommandostand des körperlichen und geistigen Lebens, das durch sie, wohl das kleinste
Organ im ganzen Körper, seine lebendigen seelischen Impulse
erhält. Durch diese wird das Leben selbst in allen seinen Funktionen gelenkt und geleitet.«[67]

A. Buschmann weiß zu berichten, daß eine unterentwickelte, schwa-
che Zirbel sich bei den betreffenden Personen in Zerstreutheit,

Schwachsinn, Unterwürfigkeit, Fanatismus und anderen krankhaften Erscheinungen auswirkt. »Der Mensch wird«, so schreibt der gleiche Autor weiter, »zum Tummelplatz hypnotischer Einwirkung und Suggestionen, man wird unselbständig und braucht Autoritäten, die man anbetet und zu denen man aufsieht wie zu Göttern. (Zur Zeit des ›Dritten Reiches‹ muß die Zirbeldrüse der Menschheit bereits schon sehr degeneriert gewesen sein – Anmerkung des Verfassers). Man wird Sklave seiner Umgebung. Unkontrolliert ist die Zirbel eine ständige Gefahrenquelle, weil sie den äußeren Kräfteeinflüssen zugänglich ist.«[68]

A. Buschmann erklärt, daß die geistige Entwicklung eines Menschen von der Größe bzw. dem Entwicklungszustand der Zirbeldrüse abhängt. Wörtlich schreibt er: »Die Zirbel hat eine höchst wichtige Aufgabe, nämlich eine wahre Vervollkommnung und Höherentwicklung des Menschen nach seiner Individualität herbeizuführen, die schließlich darin gipfelt, durch Vergeistigung der Zellen eine Umwandlung der Materie herbeizuführen, die allen planetarischen Einwirkungen standhält. Im Plane des Schöpfergeistes liegt eine Höherentwicklung des Menschen. Von der Zirbel aus wird die Entwicklung als menschliches Gotteswesen vermittels der ewig wirkenden Intelligenz bewirkt. Deshalb sollte man der Entwicklung und Vervollkommnung dieser Drüse die größte Aufmerksamkeit schenken.«[69]

Frühere Kulturen wußten noch um die immense Bedeutung dieser Drüse. Daher gab man ihr auch Bezeichnungen wie: »Auge Gottes« oder »Kraft hinter dem Throne«. Schon die Form der Zirbel weist darauf hin, daß wir durch sie göttliche Kräfte empfangen (sofern sie gut entwickelt ist). Die Zirbel ist eine dreikantige trichterförmige Drüse. Die Wände des Trichters bestehen wiederum aus vielen winzig kleinen Trichterchen, die mit einem starken Vergrößerungsglas sichtbar sind. Auf dem Grunde des

Trichters befindet sich ein linsenförmiges Körnchen, welches gleich einer Sonne Licht empfängt und weiterfließen läßt.

Über die kleinen Trichterchen weiß der ebengenannte Autor höchst interessante Zusammenhänge zu berichten: »Wenn diese Trichterchen verstopft und leblos sind, dann sickert nur ganz langsam etwas Licht hindurch in die Gehirnzellen. Sind hingegen die Ausstrahlungen stark, so erreichen die Lichtwellen den ganzen Körper, dann fallen auch die Strahlen ununterbrochen auf die Gehirnzellen. Insoweit eine Gehirnzelle tätig ist, sich mit dieser Ausstrahlung vereinbart, sich dieser Bestrahlung öffnet und sich so dieser Strahlung bewußt wird, fängt sie selbst an zu strahlen. Je mehr Zellen sich nun den Strahlungen öffnen, desto mehr strahlen sie. Das zeigt sich nicht nur im äußeren Ausdruck unseres Gesichtes, sondern vor allem in unserem Denken, das selbständiger, origineller wird. Die magnetischen Ausstrahlungen der Zirbel sind es, die mittels der magnetischen Wärme die Zellintelligenzen zum Erwachen bringen und damit die mitotische Zellteilung einleiten. Gleich einem Leuchtfeuer strahlt dann das Licht der Zirbel und versucht durch kongeniale Strahlungen das Denken des Menschen zu erweitern und somit mehr Licht zu schaffen. Da nur ein kleiner Teil der Gehirnzellen arbeitet und erweckt ist (ca. 10 %), sollte man dahin streben, mit der Zeit alle Gehirnzellen zum Erwachen zu bringen.«[70]

Über eine gut entwickelte Zirbel empfängt ein Mensch »alles Gute von oben«, Licht, Kraft, Weisheit – alles, was wir bei unserer Trennung von Gott verloren haben. Ein Mensch mit einer gut entwickelten Zirbeldrüse erlangt kosmisches Bewußtsein. Das Gefühl des Getrenntseins von Gott ist dann aufgehoben. Der Einswerdung mit Gott steht nun nichts mehr im Wege. Samadi, Nirwana, Tao, Erleuchtung, Chymische Hochzeit – alle diese Begriffe stehen für ein und dasselbe Ereignis: Wenn unsere

Zirbeldrüse gut entwickelt ist, kann uns Gott mit seiner Lichtfülle überfluten. Für Hellsichtige ist dieses Licht sichtbar. Daher sind Jesus Christus, seine Mutter Maria und einige sogenannte Heilige immer mit einem Heiligenschein auf Bildern dargestellt.

Nun kommen wir zur interessantesten Frage dieser Untersuchung: Wovon ist die Entwicklung unserer Zirbeldrüse abhängig?

1. Als erstes von der gelebten, wahren *Herzensliebe*. Vom Herz aus verläuft ein feiner Nervenstrom, welcher das Rückenmark quasi als Brücke benutzt, hinauf zur Zirbeldrüse. Der Nervenstrom, welcher im Herzen seinen Anfang nimmt, mündet vermittels eines feinen Nervennetzes in die Innenseite des Trichters unserer Zirbel und weitet sie mit jeder Liebestat. Mit Liebestat ist nicht Sexualität gemeint, sondern jene selbstlose, opferfreudige, hingebungsvolle Liebe, die uns Jesus Christus in beispielloser Weise vorgelebt hat.

2. Da die Zirbeldrüse wie jedes Organ aus Zellen besteht, welche über feine Bluthaargefäße genährt werden, ist die Entwicklung bzw. die Größe unserer Zirbel selbstverständlich auch von unserer *Ernährung* abhängig. All unsere Drüsen stehen in enger Wechselbeziehung zu unserem Vitamin- und Mineralstoffhaushalt. Fehlen bestimmte Wirkstoffe, so kann die betreffende Drüse nicht richtig arbeiten bzw. erst gar nicht richtig aufgebaut werden.

Sämtliche Zellen – folglich auch die Nervenzellen des Gehirns – werden über feine Bluthaargefäße (Kapillaren) genährt. Diese Kapillaren sind, wie bereits ausführlich dargelegt, sehr empfindlich gegenüber Schwankungen im Säure-Basen-Haushalt. Ist der Körper übersäuert, ziehen sich die Kapillaren zusammen zu »korkenzieherartigen Gebilden«. Die Zellen, welche mit den Kapillaren in Verbindung stehen, können nicht mehr versorgt werden und verkümmern somit und sterben ab. Da sowohl gekochte als auch tierische Nahrung unseren Körper übersäuert, wird nun wohl jedem klar, daß wir uns (wenn wir an Körper, Seele und Geist gesund bleiben oder werden wollen) unbedingt von vegetarischer Rohkost ernähren sollten!

Unsere wichtigsten Zellen, betreffend unsere körperliche, seelische und geistige Entwicklung, sind jene, welche auf dem Grund des Trichters innerhalb unserer Epiphyse (Zirbel) ruhen. Jener Kern, der gleich einer Sonne die göttlichen Kräfte in uns aufnimmt und weiterstrahlen läßt, hat laut A. Buschmann bei den meisten Menschen die Größe eines Senfkornes. Dieser Kern, so berichtet er weiter, kann jedoch mit zunehmender Entwicklung »die Größe einer Erbse« erreichen. Er hätte auch genausogut schreiben können: »die Größe einer Perle«. Erinnern Sie sich an das Gleichnis mit der verlorenen Perle im Kapitel über Mythologien (Kapitel 3)? Dort war die Rede von einem Königssohn, der ausgesandt wurde, um eine Perle aus einem tiefen Brunnen zu holen. Wörtlich heißt es in der Geschichte: »Da ich von ihrer Speise, die sie mir boten, aß, da war's, daß ich die Eltern und auch mein Ziel vergaß, daß ich vergaß die Perle, um die man mich gesandt, daß ich sie heimwärts bringe aus dem Ägyptenland. Ich diente ihren Herrschern und lag in tiefem Bann. Das hatten mir die Speise und ihre List getan.« Der Mystiker, welcher diese Worte verfaßte, wußte sehr genau Bescheid über den Zusammenhang zwischen Ernährung und geistiger Entwicklung.

Königssöhne und Königstöchter sind wir ja alle, da wir als Kinder Gottes nach seinem Ebenbild erschaffen wurden; ausgestattet mit göttlichen Eigenschaften. Da wir als höchstes Geschenk von Gott den freien Willen geschenkt bekamen, war somit auch die Möglichkeit gegeben, daß wir uns von seiner Liebe, seiner Kraft und seinem Licht entfernten. Als Menschen besitzen wir nun (nachdem wir uns über die Evolution wieder emporgerichtet haben) in unserem Gehirn ein Organ, welches die Lichtfülle Gottes wieder aufzunehmen vermag. Der Kern auf dem Grund der trichterförmigen Zirbeldrüse wird in dem erwähnten Gleichnis mit »Perle auf dem Grund eines tiefen Brunnens« umschrieben. Der Brunnen befindet sich in Ägyptenland. Ägypten ist durch seine weiten Wüsten gekennzeichnet. »Wüste« kann man ohne weiteres mit unserem Bewußtseinszustand gleichsetzen; dieser ist heute – gleich einer Wüste – öd und leer und enthält kaum noch eine Spur vom wahren Gottesbewußtsein. »Wie innen, so außen.« Diese Gesetzmäßigkeit zeigt sich auch darin, daß die Wüstenbildung, die Verödung und Versteppung auf diesem Planeten immer mehr zunehmen.

Die Perle innerhalb unserer Epiphyse ist durch gekochte, tierische (= säurebildende) Ernährung auf die Größe eines Senfkornes geschrumpft. Diese Perle ist jedoch zuständig für den Grad unserer Verbindungsfähigkeit mit Gott. In dem Gleichnis wird diese Tatsache umschrieben mit: »Da ich von ihrer Speise, die sie mir boten, aß, da war's, daß ich die Eltern und auch mein Ziel vergaß.« Die Menschheit ist heute zum Spielball luziferischer Kräfte geworden. Krieg, Elend, Krankheit, Hunger, Seuchen und Umweltverschmutzung sind lediglich ein Spiegelbild unserer Innenweltverschmutzung, sprich: unserer mangelnden Verbindungsfähigkeit mit Gott. In der Geschichte heißt es wörtlich: »Ich diente ihren Herrschern und lag in tiefem Bann. Das hatten mir die Speise und ihre List getan …« Erst wenn wir gekochte, tierische Ernährung ablehnen, hat die Perle in unserer Epiphyse wieder eine Chance, sich zu entfalten – zu entwickeln.

Er, Jesus Christus, Gottes eingeborener Sohn, unser Heiland und

Erlöser, ist ja wie kein anderer um unser Seelenheil bemüht. Daher seien hier zum letzten Male seine Worte wiedergegeben: »Tötet weder Mensch noch Tier, noch eure Nahrung, die euer Mund aufnimmt. Denn wenn ihr lebendige Nahrung eßt, wird sie euch beleben, aber wenn ihr eure Nahrung tötet, wird euch die tote Nahrung ebenfalls töten. Denn Leben kommt nur vom Leben, und vom Tod kommt immer nur Tod. Denn alles, was eure Nahrung tötet, tötet auch euren Körper. Und was euren Körper tötet, tötet auch eure Seelen ...«[71]

10

Zusammenfassung

Das Ergebnis dieser Untersuchung ist gleichlautend mit dem Titel: Die vegetarische Rohkost ist Heilnahrung für Körper, Seele und Geist, oder anders ausgedrückt: Sie ist die optimale Ernährungsform für die Gesunderhaltung, Gesundwerdung und Entwicklung von Körper, Seele und Geist.

Bereits das zweite Kapitel über die Ernährungshinweise in verschiedenen religiösen Schriften zeigten, daß es einen engen Zusammenhang gibt zwischen Entwicklung = Bewußtseinserweiterung = *re-ligio* = Rückweg des Menschen in seine wahre Heimat und seiner Art der Ernährung.

In allen Hochreligionen wußte man um die Wechselwirkungen von Körper, Seele und Geist. Da alles, was den Körper verunreinigt bzw. schädigt, auch Seele und Geist eines Menschen in Mitleidenschaft zieht, war das vegetarische Ernährungsgebot in allen religiösen Schriften fest verankert. Zu meinem Bedauern muß ich sagen: Es *war* fest verankert. Mittlerweile wurde das vegetarische Gebot von den Theologen, Schriftgelehrten und Pharisäern aus vielen Dokumenten einfach eliminiert. Die Folgen, die sich daraus ergaben, sind meiner Meinung nach mehr als nur bedenklich. Anstelle der geistigen Ent-wicklung ist materielle Ver-wicklung getreten. Das naheliegendste Beispiel haben wir vor der eigenen Haustüre. Das heutige Christentum hat mit dem, was Jesus Christus gelehrt und vorgelebt hat, nicht mehr viel zu tun.

Es gelang mir hoffentlich, anhand der angeführten Quellen aufzuzeigen, daß Gottes eingeborener Sohn weder Fleisch gegessen, noch Alkohol getrunken hat. Gleiches trifft auch auf alle wahren Propheten, die Jünger und Apostel Jesu und auf die Mönche in den Anfängen des Christentums zu. Noch heute findet man in vielen religiösen und mythologischen Schriften Hinweise auf vegetarische Rohkosternährung als Grundlage und Hilfe, um zur geistigen Reife zu gelangen.

Betrachtet man die anatomischen Gegebenheiten des Menschen, so kommt man ebenfalls zu dem Schluß, daß Frischkost die optimale Nahrung für den *Homo sapiens* darstellt. Ich frage mich wirklich manchmal, ob der Mensch den Titel »vernunftbegabtes Wesen« überhaupt verdient. Der augenblickliche Zustand des Menschen und des Planeten Erde spricht eigentlich dagegen. Die Fleischkost ist ein Paradebeispiel dafür, wie unvernünftig der Mensch im Grunde genommen ist. Das Töten der Tiere zum Zwecke der menschlichen Ernährung hat zweifelsohne gesundheitliche, ökonomische, ökologische und viele weitere negative Folgen. Von der nicht vorhandenen Ehrfurcht vor dem Leben ganz zu schweigen.

Es besteht wahrhaftig auch ein großer Unterschied, ob wir Lebensmittel oder Nahrungsmittel zu uns nehmen. Erstere sind dadurch gekennzeichnet, daß sie der Erhaltung des Lebens in seiner Gesamtheit dienen. Die Gruppe der Nahrungsmittel hingegen umfaßt alle erhitzten, konservierten, präparierten, sprich: denaturierten Speisen. Sie dienen lediglich der Bekämpfung des Hungers und den Brieftaschen der Mediziner. Im alten China wurden die Ärzte nur bezahlt, wenn ihre Patienten gesund blieben, deshalb wurde dort vor allem vorbeugend für die Gesundheit der Menschen gesorgt. Ich finde, es wird höchste Zeit, daß dieser Gedanke auch bei uns wieder Fuß fassen kann. Mit der Hinwendung zur vollwertigen = naturbelassenen Ernährung wäre die beste Voraussetzung dafür gegeben, daß eine »Zivilisationsgesundheit« entstehen kann. Selbst schon vorhandene ernährungsbedingte Krankheiten können durch vegetarische Rohkost geheilt werden. Dies wußten die Heilkundigen im alten China genauso wie die berühmten Ärzte Hippokrates und Paracelsus.

Das Kapitel über die Rohkostpioniere (Kapitel 7) läßt klar erkennen, daß eine naturbelassene Ernährung selbst sogenannte »unheilbar Kranke«, wie Krebs- oder Multiple-Sklerose-Patienten, in die Genesung führen kann. Die vegetarische Frischkost ist wahrhaftig, um mit Bircher-Benner zu sprechen, »eine Heilnahrung par excellence«, anwendbar bei allen Krankheiten. Eigentlich sollte mein Buch noch Erfahrungsberichte enthalten; die bereits gesammelten würden genügen, um weit über 1000 Seiten zu füllen. Von Alpha bis Omega – von Allergie bis Obstipation – gibt es wohl keine Krankheit, bei der die Frischkost nicht helfen würde, die Gesundheit wiederzuerlangen. Des weiteren hätte ich noch Hunderte von Seiten füllen können mit Ausführungen darüber, wie schädlich sich die gekochte Kost in unserem Körper auswirkt. Auch das »tägliche Brot« ist gar nicht so gesund, wie gemeinhin angenommen wird. Selbst Vollkornbrot wird ja bei hohen Temperaturen im Backofen gebacken. Die kritische Grenze für das Erhitzen liegt aber bei rund 47 ° C. Daher wäre es klug, man würde sogenannte »Sonnenbrote« bereiten, die eher getrocknet als gebacken werden. Kaum jemand ahnt heute, wie sehr sich Lebensmittel durch Erhitzen verändern. G. C. Burger schreibt auf der letzten Seite seines Buches »Die Rohkosttherapie« folgende beeindruckenden Worte: »Mit seiner gekochten Nahrung nimmt der Mensch täglich so viele Giftstoffe auf, wie in zwei Päckchen Zigaretten enthalten sind. Allein die Kartoffel weist nach dem Kochen 450 Fremdstoffe auf, die in der Natur nicht vorkommen und die unser Verdauungssystem nicht verarbeiten kann. Ein Teil dieser Gifte lagert sich im menschlichen Körper als Depotgift ab, was zu ernährungsbedingten Krankheiten – unseren Zivilisationskrankheiten – führt.«

Der größte Teil der Ernährungswissenschaftler zerbricht sich heutzutage den Kopf darüber, wieviel Gramm, Milligramm oder gar Mikrogramm dieses oder jenen Stoffes der Mensch braucht. Ich persönlich kann meine Gedankenkraft anderweitig nutzen, denn ich weiß, daß ich durch die Frischkost, die ich täglich verzehre, mit allen essentiellen Nahrungsbestandteilen versorgt werde. Die heutige Ernährungswissenschaft erforscht in ihren Laboratorien nur den körperlichen, materiellen Aspekt der Nahrungsaufnahme. Selbst bei einer materiellen Betrachtungsweise der Lebensmittel wird wohl niemand bezweifeln, daß eine naturbelassene Nahrung die bessere ist. Auch moderne Qualitätsbestimmungsmethoden – ob sie nun Biophotonenmessung, Kirlianfotografie oder Kupferkristallisationsmethode heißen – beweisen den Wert der Frischkost.

Das Neue und meines Wissens Einzigartige dieser Untersuchung liegt darin, daß hier nicht allein der Einfluß der Nahrung auf unseren grobstofflichen Körper beschrieben wird. Eine ganzheitliche Betrachtungsweise erfordert auch einen tieferen Einblick in die Wirkungsweise der Nahrung in bezug auf unsere feinstofflichen Körper. Seele und Geist sind zwei Wesensteile des Menschen, vor welchen die Wissenschaftler des 20. Jahrhunderts geradezu kapitulieren. Dies wohl deswegen, weil heute kaum noch jemand Kenntnis darüber hat, was Seele und Geist eigentlich sind. Es war mir daher ein Anliegen, darauf hinzuweisen, daß jegliche Materie verdichteter Geist ist. Diese Erkenntnis, die von den Atomphysikern bestätigt wird, ist leider noch nicht zu allen Menschen durchgedrungen. Unser Körper ist genaugenommen nur eine Hülle oder – wie die griechischen Philosophen sagten –

ein Gefängnis des Geistes. In der Heiligen Schrift ist zu lesen: »Wisset ihr nicht, daß ihr Gottes Tempel seid und der Geist Gottes in euch wohnt?« (1. Korinther 3, 16)

Zum besseren Verständnis der Thematik war es mir wichtig, aufzuzeigen, wieso sich unser Geist in dieser Hülle bzw. in diesem Gefängnis befindet. Daher enthält dieses Buch recht unkonventionelle Gedanken über den Einfluß der Nahrung auf unsere seelisch-geistige Gesundheit und Entwicklung (Kapitel 9). Erst dann, wenn man begriffen hat, warum wir hier auf dieser Erde leben, wird ersichtlich, daß Menschsein kein Zustand, sondern eine Aufgabe ist. Die Aufgabe liegt darin, daß wir uns ent-wickeln, nachdem wir uns durch eigenes Verschulden verwickelt haben. Ich hoffe, es gelang mir, zu verdeutlichen, welch immense Rolle die Ernährung dabei spielt. Um es ein letztes Mal zu betonen: Man kann sich nicht mit Salat und Obst in den Himmel essen. Doch aufgrund der bestehenden Wechselwirkung zwischen Körper, Seele und Geist zieht eine körperliche Schädigung auch immer unsere feinstofflichen Körper in Mit-leidenschaft.

Das Kapitel 9 zeigt unmißverständlich auf, wie sehr wir in unserer seelisch-geistigen Ent-wicklung durch eine denaturierte Nahrung gehemmt werden. Dabei setzen wir uns selbst mit jeglichen Giften, mit Fleisch, Alkohol und der so hochgelobten Kartoffel die größten Hürden in den Weg. Die heutige landläufige Ernährung widerspricht vollkommen den Naturgesetzen Gottes. Auf den ersten Seiten des Johannesevangeliums ist zu lesen, daß Jesus Christus denen, die ihn aufnehmen, Macht gibt, Kinder Gottes zu werden. Ihn aufnehmen bedeutet, nach seinen Gesetzen und Geboten zu leben. Zweifelsohne sind wir alle Kinder Gottes – egal wie weit wir uns von ihm entfernt haben. Die wahre Gotteskindschaft können wir jedoch erst antreten, wenn wir die Liebe leben – was ein Achten der Naturgesetze beinhaltet. Nicht umsonst sprach Jesus Christus zu den Menschen: »Tötet weder Mensch noch Tier, noch eure Nahrung, die euer Mund aufnimmt. Denn wenn ihr lebendige Nahrung eßt, wird sie euch beleben, aber wenn ihr eure Nahrung tötet, wird euch die tote Nahrung ebenfalls töten.« Der Mensch ist wahrhaftig zu Höherem berufen, als ein Leben in Krankheit, Schmerzen und Leid auf dieser Erde zu führen.

Das Kapitel über die Entwicklung des Menschen mag einen kurzen Einblick in diese höheren Ziele gewährt haben und erkennen lassen, daß die Entwicklung noch lange nicht abgeschlossen ist. Seele und Geist eines Menschen existieren nach dem Tod mit allen Einprägungen weiter. Es liegt daher an uns, ob wir auf dem Weg der Evolution voranschreiten, stagnieren oder gar zurückschreiten.

Es folgen zwei Kapitel mit Anregungen, Tips und Rezepten, die der praktischen Umsetzung dessen dienen, was ich bis hierher theoretisch dargelegt habe.

11

Die vegetarische Rohkost in der Praxis

Da viele Leser meines Buches mich um praktische Hinweise für die Frischkostzubereitung gebeten haben, komme ich in der Taschenbuchausgabe diesem Wunsche gerne nach.

Um es gleich vorwegzunehmen: Es werden bei dieser Ernährungsform keine genauen Rezepte und schon gar keine Kalorien- oder sonstigen Tabellen benötigt. Ihr Organismus wird mit allem versorgt, wenn die göttliche Vielfalt im Speiseplan Einzug hält. Die in diesem Buch angegebenen Rezepte sollen lediglich zur Anregung dienen. Wenn Sie die eine oder andere Zutat nicht zur Hand haben, ist das nicht tragisch. Lassen Sie Ihrer Phantasie freien Lauf. Ihre Intuition wird sich durch die natürliche Ernährung derart verbessern, daß Sie mit der Zeit ohne jegliche Anleitung die herrlichsten Gerichte auf den Tisch bringen.

Die Zubereitung einer Mahlzeit sollte dem Komponieren einer Sinfonie gleichen oder dem Malen eines Bildes. Der Begriff »kochen« kommt aus dem Lateinischen und bedeutet so viel wie »mischen«. Es kommt demnach darauf an zu erspüren, welche Speisen zueinander passen. Sie werden sehr schnell merken, daß Rohkost nicht mit Askese gleichzusetzen ist. Jedes Mahl ist ein Festival der Farben, Formen, Düfte und Aromen. Ihre Geschmacksdrüsen werden nach einiger Zeit so sensibilisiert sein, daß Sie die einzelnen Nuancen der Speisen herausschmecken können. Kein Apfel gleicht dem anderen. Es ist wunderbar, die paradiesische Vielfalt der Salate, Gemüse, Keimlinge, Getreidearten, Nüsse, Trockenfrüchte etc. kennenzulernen. Leider wissen viele Menschen nicht, daß man auf rohköstliche Art auch Brot, Kuchen, Desserts, Pizza, Suppen und vieles Weitere mehr herstellen kann. Zu den Geschmackserlebnissen gesellt sich eine nie geahnte Gesundheit, Vitalität und Lebensfreude. Es gibt noch viele weitere Vorteile der Paradieskost. So reduziert sich der Hausmüll auf ein Minimum. Sie tragen damit aktiv zum Umweltschutz bei. Ihre Küche ist nicht mehr mit unangenehmen Dünsten geschwängert. Die Verdauungsmüdigkeit nach dem Essen ist passé. Auf all die vielen Vorteile für Ihre körperliche und seelisch-geistige Gesundheit hin bin ich ja bereits im ersten Teil des Buches eingegangen. Es existieren heute innerhalb der Rohkost verschiedene Richtungen, die ich im folgenden kurz skizzieren möchte:

Vegane Rohkost

Bei dieser Ernährungsform sind sämtliche tierischen Produkte vom Speiseplan gestrichen. Entgegen den Aussagen mancher Wissenschaftler muß es bei dieser Art der Ernährung nicht zu einem Mangel an Lebensbausteinen wie Calcium, Eisen oder Vitamin B_{12} kommen. Im Gegenteil: Veganer sind optimal versorgt, sofern sie die Speisen nicht durch Erhitzen zerstören. Etliche Völker leben seit Jahrhunderten vegan, ohne Mangelerscheinungen aufzuweisen. In unserem Kulturkreis ist es besonders für viele kranke Menschen wichtig, sämtliche tierischen Produkte zu eliminieren. Eine Heilung vieler allergischer Erkrankungen z. B. ist nur möglich, wenn die Betreffenden sich rein pflanzlich ernähren. Auch hier ist in der Küche eine ungeahnte Vielfalt möglich: pflanzliche Mayonnaisen, Käse aus Sonnenblumenkernen oder Keimlingen, Milch aus Mandeln oder Soja, Eis aus Früchten und vieles Weitere mehr. (Literaturtip: »Vegane Rohkost« von W. Spiller und E. Hohler.)

Sonnenkost

Wie der Name schon sagt, eine Ernährungsform, die besonders viel gespeichertes Sonnenlicht enthält. Dazu zählt in erster Linie das, was überirdisch wächst, vornehmlich das Obst. Viele Menschen in unserem Kulturkreis, die in erster Linie oder gar ausschließlich Obst verzehrten, bekamen damit gesundheitliche Probleme. Wir benötigen auch Gemüse, Nüsse und Getreide für unseren Organismus. Wenn die Erde einmal in einem anderen Schwingungszustand rotiert, ist schon eher eine reine Obsternährung möglich. Die Ernährung sollte ja auch immer an die seelisch-geistige Entwicklung des Menschen angepaßt sein. Wurzelgemüse verbinden mit der Erde, helfen uns die Aufgaben des Alltages zu bewältigen. Ähnliche Eigenschaften kann man auch der Milch zuschreiben, die ich unter diesem Aspekt auch befürworte, sofern sie nicht aus der Massentierhaltung stammt.

Die Ernährung sollte auch der Jahreszeit angepaßt sein. So kann im Sommer sicherlich mehr Obst verzehrt werden als in der kalten Jahreszeit. Liegt der Schwerpunkt im Winter auf Gemüsen, Wintersalaten und Keimlingen, wird auch das Frieren weitgehendst vermieden.

Instincto-Kost

Sie wurde durch Guy Claude Burger populär. Er heilte sich durch die instinktive Rohkosternährung von Krebs, und er konnte mit dieser Methode auch schon vielen kranken Menschen helfen, selbst Aids-Kranken. Leider bietet er in seinem Zentrum (Longueville in Frankreich) auch rohes Fleisch und Insekten an. Kein Kommentar!

Für mich hat Essen auch etwas mit Kultur zu tun: Ein schön

gedeckter Tisch, Kerzen, Blumenschmuck und nett angerichtete Speisen erfreuen mich mehr als eine nur gewaschene Möhre. Zudem kann kaum jemand eine riesige Auswahl an Nahrungsmitteln zu Hause lagern. (Bei G. C. Burger stehen oft über 500 verschiedene Obst- und Gemüsesorten zur Auswahl.)

Bis der Instinkt wieder richtig funktioniert, vergehen sicherlich Jahre, und wer garantiert, daß man sich nicht vom Verstand bei der Auswahl leiten läßt? Die Instincto-Kost hat also ihre Tücken, wenngleich sie sicherlich auch ihre Daseinsberechtigung hat. Immerhin ist die Tatsache, daß Burger schon im Gefängnis saß und daß man ihm von seiten des Staates unentwegt Schwierigkeiten macht (z. B. Verbot, Vorträge zu halten etc.), für mich eher ein gutes Zeichen.

Urzeittherapie

F. Konz mit dem Pseudonym »Chrysostomos« propagiert eine Ernährung, wie sie die Affen pflegen, da er fälschlicherweise annimmt, daß wir von ihnen abstammen. Da wir aus einem Herzstrahl Gottes und seinem heiligen Odem als geistige Wesen erschaffen wurden, kann ich die Aussagen von »Chrysostomos« nur bedingt akzeptieren. Wir sollten nicht zurück auf die Bäume, sondern zurück in unsere wahre Heimat, die nicht von dieser Welt ist. Empfehlenswert ist es sicherlich, vermehrt Wildkräuter in die tägliche Ernährung mit einzubeziehen, denn sie enthalten ein Vielfaches an wertvollen Inhaltsstoffen im Vergleich zu unseren oft überzüchteten Kulturpflanzen.

Es gibt sicherlich noch viele weitere Varianten der Rohkost, auf die ich jedoch nicht näher eingehen möchte. An dieser Stelle möchte ich ergänzend erwähnen, daß es möglich ist, auch ohne grobstoffliche Nahrung zu leben. Dies ist jedoch nur sehr vergeistigten Menschen möglich. Nikolaus von der Flüe, Anna Katharina Emmerik und Therese von Konnersreuth lebten nachweislich über Jahre ohne feste Nahrung: Für mich ein weiterer Beweis, daß jegliche Materie eine Form von Energie ist.

Wie sollten wir essen?

Wir lernten in unserem Elternhaus und in der Schule alle möglichen, oft nicht unbedingt nötigen Dinge. Nur eines lernten die meisten von uns nicht: richtig essen!

Es beginnt schon im Vorfeld. Wie viele kommen auf die Idee, Gott, Mutter Erde, der Sonne, den Naturgeistwesen und den Früchten zu danken? Im Danken, Loben und Preisen liegt ein Schlüssel zum Himmelreich! Im Wort »Gebet« liegt auch das »Geben«. Unser Dank und unsere Liebe sind das, was wir geben können, nachdem wir empfangen durften. Nichts ist selbstverständlich. Alles ist ein Geschenk und Gnadenakt Gottes. Bircher-Benner bezeichnete die Nahrung als einen *»Liebesbrief«* unseres Schöpfers an uns. Wie gehen wir damit um? Ich halte das »Wie essen?« für mindestens genauso wichtig wie das »Was essen?«! Wenn wir die Nahrung vor dem Verzehren segnen und ihr unsere Liebe schenken, reichern wir sie mit göttlicher Kraft und mit Licht an. Dies ist mit Hilfe der Kirlianfotografie sogar nachweisbar. Wir können dann aus der Nahrung auch feinstoffliche Elemente ziehen, die uns verschlossen bleiben, wenn wir mechanisch essen. Auch unsere unsichtbaren Leiber müssen ja genährt werden! Wie? Durch tiefes Atmen beim Essen, durch eine dankbare, liebevolle und entspannte Haltung beim Essen. Setzen Sie sich nie an den Tisch, wenn Sie in Disharmonie, in Ärger oder Traurigkeit sind! Schon die liebevollen Gedanken beim Anbau, bei der Ernte und Zubereitung sind wichtig. In Indien weiß man um diese Zusammenhänge. Daher ist es dort bestimmten Menschen vorbehalten, für die Priester das Essen zuzubereiten.

Kauen Sie die Nahrung gut. Bedenken Sie, daß Ihr Magen keine Zähne hat. Man sagt ja auch »Mahlzeit« und nicht »Schlingzeit«. Dreißigmal kauen pro Bissen ist Minimum. Ihr gesamter Organismus ist Ihnen dafür dankbar, denn im Mund haben wir genau wie an den Füßen Reflexzonen für alle Organe. Reflexzonenmassage durch gründliches Kauen – einfacher und preiswerter geht es nicht mehr. Auch Getränke sollten wir eine Weile im Mund behalten. Gandhi sagte einmal: »Trink dein Essen und iß dein Trinken!« Wir sollten auch ca. eine halbe Stunde vor und nach dem Essen nichts trinken, damit die Verdauungssäfte nicht zu stark verdünnt werden.

Essen Sie nur soviel, wie Sie wirklich benötigen. Silvester Graham, der Erfinder des Grahambrotes, war der Ansicht: »Ein Säufer kann alt werden, ein Fresser niemals!« Die Chinesen glauben, daß jeder Mensch bei seiner Geburt, geistig gesehen, einen Berg Nahrungsmittel mitbekommt. Wenn dieser aufgegessen ist, stirbt er. Es ist auch aus gesundheitlicher Sicht nicht ratsam, zuviel zu essen, da unsere Drüsen nur ein gewisses Quantum an Verdauungsenzymen absondern können. Kommt unverdaute Nahrung in den Dünndarm, sind Gärungs- und Fäulnisprozesse die Folge. Blähungen stellen sich ein, und das Immunsystem wird geschwächt.

Wenn Sie auf Rohkost umstellen, kommen Sie in der Regel mit zwei Mahlzeiten am Tag aus (mittags und abends). Wenn Sie morgens essen, dann nach Möglichkeit nur Obst, um die körpereigene Ausscheidung nicht zu behindern. Der Spruch: »Frühstücke wie ein Kaiser …« entbehrt jeder Grundlage. Er stammt aus dem Zeitalter der industriellen Revolution. Die Fabrikanten waren damals der Ansicht, daß man nur mit vollem Bauch Leistungen bringen kann. Fastende, die teilweise sportliche Höchstleistungen erbrachten, haben dies längst widerlegt.

Bitten Sie Gott auch, daß er die geistigen Kräfte der Nahrung (*Od*-Kraft) auch weiterfließen lassen möge zu den Menschen, die diese Kraft gerade benötigen. Sie können sicher sein, es funktioniert. So bleibt auch der stete Wechsel von Empfangen (nicht Nehmen) und Geben gewährleistet. Nur ein leeres Gefäß kann von Gott wieder gefüllt werden. Nutzen Sie doch die Essenszeit, um mit Gott und seiner Schöpfung zu kommunizieren. Eine wunderbare Übung für das immerwährende Herzensgebet. Dies kann nicht mit einem Lippengebet verglichen werden, das der Verstand geformt hat, denn letzteres erreicht nur die vier Wände und nicht das Herz Gottes. (Literaturempfehlung: »Yoga der Ernährung«.)

Was ist bei der Umstellung auf Rohkost zu beachten?

Sie sind davon überzeugt, daß Frischkost das Beste ist? Wunderbar, hinein ins Vergnügen! Da wir auf dieser Erde an die Polarität gebunden sind, hat alles seine zwei Seiten. Es ist gut möglich, daß Sie in Ihrem Familien- und Freundeskreis alleine dastehen. Die Gewohnheit und die Bequemlichkeit sind die schlimmsten Feinde der Wahrheit. Wirken Sie in Ihren Gesprächen über das Essen überzeugend, aber missionieren Sie nicht. Wenn bei Ihrem Gegenüber der Seelenboden nicht vorbereitet ist, fallen die Körner, die Sie ausstreuen, auf unfruchtbaren Boden. Die Unterschiede bezüglich der seelisch-geistigen Entwicklung innerhalb einer Familie sind oft sehr groß. Wundern Sie sich daher nicht, wenn Sie mit Ihrer Ansicht auf Unverständnis stoßen. Das vorgelebte Beispiel bringt auf jeden Fall mehr als viele Worte. Vergessen Sie auch nie, daß das Gebet die stärkste Macht der Welt ist. Wenn

Sie in Ihrer Familie eine gesunde Ernährung einführen möchten, dann sollte diese zuallererst gut schmecken. Daher sollten Sie anfangs pikant würzen, das heißt aber nicht, daß Sie viel Salz verwenden müssen. Es gibt ja wunderbare Kräuter. Salz sollte man am besten nach und nach ganz aus der Küche verbannen. Sie lernen mit der Zeit den Eigengeschmack der Lebensmittel schätzen. Gewürze sollten ihn unterstreichen und hervorheben, anstatt ihn zu überdecken. Es ist sicherlich ratsam, anfangs Rezeptbücher zu studieren. Vor allem, wenn Sie Kinder haben, empfehle ich Ihnen: »Die Natur – Dein irdischer Lebensquell« von M.-L. Holzer-Sprenger. Für manchen wäre es vielleicht auch empfehlenswert, einen Praxiskurs zu besuchen. Informationen darüber erhalten Sie beim Autor:

Gregor Wilz
PF 11 11
79731 Görwihl

oder Sie verbringen Ihren Urlaub bei Urs Hochstrasser. In seiner Lebensschule können Sie vieles über Rohkost, Weizengrasanbau, Keimlingszucht etc. lernen. Urs kommt aus der Gastronomie. Er zaubert phantastische Gerichte und Büffets und hat auch eine wunderbare Art, praktisches Wissen zu vermitteln. Die Adresse:

Urs Hochstrasser
Flüematte, CH-6073 Flüeli Ranft
Tel. 0041/41/662851

Was sollten Sie bei der Umstellung noch beachten? Auf jeden Fall sollten Sie Produkte aus *biologischem Anbau verwenden*. Wir tragen ja auch Verantwortung Mutter Erde gegenüber. Es ist sehr ratsam, in erster Linie Produkte aus der *heimischen Region* zu verwenden. Nicht nur ökologische Gründe sprechen dafür. In fernen Kontinenten sind die Einstrahlungen aus dem Kosmos anders als bei uns. Daher sollte man sich auch nicht lange in einem anderen Erdteil aufhalten. Die Schwingungsgesetze haben immer und überall Gültigkeit.

Vor der Umstellung fasten

Ein gänzlicher Verzicht auf Nahrung für 7–12 Tage ist vor einer Kostumstellung sehr zu empfehlen. Der Organismus kann sich dann auf etwas Neues einstellen. Es würde ja auch niemand auf die Idee kommen, neuen Wein in alte Schläuche zu füllen, oder? Fasten mit integrierter Darmreinigung ist die beste Art, in unserem Tempel Ordnung zu schaffen.

Ältere Menschen sollten langsam auf Rohkost umstellen. Der Verdauungsapparat ist bei vielen leider schon sehr degeneriert. Oft stimmt auch die Darmflora nicht mehr. Dies kann ein Grund für Blähungen nach Rohkostgenuß sein. Wer sichergehen will, läßt in einem Labor seinen Stuhl auf Dysbiose untersuchen. Sollte sich dabei herausstellen, daß eine krankhafte Bakterienflora im Darm vorherrscht, ist eine »Symbioselenkung« sehr zu empfehlen.

Trennkost?

In vielen Ernährungsbüchern wird strikte Trennung von Kohlenhydraten und Eiweiß in einer Mahlzeit empfohlen. Einer schreibt vom anderen ab, ohne diese Theorie einmal genauer unter die Lupe zu nehmen. Es würde ja bedeuten, daß Gott sich geirrt hat, denn in der Natur gibt es diese strikte Trennung nicht. Auch Muttermilch enthält Eiweiß und Kohlenhydrate. Ich empfinde die Trennkost als eine zu starke Einschränkung des Speiseplanes, und die ernährungsphysiologischen Argumente, die von den Befürwortern der Trennkost angegeben werden, sind nicht haltbar. Die Trennkost lenkt auch oft vom wesentlichen Gesichtspunkt der Ernährung ab, der in der *Lebendigkeit* liegt.

Wasser – Lebensmittel Nr. 1

Der Mensch besteht zu 70–80 % aus Wasser. 99 % aller Stoffwechselvorgänge in unserem Organismus sind an das Vorhandensein von Wasser gebunden. Die Bereitstellung von gutem Wasser wird mehr und mehr zum Problem. Selbst wenn es nur wenige Schadstoffe enthält, ist das, was aus der Leitung kommt, energetisch tot. Von dem Verzehr von destilliertem Leitungswasser rate ich ebenfalls ab. Es ist, als würde man eine Leiche noch mal erschießen. Gutes Wasser ist ja auch Träger von kosmischen Energien und Informationen. Diese gehen durch den Destilliervorgang logischerweise verloren.

Umkehrosmosefilter und Aktivkohlefilter sowie Ionenaustauscher sind sicherlich mehr oder weniger gute Möglichkeiten, das Wasser von schädlichen Inhaltsstoffen zu befreien. Was die Hersteller und Anwender dieser Methoden leider nicht beachten, ist die Tatsache, daß die *schädlichen Informationen* nach wie vor im Wasser enthalten sind. Diese können meines Wissens nur durch Orgon- und Pyramidenenergie gelöscht werden (nähere Informationen beim Autor, Adresse am Ende des Buches).

Diese können nur durch Energetisierung gelöscht werden, z. B. mit dem HydroCristall- oder Grander-Verfahren. Zusätzlich haben diese Geräte den Vorteil, daß die Kalk- und Rostablagerungen verhindern. Das Wasser schmeckt angenehmer (wie Quellwasser) und der Körper wird darüberhinaus noch entgiftet. Nähere Informationen erhalten Sie beim Autor (Adresse S. 304)

Wir leben in einer Zeit, in der wir nie gekannten Belastungen ausgesetzt sind. Wer hat vor 30 Jahren vom Ozonloch, von der Radioaktivität, von bestrahlten und genmanipulierten Nahrungsmitteln gesprochen? Resignation wäre sicherlich der falsche Weg. Ein gewisses »Know-how« in bezug auf die Ernährung ist von größter Bedeutung, dafür habe ich dieses Kapitel geschrieben.

Durch die Rohkost haben wir einen gewissen Schutz, da die darin enthaltenen Photonen gestörte Zellen wieder in Ordnung bringen können. Keimlinge und Wildkräuter sollten täglich genossen werden, da diese reichlich Licht und auch Vitamine enthalten, um Gifte zu neutralisieren. Inzwischen gibt es auch ein Getränk, welches einen hohen Gehalt an Photonen aufweist. Durch einen speziellen Gärprozeß produzieren bestimmte Bakterienkulturen vermehrt lebende Makromoleküle. Die positiven Erfahrungen, die kranke Menschen mit diesem Lebenselixier namens »Chi« gemacht haben, sprechen für sich. Die positiven Erfahrungen, die kranke Menschen mit diesem Lebenselixier namens ›Vita Pur‹ (früher CHI) gemacht haben, sprechen für sich.

Auch kann ich jedem nur wärmstens empfehlen, mit dem Anbau von Weizen- oder Dinkelgras zu beginnen. Es läßt sich problemlos zu Hause durchführen. Ein besseres und preiswerteres Heil- und Überlebensmittel können wir nicht bekommen. Weizengras enthält alle essentiellen Lebensbausteine, wirkt entgiftend, zellregenerierend, und es vermag radioaktive Belastungen im Körper abzubauen. (Literaturempfehlung: »Weizengrassaft – Medizin für ein neues Zeitalter« von R. Schmid.)

Die wenigsten Menschen wissen, daß im Zentrum von Hiroshima eine Gruppe von Mönchen den Abwurf der Atombombe gut überstand. Sie waren tief im Gebet mit Gott verbunden. Die Mönche ernährten sich von gekeimtem Getreide und Algen und tranken Grüntee.

Das homöopathische Mittel Magnesium carbonicum D12 vermag ebenfalls einen Schutz vor radioaktiver Strahlung zu bieten. Wir können entweder täglich eine Messerspitze davon einnehmen oder ein Seidensäckchen mit 52 g von diesem Pulver bei uns tragen. Nachts legt man es an das Fußende des Bettes.

Besonders zu empfehlende Kräutertees: Weißdorn, Johanniskraut, Bärlapp, Storchenschnabel, Benediktenkraut, Pestwurz und Salbei. Zu beachten wäre hierbei, daß man die Teesorte immer wieder wechselt. Kaktus- und Propolistropfen bieten nebst den Schwedenkräutern (ohne Kampfer) ebenfalls einen gewissen Strahlenschutz.

Wichtig sind vor allem eine reine Gedankenwelt, eine gute Gesinnung, Freude und eine lichtvolle Lebensweise in jeder Beziehung. Wir können uns auch über die Gedanken (Gebet, Meditation) täglich von unguten Belastungen befreien. Wichtige Hinweise finden Sie hierzu in der Zeitschrift »Der heiße Draht« (PF 1147, 79731 Görwihl).

Für Notzeiten sollte man immer einen gewissen Vorrat an Getreide, gutem Honig, Wasser und weißen Kerzen im Haus haben. Die tiefe Verbindung mit Gott ist der sicherste Garant, um diese Zeit zu überstehen. (Literaturempfehlung: »Leben und überleben – Kursbuch ins 21. Jahrhundert« von V. Kulvinskas.)

Kleinkindernährung

Häufig fragen mich Mütter, die durch Zeitungsberichte oder Ärzte verunsichert werden, ob denn in der Rohkost alles für das Kind enthalten sei. Mir stellt sich dann immer die Frage: »Was soll denn durch das Kochen an essentiellen Stoffen entstehen?«

Tatsache ist, daß durch Hitzebehandlung toxische Stoffe entstehen, während Vitamine, Enzyme, Photonen und weitere wichtige Nahrungsinhaltsstoffe zerstört werden. Gerade deswegen sollten Kinder nach Möglichkeit *nur* Rohkost erhalten.

Säuglinge sollten etwa bis zum siebten Monat gestillt werden. Danach empfehle ich, genau wie die WHO (Weltgesundheitsorganisation), Früchte als Umstellkost. Kuhmilch sollte gemieden werden, eher sind noch Schafs-, Ziegen- oder Stutenmilch zu akzeptieren. Ein Eiweiß- oder Calciummangel ist jedoch selbst bei veganer Rohkost nicht möglich, wenn diese abwechslungsreich ist.

Nach dem Abstillen können Sie dem Kind Körnerwasser geben, welches mit Genia-Plus-Hefe und Spirulinapulver angereichert wurde. Die beiden letztgenannten Produkte enthalten viele wertvolle Inhaltsstoffe zum Aufbau gesunder Zellen. Nach und nach können Sie dem Kleinkind auch frischgepreßte Frucht- und Gemüsesäfte geben. Sobald das Kind Zähne bekommen hat, sollte die Flüssig- bzw. Breinahrung zunehmend durch Müsli, Salate, Gemüse und gekeimtes Getreide (evtl. durch den Wolf drehen) ersetzt werden. Spirulina und Hefe sollte nach Möglichkeit weiterhin verwendet werden. Wertvolle Hinweise finden Sie auch in dem Buch »Biologischer Ratgeber für Mutter und Kind« von Dr. M. O. Bruker.

Von Fluor-, Calcium-, Vitamin-D- und sonstigen Tabletten rate ich aus guten Gründen ab.

Die Milchsäuregärung

Ein wichtiger Bestandteil der vegetarischen Rohkost ist das milchsaure Gemüse. Es enthält viele wichtige Inhaltsstoffe (z. B. Vitamin B_{12}, Vitamin C), reinigt und schützt den Darm. Schon im alten China war Milchsaures als Heilnahrung bekannt. Es ist auch eine ideale Vorratshaltung für den Winter oder für Notzeiten.

Zum Einsäuern eignen sich: Weiß- und Rotkohl, Möhren, rote Bete, Sellerie, Blumenkohl, Kohlrabi, Wirsing und Rettich.

Die Zubereitung: Wichtig ist peinliche Sauberkeit beim Arbeiten. Das Gemüse wird zerkleinert, Wurzelgemüse grob geraffelt, Kohl gehobelt. Das gehobelte Kraut sollte so lange gestampft werden, bis Saft aus dem Kraut austritt (5–10 Minuten). Am besten eignet sich dafür ein Holzbottich. Das Gemüse wird dann in Einmachgläser gefüllt (nur zu 3/4 vollmachen) und mit reinem lauwarmem Wasser bedeckt. Man kann auch etwas milchsauren Saft oder Molke als »Starterkultur« hinzugeben. Ebenso kann man Gewürze untermengen, z. B. Kümmel, Lorbeerblätter, Wacholderbeeren, Apfelstücke etc. Nach dem Säubern des Glasrandes und dem Auskochen des Gummiringes das Glas gut mit einer Klammer verschließen und für eine Woche an einen warmen, dunklen Ort stellen (bei ca. 21 ° C). Danach in einem kühlen Keller weiterhin dunkel aufbewahren. Nach ca. 4 Wochen ist das Milchsaure fertig. Die Haltbarkeit beträgt 1–2 Jahre.

Das geöffnete Glas sollte dann im Kühlschrank aufbewahrt werden. Manchmal bildet sich auf dem Gemüse ein weißer Belag (Kahmhefe). Er ist nicht gesundheitsschädlich und kann einfach abgeschöpft werden, da er den Geschmack beeinträchtigt.

Da vielen Menschen das pure Milchsaure zu streng schmeckt, kann es mit frischem Gemüse vermengt werden. Die Strenge wird auch abgemildert durch kaltgepreßtes Öl, Kräuter oder Melassehefe. Auch Äpfel, Rosinen oder Nüsse passen zu manchen Gemüsearten.

Welche Küchengeräte sind für die Rohkostzubereitung zweckmäßig?

- *Gemüseraffel*
  Mit verschiedenen Schneidemöglichkeiten (die Form verändert den Geschmack), besonders für Kinder und ältere Menschen wichtig.
- *Getreidemühle*
  Zum frischen Vermahlen von Getreide für Rohkostbrote, -plätzchen, -pizza etc.
- *Flockenquetsche*
  Zum Herstellen frischer Flocken für das Müsli, da Fertigmüslis meist erhitzt sind.
- *Mixbecher oder Pürierstab*
  Wird verwendet für Salatsoßen, Desserts, Fruchtpürees etc.
- *Moulinette*
  Ein praktisches Gerät, um Nüsse, Getreidekeimlinge, Ölsaaten, Trockenfrüchte, Gewürze etc. zu zerkleinern.
- *»Wolf«*
  Früher sagte man »Fleischwolf« dazu. Sehr gut geeignet zum Zerkleinern von größeren Mengen Keimlingen, Gemüsestückchen, Trockenfrüchten etc. Sehr praktisch beim Herstellen von Keimlingsbroten, Getreideplätzchen, Gemüsefüllungen usw.
- *Weizengraspresse*
  Zur Herstellung von Dinkel-, Weizen- und Gerstengrassaft. Man kann damit auch »Chlorophyllcocktails« aus verschiedenen grünen Blättern und Gräsern pressen.

12

Rezepte

Die angegebenen Rezepte sollen lediglich als Anregung dienen. Die Mengenangaben sind für vier Personen ausgearbeitet. Bewußt habe ich bei der Auswahl auf Lebensmittel verzichtet, welche die geistige Entwicklung behindern, z. B. Kartoffel, Hafer, Zwiebel- und Lauchgewächse, Pilze, Salz.

Müsli

Das Müsli sollte immer möglichst vielerlei und vor allem reifes Obst beinhalten. Denken Sie einmal über die vielen bei uns angebauten und überall erhältlichen Obstsorten nach. Der Apfel ist die harmonischste Frucht und sollte in keinem Müsli fehlen; er ist auch das ganze Jahr über in guter Qualität erhältlich. Schauen wir nun kurz in den Obstgarten Gottes: Äpfel, Birnen, Kirschen, Pflaumen, Trauben, Pfirsiche, Aprikosen, Erdbeeren, Heidelbeeren, Stachelbeeren, Himbeeren, Johannisbeeren, Mirabellen, Avocados, Bananen, Feigen, Kaki, Kiwi, Mandarinen, Orangen, Melonen, Ananas … Obst der Saison und heimisches Obst aus biologischem Anbau sollten bevorzugt werden. Im Winter greift man auf Eingefrorenes und ungeschwefelte Trockenfrüchte zurück. Generell sollte jedoch im Winter weniger Obst gegessen werden.

Da der Frischkornbrei von vielen nicht vertragen wird, empfehle ich zum Obst, sofern man es nicht separat essen möchte, gekeimtes Getreide. Hirse, Buchweizen und Gerste kann man als ganze Körner beifügen, wenn sie über Nacht eingeweicht wurden. Auch Nüsse empfiehlt es sich einzuweichen, denn sie werden dadurch verträglicher. Verwenden Sie bitte keine Paranüsse (sie sind oft ranzig und schimmelig) oder Erdnüsse (wie der Name schon sagt, binden diese an die Erde). Sollten Sie Flocken wünschen, stellen Sie diese am besten selbst in einer Quetsche her.

Das Müsli wird besonders schmackhaft, wenn man aus Wasser, Bananen (oder reifen Früchten) und Mandelmus (weißes Mandelmus ist zu bevorzugen, denn hierfür werden die Mandeln nicht geröstet bei der Herstellung) eine cremige Soße bereitet und diese unter das Obst mischt.

Hier nun einige Müslivarianten zur Anregung:

Apfelmüsli mit gekeimtem Dinkel

Zutaten: 4–6 Äpfel, 4 EL Sonnenblumenkerne (evtl. gekeimt), 2 EL Sultaninen, 200 g Beeren, 1 Banane (aus biol. Anbau), 2 EL Mandelmus, 1 EL Honig, 1/8 l Wasser, 4 EL gekeimte Dinkelkörner

Zubereitung: Banane, Wasser, Mandelmus, Honig und die Hälfte der Beeren im Mixer pürieren. Die geschnittenen Äpfel, Rosinen, Sonnenblumenkerne und Dinkelkeimlinge vermischen und unter die Soße geben. Mit der zweiten Hälfte der Beeren ausgarnieren (oder mit Bananenscheiben, Nüssen usw.).

Birnenmüsli mit Zimt

Zutaten: 4–6 reife Birnen, 1 Banane (aus biol. Anbau), 2 Kiwi, 5 Aprikosen, 150 g Kirschen, 2 EL Rosinen, 2 EL Kokosflocken, 3 EL eingeweichte Mandeln, 1/2 Mokkalöffel Zimt

Zubereitung: Birnen in Scheiben schneiden und auf einer Platte kreisförmig auslegen (wie auf einer Torte). Das restliche Obst kleinschneiden, mischen und in der Mitte der Platte als kleines Häufchen plazieren. Rosinen, Mandeln und Kokosflocken über den Birnen verteilen und mit Zimt bestreuen.

Sommermüsli mit Buchweizensprossen

Zutaten: 1–2 Äpfel, 1–2 Birnen, 200 g Erdbeeren, 1/2 Melone, 1 Pfirsich, 2 Aprikosen, 200 g Kirschen, 2 Kiwis, 100 g Buchweizenkeimlinge, 100 g blaue Trauben
Zubereitung: Das Obst kleinschneiden, in eine Schüssel geben. Die Keimlinge als Häufchen in die Mitte geben, und mit Erdbeerscheibchen, Kiwischeiben und den halbierten Trauben verzieren.

Wintermüsli mit Hirse

Zutaten: 2–3 Äpfel, 2 Bananen (aus biol. Anbau), 1 Orange, 4 Mandarinen, 200 g eingeweichte Trockenfrüchte, 50 g Rosinen, 100 g Nüsse, 1/4 Mokkalöffel Delifruit oder Lebkuchengewürz, 200 g eingeweichte Hirse
Zubereitung: Die Hirse zuunterst in eine Schüssel geben. Das Obst schneiden, mischen und auf die Hirse schichten, einige Mandarinen- und Bananenscheibchen zum Garnieren beiseite legen. Mit den Bananen, den Trockenfrüchten, dem Einweichwasser und dem Gewürz im Mixer eine Creme bereiten und über das Obst gießen. Mit Mandarinen, Bananen, Rosinen und Nüssen dekorieren.

Sprossen und Keimlinge

Eine große Bereicherung in geschmacklicher und gesundheitlicher Hinsicht bieten gekeimtes Getreide und Keimsaaten wie z. B. Kresse, Bockshornklee, Alfalfa, Rettich, Sesam, Mungobohnen etc. Der Vitamingehalt steigt durch das Keimen in den einzelnen Körnern um 600-900 % und mehr. Im Bioladen oder im Reformhaus wird man Sie gerne bezüglich der Einweichzeit, Auswahl und Zubereitung beraten. Die Anzucht von Sprossen ist einfacher als gedacht. Getreide kann man in Gläsern oder Schüsseln keimen. Wichtig ist, daß nach dem Abgießen des Einweichwassers die Keimlinge zweimal am Tag in einem Sieb gut mit kaltem Wasser durchgespült werden. (Literaturempfehlung: »Zu Hause selber keimen« von Rainer Schmidt.)

Die kleinen und würzigen Keimsaaten bereichern die Salate und Gemüseplatten. Getreide eignet sich fürs Müsli oder pikant zu den »grünen« Speisen. Wenn Sie Dinkel, Weizen, Roggen, Hirse, Gerste oder Buchweizen im Winter zubereiten, können Sie diese ohne weiteres im Wasserbad auf dem Herd oder im Backofen etwas erwärmen, sofern die Temperatur von 42 ° C nicht überschritten wird.

Je nach Wunsch und Menge können Sie die Körner als Beilage zu Salat und Gemüse essen oder auch zum Hauptgericht machen.

Dinkel mit Pinien und Weinbeeren
Zutaten: 150 g gekeimter Dinkel, 1 EL Rohmilchbutter,
1 EL Rosinen, 1 EL Pinienkerne, 1 Prise Muskatblüte
Zubereitung: Alles zusammen auf dem Herd (im Wasserbad oder vorsichtig im Topf) leicht erwärmen. Möchten Sie die Körner kalt lassen, dann verwenden Sie statt Butter ein kaltgepreßtes Öl (z. B. Sonnenblumenkernöl).

Roggenkeimlinge à la Provence
Zutaten: 150 g gekeimter Roggen, 2 EL Olivenöl,
1/2 EL Provencekräuter
Zubereitung: Alles mischen und einige Stunden ziehen lassen.

Buchweizen mit Wildkräutern

Zutaten: 150 g gekeimter Buchweizen, 50 g gekeimte Sonnen-
blumenkerne, 2 EL kaltgepreßtes Sonnenblumenöl, frische
Wildkräuter
Zubereitung: Zutaten mischen, Kräuter schneiden und unterheben.

Inges Inkakörner

Zutaten: je 100 g gekeimter Amaranth und Quinoa,
50 g gekeimter Sesam, 1 Avocado, 1 EL weißes Mandelmus,
1 TL Kürbiskernöl, 50 ml Wasser
Zubereitung: Aus der Avocado, dem Mandelmus, Wasser und Öl
im Mixer eine Creme bereiten und mit den Keimlingen mischen.

Pikante Keimlingskugeln

Zutaten: 200 g gekeimter Weizen, Dinkel oder Roggen,
100 g Sellerie, Möhren oder rote Bete, je 1 TL Oregano,
Rosmarin und Thymian
Zubereitung: Alles durch den Wolf drehen oder in der Moulinette
zerkleinern und anschließend mit den Gewürzen durchkneten.
Kugeln formen, evtl. in Sesam wälzen.
Variante: Zu Fladen formen und im Ofen bei 45 °C trocknen lassen.

Sprossenmix im grünen Nest

Zutaten: 100 g gekeimte Mungobohnen, 100 g gekeimte
Gerste, Kresse-, Alfalfa-, Radieschen- und Senfsprossen,
1 Kopf grüner Salat, 1 Tomate
Zubereitung: Mit den gewaschenen Salatblättern eine Schüssel
auslegen. Die Sprossen mischen, in die Mitte der Schüssel geben.
Die Mungobohnen und Gerste mischen und in die Sprossen
hineinsetzen. Mit Tomatenachteln garnieren. Dazu paßt Zitro-
nen-Kräuter-Soße.

Warme Kichererbsen

Zutaten: 200 g gekeimte Kichererbsen, frische oder getrocknete Kräuter nach Geschmack, 1 EL Butter oder Öl

Zubereitung: Die Kichererbsen mit den Kräutern in der Butter leicht erwärmen.

Salat und Gemüse

Die göttliche Vielfalt zeigt sich uns auch in den unzähligen Salat- und Gemüsesorten. Jeden Tag kann man eine neue Salatvariante kreieren, ohne daß Langeweile aufkommt. Das Gemüse verändert sich im Geschmack mit der Schneidetechnik.

Wurzelgemüse läßt sich gut den Winter über in einem Holz- oder Steingutbottich, der mit Erde gefüllt ist, lagern. Die Salate sollten immer erst kurz vor dem Essen gezupft werden, und die Soßen werden separat dazugereicht. Es ist auch empfehlenswert, hin und wieder keine Soße zu verwenden oder nur ein wenig Öl darüber zu geben, um den Eigengeschmack der Salate und Gemüse zu erkennen. Wildkräuter sollten so oft wie möglich den Tisch bereichern.

Auch hier möchte ich Ihnen mit den Rezeptvorschlägen nur eine Anregung geben, nach kurzer Zeit werden Sie selbst zum »Meisterkoch«.

Rote-Bete-Salat (3 Variationen)

– *Rote-Bete-Salat mit Apfel und Rosinen*

Zutaten: 1–2 Knollen rote Bete, 1 Apfel, 1 EL Rosinen, Öl, Zitrone

Zubereitung: Rote Bete und Apfel raspeln, mit den anderen Zutaten vermengen, mit Kräutern garnieren.

– *Rote Bete mit Apfel und Meerrettich*
Zutaten: 1–2 rote Bete, 1 Apfel, 1–2 TL geriebener Meer-
rettich, Öl
Zubereitung: Rote Bete und Apfel raspeln, alles vermengen.

– *Rote Bete mit Basilikum*
Zutaten: 1–2 rote Bete, Basilikum, Öl, Zitronensaft
Zubereitung: Rote Bete raspeln, Basilikum feinhacken, alles
vermengen.

Karottensalat mit Estragon
Zutaten: 3–4 Karotten, Estragon, Öl, Zitrone
Zubereitung: Karotten raspeln, mit den anderen Zutaten vermengen. Zu Karotten passen auch sehr gut Sonnenblumenkeimlinge
und Sesam.

Blumenkohl à la Vera
Zutaten: 1/2 mittlerer Blumenkohl, 1/2 Fenchel, 1 Apfel,
Sesam, Muskatblüte, Zitrone, Öl
Zubereitung: Blumenkohl, Fenchel, Apfel kleinschneiden, mit
den anderen Zutaten vermischen.

Waldorfsalat
Zutaten: 1/2 Sellerieknolle, 1 Apfel, evtl. 1–2 Scheiben Ananas,
2 EL gehackte Walnüsse, 1 EL weißes Mandelmus, Saft von
1 Zitrone
Zubereitung: Sellerie und Apfel raspeln, Ananas kleinschneiden,
mit den anderen Zutaten mischen und gut durchziehen lassen.

Wildkräutersalat mit Birne und Nüssen

Zutaten: 1 kleine Schüssel Wildkräuter, 1–2 Birnen,
100 g gehackte Mandeln oder Haselnüsse, 2 EL Sesamöl
Zubereitung: Kräuter und Birne kleinschneiden und mit den
restlichen Zutaten in eine Schüssel geben. Mit Frauenmantel oder
anderen ganzen Wildkräutern garnieren.

Kohlrabisalat mit Sesam

Zutaten: 1–2 Kohlrabi, 2 EL Traubenkernöl, 100 g gekeimter
Sesam, Salatkräuter, etwas Zitrone
Zubereitung: Kohlrabi raspeln und mit den anderen Zutaten vermengen.

Salatsoßen und Dips

Da Sie sicherlich selbst einige Salatsoßen in Ihrem Repertoire
haben, möchte ich Ihnen hier nur ein paar ausgefallene Varianten
vorstellen.

Avonaise

Zutaten: 1 Avocado, 1 Tasse feingeriebene Nüsse, 1 TL Honig,
2 TL Öl, 1 Prise weißer Pfeffer (oder Meerrettich oder frische
Kräuter), evtl. etwas Zitrone (damit die Avocado nicht oxidiert)
Zubereitung: Alle Zutaten gut im Mixer vermengen.

Sonnenblumendip

Zutaten: 7 EL gekeimte Sonnenblumenkerne, 1–2 Tassen
Wasser, 1 EL Sesammus, 1 TL Curry
Zubereitung: Alles im Mixer zu einer Creme verrühren. Anfangs
nur 1 Tasse Wasser, bei Bedarf noch etwas mehr zugeben.

Nußsoße

Zutaten: 7 EL gemahlene Nüsse, 1–2 Tassen Wasser, 4 EL Öl,
Saft einer 1/2 Zitrone, Gewürze (wahlweise Kreuzkümmel,
Muskat, Cayennepfeffer, Schabzigerklee usw.)
Zubereitung: Alles im Mixer gut vermengen.

Meerrettichsoße

Zutaten: 1–2 TL geriebener Meerrettich, 1 Apfel, 2 TL geriebene Nüsse, 1 Orange, 2 EL Sonnenblumenöl
Zubereitung: Orange auspressen, den Saft und die anderen Zutaten im Mixer gut durchmischen.

Senfdip

Zutaten: 2 EL Mandelmus, 1 EL Apfelessig oder 1/2 Zitrone,
1 Messerspitze Curry, 1–2 Tassen Maiskeimöl, 1 Tasse Wasser, 2 TL Melassehefe, 2–3 TL Senf
Zubereitung: Mandelmus mit Wasser und Zitronensaft im Mixer
verrühren. Öl langsam einfließen lassen und die restlichen Zutaten zugeben.

Brot und Pizza

Brot »backen« ist nicht mehr das richtige Wort, denn die Temperatur im Backofen sollte die 45 ° C-Grenze nicht überschreiten.
Es empfiehlt sich, selbst bei der niedrigsten Stufe die Backofentür
einen Spalt offenzulassen. Verwendet man einen Dörrex zum
Trocknen des Brotes, Siebe öfter wechseln und Temperaturregler
öfter kontrollieren. Im Sommer können Sie Ihr Brot auch gut in
der Sonne trocknen.
Folgende Getreidesorten eignen sich für Ihr Brot:

Weizen und *Dinkel* sollten bevorzugt werden, denn sie sind von der Wertigkeit am höchsten und sind auch am leichtesten zu verarbeiten. Dem Dinkel spricht man auch Heilkräfte zu (siehe Hildegard von Bingen).

Roggen ist sehr kräftigend für Magen und Darm.

Hafer ist ein sehr starker Energielieferant und wird deshalb auch gerne als Viehfutter verwendet. Für die seelisch-geistige Entwicklung des Menschen ist er dadurch jedoch wenig förderlich.

Buchweizen wird verwendet wie Getreide, botanisch zählt er jedoch zu den Knöterichgewächsen.

Amaranth und *Quinoa* waren zur Zeit der Inkas in Südamerika die Hauptgetreidearten. Beide sind sehr reich an Vitaminen und Mineralstoffen. Da sie glutenfrei sind, eignen sie sich vorzüglich auch für Allergiker. Als Beigabe zu anderem Mehl lockern sie den Teig auf. Dasselbe gilt für die

Hirse, welche sich durch einen hohen Gehalt an Kieselsäure (= Silicea) auszeichnet.

Amaranth gemischt mit Weizen ergibt eine äußerst positive Eiweißkombination, die die wichtigsten Proteine umfaßt.

Sie können Ihr Getreide als Mehl (feingemahlen oder grobgeschrotet), als Keimlinge (im Mixer oder Wolf zerkleinert) oder als Flocken (am besten frisch gequetscht) zu Brot verarbeiten.

Weitere wichtige Zutaten sind Wasser und Öl (kaltgepreßt) oder Rohmilchbutter. Beim Rohkostbrot brauchen Sie keine Backtreibmittel, auf die die meisten Menschen mit Blähungen reagieren.

Beim *Kneten* des Teiges wäre zu beachten, daß er lange genug (7–12 Minuten) bearbeitet wird. Auch auf die Gedanken beim Kneten achten, denn sie beeinflussen das Gelingen des Brotes wesentlich. Ob der Teig lange genug geknetet wurde, sehen Sie daran, daß sich Fäden ziehen, wenn Sie die Hand aus dem Teig nehmen und die Finger spreizen.

Beim Formen des Brotes sind Ihnen keine Grenzen gesetzt, nur zu dick sollte es nicht werden, sonst trocknet es zu langsam. Sie können den Teig auf einem Backblech ausrollen, in die gewünschte Stückgröße einschneiden, Sie können kleine Fladen machen, sie in Flocken oder Schrot wälzen, Brezel, Stangen, Kugeln etc. formen oder auch den Teig auswellen und Brote ausstechen … Sie sollten die Brote beim Trockenvorgang öfter wenden, damit die Unterseite auch trocken wird.

Getrocknetes Brot hält länger als gebackenes Bot. Sie bewahren es jedoch genauso auf: in einem Leinensäckchen oder einem Tontopf. Wichtig ist, daß immer Luft an das Brot kann. Die kleinen Brote lassen sich auch gut einfrieren. Vor dem Verzehr vielleicht noch einmal ein wenig erwärmen, dann schmeckt es wie frisch gemacht.

Auch bei diesen Rezepten brauchen Sie sich nicht genau an die Mengenangaben zu halten. Wird der Teig zu feucht oder zu trocken, gibt man einfach noch etwas Mehl bzw. Wasser dazu.

Hausbrot
Zutaten: 1 kg Weizen-/Dinkelmehl, 3–7 EL kaltgepreßtes Öl, Wasser, Brotgewürze (Fenchel, Kümmel, Koriander, Anis), evtl. eingeweichte Saatkörner (z. B. Sesam, Leinsamen, Buchweizen, Hirse, Amaranth), evtl. grobgehackte Nüsse (Sonnenblumenkerne, Kürbiskerne, Haselnüsse, Mandeln)
Zubereitung: Alle Zutaten in einer Schüssel kneten, Wasser nur langsam zugeben, damit der Teig nicht zu feucht wird. Weitere Verarbeitung siehe oben.

Sesamcracker
Zutaten: 1 kg Dinkelmehl, 100 g Leinsamen, 200 g Sesam, 250 g Butter, Wasser nach Bedarf, 1 gestr. TL Succanat

Zubereitung: Teig 12 Minuten kneten, hauchdünn ausrollen, kleine runde Cracker ausstechen, trocknen lassen.

Buchweizenhäppchen

Zutaten: zu gleichen Teilen Dinkelmehl und gekeimter Buchweizen

Zubereitung: Die Hälfte des Buchweizens durch den Wolf drehen, den Rest ganz beifügen, alle Zutaten zu einem festen Teig kneten. Auf dem Blech trocknen, vorher in Stücke schneiden.

Knäckebrot hausgemacht

Zutaten: 350 g Weizenschrot, 100 g Dinkelschrot, 40 g Rohmilchbutter, 1/4 l warmes Wasser

Zubereitung: Schrot und Butterflöckchen in einer Schüssel mit dem warmen Wasser übergießen, zu einem festen Teig zusammenkneten. Den Teig auskühlen lassen (am besten im Kühlschrank). Dünn auf Sesam auswellen und in Stücke schneiden. Auf gefettetem Blech trocknen.

Fladenbrot

Zutaten: 1500 g frischgeschrotetes Weizen-/Dinkelmehl, 40 g Trockenhefe auf Melassebasis (Seitenbacher), je 1 TL gemahlener Fenchel, Kümmel, Koriander, Wasser nach Gefühl

Zubereitung: Wie herkömmlicher Hefeteig, Teig 3–5 mm dick ausrollen und Brote ausstechen. Bei 50 ° C im Backofen ca. 21 Minuten trocknen.

Sonnenbrötchen (Keimlingsbrot)

Zutaten: 1 Schüssel gekeimte Körner (Dinkel oder Weizen), 1 Schüssel gemischte eingeweichte Körner (Sonnenblumenkerne, Hirse, Buchweizen, Sesam, Leinsamen, gehackte Kürbis-

kerne, evtl. Mandelstifte), 7 EL kaltgepreßtes Leinöl, 7 EL kaltgepreßtes Sesamöl (oder auch mehr), 4 EL eingeweichte Rosinen,
Brotgewürze, ca. 250 g Dinkelmehl zum Binden des Teiges
Zubereitung: Keimlinge und Rosinen durch den Wolf drehen, mit
den anderen Zutaten vermischen und gut durchkneten. Einen EL
Teig mit befeuchteten Händen zu einer Kugel formen, flach-
drücken und beidseitig in Flocken (Weizen oder Dinkel) legen.
Im Backofen oder auf dem Dörrex trocknen. Schneller geht es,
wenn Sie Flocken auf ein Backblech streuen und den Teig darauf
auswellen. Vor dem Trocknen in die gewünschten Stücke schneiden.

Pizza (einfach)

Zutaten: Für den Boden aus Mehl, Öl, Wasser und etwas Kräutern einfachen Brotteig kneten und auf dem Blech im Backofen
bei 50 ° C vortrocknen.
Belag: Karotten, Zucchini, Brokkoli, Tomaten, Blumenkohl,
Gemüsemais, geriebener Käse, Sonnenblumenöl, Basilikum,
Oregano, Petersilie. (Natürlich kann man Pizza auch ohne Käse machen, jedoch ist gerade Pizza ein Gericht, um Zweifler
und Kinder von der Rohkost zu überzeugen, und deshalb soll
ruhig mal Käse mit dabeisein.)
Zubereitung: Karotten, Zucchini, Blumenkohl, Brokkoli raspeln,
Tomaten in Scheiben schneiden und einen Teil auch würfeln.
Einen Teil vom Käse mit dem geraspelten und gewürfelten Gemüse und dem Mais mischen, etwas Sonnenblumenöl und die
gehackten Kräuter dazugeben. Den getrockneten Boden belegen,
die Tomatenscheiben darauflegen und den restlichen Käse darüber verteilen. Ca. 1/2 bis 3/4 Stunde bei 50 ° C in den Backofen.
Tip: Machen Sie gleich mehr Pizza auf einmal, und frieren Sie sie
ein, die Pizza schmeckt »wiederaufgebacken« noch genausogut.

Pizza (extra)

Zutaten: zu gleichen Teilen gekeimtes Getreide (zerkleinert) und gemahlenes Dinkelmehl, Butter/Öl nach Geschmack, Koriander, Basilikum, Kurkuma

Quarkmasse: 250 g Quark, 1 EL Leinöl, 1 kl. Becher Sauerrahm, viele frische Kräuter

Verschiedene Gemüse (siehe Pizza einfach), Käse

Zubereitung: Den Teig dünn auf dem Blech auswellen, 3–4 Std. trocknen. Die Quarkmasse gut verrühren und auf den getrockneten Boden streichen. Das geraspelte Gemüse darauf verteilen (nicht zu dick), 30–45 Minuten bei 45 ° C in den Ofen, dann erst mit Käse bedecken (dünn) und so lange noch im Ofen lassen, bis der Käse geschmolzen ist.

Kuchen und Gebäck

Wenn man auf natürliche Ernährung bedacht ist, sollte sich dies auch auf die Zutaten in der »süßen Rohkostbackstube« beziehen. Vermeiden Sie künstliche Aromen und Margarine. Zum Süßen nehmen Sie Honig, Rohrzucker oder Trockenfrüchte. Auch Kakao sollte weitgehendst vermieden werden (enthält einen coffeinähnlichen Stoff) und durch Karobpulver ersetzt werden.

Rohkost-Früchte-Torte

Zutaten für den Boden: 500 g Dinkelmehl, 500 g gemahlene Mandeln und/oder Haselnüsse, 250 g Rohmilchbutter, 150 g Karobpulver, 150–200 g Rohrzucker

Belag: weißes Mandelmus oder Honigmarzipan, verschiedene Früchte nach Wahl

Zubereitung: Teig gut durchkneten, dünn auswellen, in einer

Kuchenform ca. 7 Std. trocknen (Sie können auch noch einen Rand mit Teig machen). Auf den getrockneten Boden Mandelmus/Marzipan streichen, mit den Früchten belegen.

Apfelkuchen

Zutaten: 500 g Dinkelmehl, je 200 g Sesam und Leinsamen (feingemahlen), Wasser, 3 EL Sonnenblumenöl, 1 EL Honig, 400 g Äpfel (fein gerieben), 200 g Dinkel/Weizen (gekeimt), 200 g Rosinen, 1 Prise Zimt

Zubereitung: Den Teig ca. 3 Std. trocknen lassen (auf dem Blech), Äpfel, Keimlinge, Rosinen, Zimt vermischen, auf dem trockenen Boden verteilen, mit dünnen Apfelscheiben und gehackten Nüssen verzieren.

Pflaumenkuchen

Zutaten: je 500 g gekeimten Dinkel und Weizen (zerkleinert), 500 g Flocken (selbstgequetscht), 200 g Rosinen, 7 EL Sonnenblumenöl, 1 EL Honig, Wasser

Belag: 400 g Pflaumen, Streusel aus Butter, gemahlenen Nüssen und Honig

Zubereitung: Keimlinge, Flocken, zerkleinerte Rosinen, Öl, Honig und Wasser zu einem Teig verarbeiten, auf dem Blech ca. 3 Std. trocknen. Mit den halbierten, entsteinten Pflaumen belegen und den Streuseln garnieren. Nochmals kurz in den Backofen geben.

Linzer Schnitten

Zutaten: 200 g Dinkelmehl, 200 g gemahlene Mandeln, 180 g Rohrzucker, 200 g Rohmilchbutter, 3 EL Zimt, 1/2 TL Nelkenpulver, 1 EL Karobpulver, geriebene Schale einer halben Zitrone

Marmelade: 500 g Himbeeren, 4–5 EL Honig

Zubereitung: Mürbeteig herstellen, ca. 5 mm dick auf dem Blech trocknen, nach ca. 3 Std. Trockenzeit ein Drittel des Teiges in 1 cm breite Streifen schneiden und weitertrocknen. Danach die ungeschnittene Fläche dünn mit Himbeermarmelade bestreichen, mit den Streifen gitterförmig belegen und in Schnitten aufteilen. Marmelade: Himbeeren mit Honig mixen und in flacher Schale auf dem Dörrex trocknen, bis ein streichfähiges Mus entsteht.

Nervenguzli (ein Rezept von Hildegard von Bingen)

Zutaten: 1 kg frischgeschrotetes Weizen-/Dinkelmehl, 250 g Rohrzucker, 250 g Rohmilchbutter, 45 g Zimt, 45 g Nelkenpulver, 10 g Muskatpulver, Wasser

Zubereitung: Zutaten gut verkneten, Teig dünn auswellen und Formen ausstechen. Im Ofen oder auf dem Dörrex trocknen.

Sie können auch dieses Rezept etwas verändern, gemahlene Mandeln, Karobpulver, mehr oder weniger von der Gewürzmischung, die jedoch immer das oben angegebene Mischverhältnis haben sollte, denn so hat es Hildegard von Bingen für das »Nervenpulver« angegeben, oder auch mehr oder weniger Rohrzucker dazugeben. Auch können Sie diesen Teig für Kuchenboden verwenden.

Orangenschnitten

Zutaten: 750 g Dinkelmehl (fein), 500 g gemahlene Nüsse, 250 g weiche Rohmilchbutter, 200 g Rohrzucker, 21 Tropfen Orangen-Aromaöl, 1/2 Zitrone (Saft und Fruchtfleisch)

Zubereitung: Gut gekneteten Teig auf ein Backblech streichen und trocknen lassen. Den Ofen abschalten, wenn der Teig noch leicht einzudrücken ist. In Stücke schneiden und mit Marzipan/Mandel/Walnuß verzieren.

Dattelspiralen

Zutaten: 100 g weiche Rohmilchbutter, 50 g Honig, 150 g gemahlener Weizen

Füllung: 100 g getrocknete Datteln (in feine Streifen geschnitten), 50 g Honig, 1 EL Rosenwasser, 2 TL Karobpulver, 1 TL Zimt, 120 g gemahlene Mandeln

Zubereitung: Butter und Honig schaumig schlagen, Mehl hinzufügen, den Teig 2 Std. ruhen lassen. Die Zutaten für die Füllung vermengen. Teig auswellen, Füllung daraufgeben und das Ganze von beiden Seiten aufrollen. 3 Std. im Kühlschrank lassen, dann in feine Scheiben schneiden und diese trocknen lassen.

Zimtsterne

Zutaten: 200 g Honig, 300 g gemahlene Mandeln, 1 TL Zimt, 1/2 TL gemahlene Nelken, 2 Messerspitzen Vanille, etwas Zitronensaft

Zubereitung: Aus den Zutaten einen Teig herstellen, Sterne ausstechen, trocknen lassen.

Lebkuchen

Zutaten: 100 g Rohmilchbutter, 250 g Honig, 2 EL Rosenwasser, 350 g Weizenmehl, 1 TL Zimt, je 1/2 TL Kardamom und Nelken, je 1/4 TL Muskatblüte, Piment, Ingwer, Anis, Koriander, 20 g Karobpulver, Mandelsplitter zum Bestreuen (als Gewürz können Sie auch fertiggemischtes Lebkuchengewürz nehmen)

Zubereitung: Teig herstellen, auf ein Blech streichen oder kleine flache Lebkuchen formen, trocknen.

Aprikosenlebkuchen

Zutaten: 375 g getrocknete Aprikosen (eingeweicht), 200 g gemahlene Haselnüsse, 100 g Buchweizen (gekeimt), 3 EL Honig, Lebkuchengewürz

Zubereitung: Aprikosen durch den Wolf drehen, mit den anderen Zutaten einen Teig herstellen, auf ein Blech geben und trocknen.

Nußbällchen

Zutaten: 125 g weiche Rohmilchbutter, 100 g Honig, 1/2 TL Rosenwasser, 1 TL Zimt, 1/4 TL gemahlene Nelken, 2 TL Karobpulver, 125 g gemahlene Haselnüsse, 175 g gemahlener Weizen, 1–2 EL Wasser

Zubereitung: Teig ca. 2 Std. ruhen lassen, Kugeln formen und trocknen lassen.

Wie Sie sehen, ähneln die Rezepte für Rohkostgebäck den herkömmlichen. Sie können also auch das Rezept für Ihre Lieblingskekse so verändern, daß sie noch Rohkost sind: Eier und Backtreibmittel weglassen, die Temperatur auf maximal 50 ° C einstellen, und schon haben sie gesunde »Lieblingskekse«.

Süße Naschereien

Auch Konfekt, Marmelade und Eiscreme können sehr gut Rohkost sein. Im folgenden nur ein paar Anregungen.

Honigmarzipan

Zutaten: 500 g feingemahlene, geschälte Mandeln, 150–200 g Honig, Rosenwasser/Rosenöl/Zitronenöl/Orangenöl nach Geschmack

Zubereitung: Mandeln, Honig, ein Öl Ihrer Wahl gut verkneten. Kugeln formen oder auswellen und Herzen ausstechen oder Figuren, Blüten etc. formen.

Schokolade

Zutaten: 50 g Butter, 100 g Honig, 1 TL Vanille, 30–50 g Karobpulver, nach Belieben: Rosinen oder gehackte Trockenfrüchte / gehackte oder gemahlene Nüsse oder Mandeln / Weizenkeime / Flocken

Zubereitung: Honig mit der weichen Butter schaumig rühren, Vanille und Karobpulver dazugeben, gut verrühren. Zum Schluß weitere Zutaten nach Belieben zugeben. Masse auf Backpapier ausstreichen oder Pralinen spritzen, im Kühlschrank erstarren lassen. Masse aufschneiden oder Formen ausstechen.

Die Karobmenge richtet sich danach, wie dunkel die Schokolade sein soll.

Apfelbällchen

Zutaten: 500 g säuerliche Äpfel, 200 g gemahlene Mandeln, 200 g Sonnenblumenkerne (gekeimt, grob gehackt), 200 g Haselnüsse, 1/2 Zitrone (Saft), 300 g Dinkelkeimlinge, 200 g eingeweichte Rosinen, 100–200 g eingeweichte Feigen, 100 g Sesam, 200 g Kokosflocken, Zimt, Nelken, Delifruit, 3 Tropfen Rosenöl

Zubereitung: Feigen, Rosinen, Keimlinge im Mixer zerkleinern, Äpfel reiben. Alle Zutaten vermengen und gut durchkneten. Aus dem fertigen Teig kleine Kugeln formen und diese in Kokosflocken, Karobpulver, Mandelsplittern o. ä. wenden.

Feigen-Dattel-Kugeln

Zutaten: 500 g Walnüsse, 500 g Feigen, 500 g Datteln,
200 g Dinkel- oder Weizenkeimlinge
Zubereitung: Alles fein zerkleinern, Zutaten vermengen und gut
kneten. Kugeln formen und in Mandelplättchen oder Karobpulver
wenden.

Buchweizen-Fruchtschnitten

Zutaten: 200 g Mandeln, 200 g gekeimte Sonnenblumenkerne,
300 g getrocknete Aprikosen, 200 g Rosinen, 100 g Feigen,
jeweils 30 Minuten eingeweicht, 300 g Buchweizen,
300 g frische Birnen, 300 g frische Äpfel
Zubereitung: Alle Zutaten fein zerkleinern, vermengen und gut
kneten. Den fertigen Teig in Kokosflocken auswellen und in
kleine Schnitten schneiden.
Variante: Statt Buchweizen Sesam verwenden.

Bananenkonfekt

Zutaten: 1000 g Bananen, 200 g Mandeln, 100 g Haselnüsse,
100 g Feigen, 100 g Rosinen, 1/2 TL Vanillepulver
Zubereitung: Alle Zutaten zerkleinern, vermengen und gut kneten. Zu kleinen Kugeln formen und in gemahlenen Haselnüssen
wälzen.

Schlußwort

Die angegebenen Rezepte können wirklich nur eine kleine Auswahl der paradiesischen Vielfalt innerhalb der Rohkosternährung
aufzeigen. Weiterführende Literatur wird Ihnen in diesem Bereich eine große Hilfe sein. Daher noch einmal die im Anhang
empfohlenen Bücher auf einen Blick:

»Vegane Rohkost« von W. Spiller und E. Hohler
»Die Natur – Dein irdischer Lebensquell« von
    M.-L. Holzer-Sprenger
»Rohkost, die lebendige Nahrung« von Urs Hochstrasser
»Biologischer Ratgeber für Mutter und Kind« von
    Dr. M. O. Bruker
»Leben und Überleben – Kursbuch ins 21. Jahrhundert« von
    V. Kulvinskas
»Weizengrassaft – Medizin für ein neues Zeitalter« von
    R. Schmid
»Zu Hause selber keimen« von R. Schmid
»Yoga der Ernährung« von Omraam Mikhael Aivanhov

Da ein Teil der Bücher im Buchhandel nicht erhältlich ist, können
Sie diese direkt bestellen bei:

    Verlag Ernährung und Bewußtsein
    Postfach 1111, 79731 Görwihl

An diese Adresse können Sie sich auch wenden, wenn Sie in
Ihrem Heimatort einmal einen Vortrag über Rohkosternährung
organisieren möchten.
Sollten Sie gänzlich auf Frischkost umsteigen, werden Sie even-

tuell von einem Teil Ihres Bekanntenkreises für »verrückt« erklärt. Daran sollten Sie sich nicht weiter stören. G. B. Shaw ging es zu seinen Lebzeiten ähnlich. Als er wieder einmal so tituliert wurde, gab er zur Antwort: »Wir brauchen auf dieser Welt dringend ein paar Verrückte, denn seht nur, wie weit uns die ›Normalen‹ gebracht haben.«

Mir bleibt zu hoffen übrig, daß es innerhalb dieses Buches gelang, aufzuzeigen, welch optimale Nahrungsgrundlage die vegetarische Frischkost für die Entwicklung von Körper, Seele und Geist bietet. Der Inhalt dieses Werkes kann in einem einzigen genialen, tiefgründigen Satz zusammengefaßt werden, den Dr. Bircher-Benner seinerzeit einmal aussprach:

Die Ernährung ist nicht das Höchste, aber sie ist der Boden, auf dem das Höchste gedeihen oder verderben kann.

In diesem Sinne wünsche ich Ihnen von Herzen alles Gute, Gottes reichsten Segen und viel Kraft für das Schwimmen gegen den Strom.

Anhang

Quellenangaben

Sie finden hier die Quellenangaben (in Kurzform) zu den Anmerkungs-
ziffern im Text kapitelweise geordnet. Die ausführlichen bibliographi-
schen Angaben enthält das anschließende Literaturverzeichnis.

2 Ernährungshinweise der Weltreligionen

1 Allgeier 1987, S. 80
2 zitiert nach Ouseley 1974, S. 5 f
3 Skriver 1988, S. 9
4 zitiert nach Ouseley 1974, S. 5
5 ebd. S. 181 f
6 ebd. S. 85
7 ebd. S. 112
8 ebd, S. 30, 33, 52, 125, 220
9 ebd. S. 186
10 ebd. S. 187
11 ebd. S. 32
12 ebd. S. 106
13 Székely 1977, S. 5
14 ebd. S. 37
15 ebd. S. 37 f
16 ebd. S. 39–42
17 ebd. S. 42 f
18 Clementinische Homilien XII,6, vgl. Skriver 1988, S. 15
19 Clemens von Alexandrien, zitiert nach Ouseley 1974, S. 239 f
20 Basilius der Große, zitiert nach ebd., S. 241
21 ebd. S. 242
22 ebd. S. 242 f
23 zitiert nach Skriver 1967, S. 37
24 ebd. S. 54

25 ebd. S. 28
26 Josef Machens, zitiert nach Stolzenberg o. J., S. 96 f
27 vgl. Yallop 1984
28 Skriver 1967, S. 20 f
29 Skriver 1988, S. 26
30 Stolzenberg o. J., S. 58
31 Eggenstein 1975, S. 170
32 Oldendorf 1988, S. 20
33 Vivekananda, zitiert nach Stolzenberg o. J., S. 60
34 ebd. S. 60
35 ebd. S. 62
36 ebd. S. 62
37 vgl. Kulvinskas 1984, S. 73
38 Oldendorf 1988, S. 47
39 Buddha, zitiert nach Stolzenberg o. J., S. 65
40 Mohammed, zitiert nach Höschen o. J., S. 6
41 Stolzenberg o. J., S. 95
42 ebd. S. 94
43 R. Steiner, zitiert nach Renzenbrink 1979, S. 85
44 Buschmann o. J., S. 146 ff
45 ebd. S. 149
46 ebd. S. 49
47 ebd. S. 177

3 Ernährungshinweise in mythologischen Schriften

1 Schneider 1979, S. 9
2 vgl. Waerland o. J. (a), S. 138–142
3 Bircher-Benner 1935, S. 22

4 Vegetarische Rohkost aus anatomischer Sicht

1 Hippokrates, zitiert nach Stolzenberg o. J., S. 7
2 Waerland o. J. (a), S. 193 f
3 Diamond 1989, S. 120 f
4 Sommer 1958, S. 72
5 Korber u. a. 1981, S. 34

5 Vegetarische Rohkost – die bessere Alternative

1 Magnus Swantje, zitiert nach Wandmaker 1989, S. 19
2 Charles Darwin, zitiert nach Skriver 1967, S. 102
3 Laotse, zitiert nach ebd. S. 142
4 Wilhelm Busch, zitiert nach ebd. S. 183
5 Edward Carpenter, zitiert nach ebd. S. 37
6 Denis Diderot, zitiert nach Skriver 1988, S. 11
7 Christian Morgenstern, zitiert nach Schwarz 1977, S. 12
8 Schopenhauer, zitiert nach Stolzenberg o. J., S. 168
9 Magnus Swantje, zitiert nach Skriver 1967, S. 83
10 Tolstoi, zitiert nach ebd. S. 36
11 Pythagoras, zitiert nach Wandmaker 1989, S. 185
12 Bertha von Suttner, zitiert nach ebd. S. 60
13 Voltaire, zitiert nach Skriver 1988, S. 11
14 Josef von Görres, zitiert nach ebd. S. 11
15 Carl Andreas Skriver 1967, S. 138
16 Jesaja 66, 3
17 Jesus Christus, zitiert nach Székely 1977, S. 54
18 Rückert, zitiert nach Becker o. J. (a), S. 9
19 Richard Wagner, zitiert nach Skriver 1967, S. 101
20 Goethe, zitiert nach ebd. S.101 f
21 Dostojewski, zitiert nach Wandmaker 1989, S. 142
22 Albert Einstein, zitiert nach Kulvinskas 1984, S. 26
23 Reinhold Braun, zitiert nach Wandmaker 1989, S. 285
24 Kulvinskas 1984, S. 33
25 Mulford, zitiert nach Becker o. J., S. 10
26 Steiner 1981, S. 98
27 Schwarz 1977, S. 14
28 Wendt o. J., S. 21
29 ebd. S. 135
30 Körber u. a. 1981, S. 119
31 Sommer 1958, S. 184
32 ebd. S. 68 ff
33 ebd. S. 70
34 ebd. S. 192
35 Becker o. J., S. 31

36 Sommer 1958, S. 192
37 ebd. S. 187 f
38 ebd. S. 193
39 Kulvinskas 1984, S. 37
40 Markus o. J., S. 13
41 Claude u. a. 1987, S. 19
42 Kulvinskas 1984, S. 37
43 Markus o. J., S. 13
44 Claude u. a. 1987, S. 19 f
45 Becker o. J., S. 37
46 Katalyse 1981, S. 13 f
47 Markus o. J., S. 15
48 Kulvinskas 1984, S. 38
49 Markus o. J., S. 2

6 Zur Geschichte der Ernährungsmedizin

1 Nöcker 1983, S. 115
2 zitiert nach Hagen 1953, S. 5
3 ebd. S. 6
4 Gerhard 1980, S. 33
5 Hagen 1953, S. 8 f
6 Bruker 1985, S. 107 f
7 Bircher-Benner 1953, S. 32
8 Becker o. J., S. 16
9 Spiller 1987, S. 32

7 Pioniere der Rohkost

1 Bircher-Benner 1983, S. 178
2 ebd. S. 180 f
3 ebd. S. 112
4 zitiert nach Schneider 1962, S.16
5 Bircher-Benner 1938, S. 72 f
6 Bircher-Benner 1935, S. 42
7 ebd. S. 120
8 Kollath 1958, S. 217 u. 291

9 Kollath 1967, S. 7
10 Kollath 1988, S. 132
11 Peiter 1989, S. 79
12 Kollath 1967, S. 9
13 Kollath 1958, S. 52 u. 86
14 ebd. S. 280
15 Ehret 1988, s. 41 f
16 ebd. S. 59
17 Ehret 1989, S. 122
18 Ehret 1988, S. 215 f
19 zitiert nach Waerland o. J. (b), S. 17
20 ebd. S. 18 f
21 Evers 1967, S. 68 u. 31
22 ebd. S. 49
23 ebd. S. 57–60
24 Nieper 1985, S. 44
25 Kenton 1987, S. 28 f
26 zitiert nach Schneider 1962, S. 309
27 R. Bircher 1986, S. 52 f
28 Kulvinskas 1984, S. 13 f
29 Kenton 1987, S. 33 f und Bruker 1985, S. 146
30 Wandmaker 1989, S. 1 f
31 Gergely 1984, S. 61
32 ebd. S. 32
33 Waerland o. J. (b), S. 38 f
34 Waerland o. J. (a), S. 317
35 ebd. S. 421
36 ebd. S. 446 f
37 ebd. S. 291 f
38 ebd. S. 403
39 ebd. S. 443

8 Rund um die Rohkost

1 Brauchele 1957, S. 85
2 Bircher-Benner 1935, S. 41
3 Bircher-Benner 1938, S. 64

4 Allgeier 1983, S. 195 f

5 Körber u. a. 1981, S. 68 f

6 Popp 1984, S. 11 f

7 Opitz 1990, S. 41

8 ebd. S. 34 f

9 Günther 1984, S. 200

10 ebd. S. 219 f

11 Buchinger o. J., S. 59 f

12 Randolph 1984, S. 101 f

13 Vogel 1983, S. 382 f

14 Buschmann o. J., S. 109 ff

15 Günther 1984, S. 60 f

16 Günter 1984, S. 117 f

17 ebd. S. 106 f

18 ebd. S. 113 f

19 Kulvinskas 1984, S. 79

20 vgl. Scholz 1985, S. 68, Hillmann 1974, S. 109 f und
   Blaurock-Busch o. J., S. 34

21 Wurster 1978, S.9

22 ebd. S. 9 f

23 Allgeier 1983, S. 70

24 Günter 1988, S. 14 f

25 ebd. S. 15

26 ebd. S. 12 f

27 Leitzmann, Watzl 1987, S. 257

28 Körber u. a. 1981, S. 91 f

29 Thomas 1986, S. 41 f

30 Karsten 1985, S. 11 f

31 ebd. S. 95

32 Scholz 1985, S. 180

33 F. Diel, A. Meier-Plöger 1987, S. 64 f

34 Oetinger-Papendorf 1985, S. 13

35 Blaurock-Busch o. J. (d), S. 11

36 Wendt o. J., S. 151

37 Oetinger-Papendorf 1985, S. 16

38 ebd. S. 10

39 Blaurock-Busch o. J. (b), S.74

40 Sommer 1958, S. 274 f
41 Blaurock-Busch o. J. (c), S. 48
42 Blaurock-Busch o. J. (d), S. 8
43 R. Bircher 1986, S. 64

9 Der Einfluß der Nahrung auf unsere seelisch-geistige
    Gesundheit und Entwicklung

 1 zitiert nach Ilg 1987, S. 9 f
 2 zitiert nach Eggenstein 1973, S. 40
 3 zitiert nach Eggenstein 1973, S. 99
 4 ebd. S. 29-37
 5 zitiert nach Schmidt 1971, S. 57
 6 Wagner 1987, s. 27 f
 7 zitiert nach Hagemann 1963, S. 239
 8 Skriver 1967, S. 53 f
 9 Yallop 1984, S. 64
10 Wallimann 1989, S. 45 f
11 Skriver 1967, S. 138
12 Teilhard de Chardin 1959, S. 3 f
13 zitiert nach Eggenstein 1987, S. 119
14 ebd. S. 342
15 ebd. S. 350
16 Hagemann 1963, S. 233 f
17 Schmidt 1971, S. 47 f
18 Eggenstein 1975, S. 169
19 zitiert nach Ouseley 1974, S. 225
20 ebd. S. 94
21 ebd. S. 85 u. 214
22 Steiner 1961, S. 44 f
23 Steiner 1922, S. 168
24 Alt 1987, S. 208 f
25 Rahner/Vorgrimler 1961, S. 330
26 zitiert nach Eggenstein 1973, S. 32
27 Kühner 1981, S. 24
28 Becker 1963, S. 115
29 A. Schweitzer, zitiert nach Vogel o. J., S. 99

30 Goethe, zitiert nach Vogel o. J., S. 115

31 Buschmann o. J., S. 149

32 Skriver 1967, S. 45

33 »Universelles Leben« 1987, S. 48 f

34 zitiert nach Székely 1977, S. 37

35 G. Weidner 1985, S. 80 f

36 White Eagle 1986, S. 21

37 Bircher-Benner 1938, S. 124

38 Kühner 1981, S. 46

39 Brauchele 1957, S. 169

40 ebd. S. 171

41 Wurster 1978, S. 17

42 Calatin 1984, S. 39

43 ebd. S. 75 f

44 Pfeiffer 1986, S. 39

45 Schuitemaker 1986, S. 97 f

46 Körber u. a. 1981, S. 43

47 zitiert nach »Der Naturarzt« 1/90, S. 16

48 Hertzka 1984, S. 53

49 ebd. S. 91

50 ebd. S. 44

51 zitiert nach Willmann 1981, S. 95

52 ebd. S. 61 f

53 ebd. S. 21

54 ebd. S. 101 f

55 R. Steiner 1961, S. 111

56 zitiert nach Satory 1981, S. 49

57 zitiert nach Renzenbrink 1979, S. 87 f

58 ebd. S. 88

59 zitiert nach Willmann 1981, S. 27 ff

60 ebd. S. 107

61 Hertzka 1984, S. 292

62 Evers 1967, S. 53

63 zitiert nach Willmann 1981, S. 60

64 Bircher-Benner 1935, S. 97

65 ebd. S. 98

66 ebd. S. 99

67 Sommer 1958, S. 130
68 Buschmann o. J., S. 41
69 ebd. S. 40
70 ebd. S. 38
71 zitiert nach Székely 1977, S. 37

Literaturverzeichnis

Bücher

Allgeier, Kurt: Gesund essen. Die Ernährung für Leib und Seele.
    Knaur Verlag, München, 1983
    Mit der Bibel heilen. Medizinisches Uraltwissen neu entdeckt.
    Ariston Verlag, o. J.
Alt, Franz: Liebe ist möglich. R. Piper Verlag, München. 8. Auflage
    1987
Becker, F. Dr. med.: Hier irrt die Menschheit. Die Fleischnahrung, der
    folgenschwerste Irrtum der Menschen. Waerland Verlagsgenossen-
    schaft o. J.
    Der Weg zur vollkommenen Gesundheit. Waerland Verlagsgenos-
    senschaft, Mannheim, 6. Auflage 1963
Bircher-Benner, M. Dr. med.: Fragen des Lebens und der Gesundheit.
    Wendepunkt Verlag, Zürich/Leipzig/Wien, 4. Auflage 1935
    Vom Werden des neuen Arztes. Heyne Verlag, Dresden, 1938
Bircher, Ralf, Dr.: Geheimarchiv der Ernährungslehre. Bircher-Ben-
    ner Verlag, Bad Homburg, 2. Auflage 1986
Blaurock-Busch, Eleonore: Mineralstoffe und Spurenelemente und
    deren Bedeutung in der Haar-Mineralien-Analyse. Hrsg. Biologi-
    scher Arbeits- und Forschungskreis, Hersbruch, o. J. (a)
    Heilende Nährstoffe. Hrsg. Biologischer Arbeits- und Forschungs-
    kreis, Hersbruck, o. J. (b)
    Diagnose und Therapie von Nahrungsmittelallergien. Hrsg. Biolo-
    gischer Arbeits- und Forschungskreis, Hersbruck, o. J. (c)

Die Wechseldiät. Hrsg. Biologischer Arbeits- und Forschungs-
kreis, Hersbruck, o. J. (d)

Brauchle, Alfred, Prof. Dr. med.: Das große Buch der Naturheilkunde.
Prisma Verlag, Gütersloh, 1957

Brucker, M. O. Dr. med.: Unsere Nahrung – unser Schicksal. E. M. U.-
Verlag, Lahnstein, 14. Auflage 1985

Buchinger, Otto, Dr. med.: Vegetarische Kost als Heil- und Dauernah-
rung. Bruno Wilkins Verlag, Bad Bevensen, 41.–44. Aufl., o. J.

Buschmann, Arthur: Schriftensammlung für das aufsteigende Wassermann-Zeitalter. Eigenverlag A. Buschmann, Überlingen a. B., o. J.

Calatin, Anne: Ernährung und Psyche. Verlag C. F. Müller, Karlsruhe,
1984

Diamond, H. u. M.: Fit fürs Leben. Waldhausen Verlag, Ritterhude,
3. Aufl. 1989

Eagle, White: Die verborgene Weisheit des Johannes-Evangeliums.
Aquamarin Verlag, Grafing, 1986

Eggenstein, Kurt: Der unbekannte Prophet Jekob Lorber. Lorber Verlag, Bietigheim, 2. Aufl. 1973
Der Prophet Jakob Lorber verkündet bevorstehende Katastrophen
und das wahre Christentum. Lorber Verlag, Bietigheim, 2. Aufl. 1975

Ehret, Arnold, Prof. Dr. med.: Die schleimfreie Heilkost. Waldthausen Verlag, Ritterhude, 1988
Vom kranken zum gesunden Menschen durch Fasten. Waldthausen Verlag, Ritterhude 1989

Evers, Joseph, Dr. med.: Warum Eversdiät? Die Ernährung des Gesunden und Kranken. F. Haug Verlag, Heidelberg, 8. Aufl. 1967

Gergely, Stefan M.: Diät aber Wie? R. Pieper Verlag, München 1984

Gerhard, Hermann, Dr.: Medizin aus der Küche. Paracelsus Verlag,
Stuttgart, 1980

Günter, Ernst: Lebendige Nahrung. Verlag E. Günter, Thöringen
(Schweiz), 1988

Günther, Wilfried: Das Buch der Vitamine. Bruno Martin Verlag,
Südergellersen, 1984

Hagemann, Ernst, Dr.: Vom Wesen des Lebendigen. Eigenverlag
E. Hagemann, Lübeck, 1963

Hagen, M. v.: Die Nahrungsmittel sollen unsere Heilmittel sein. Stein-
kopf Verlag, Stuttgart, 1953

Haller, A. v.: Mögen Sie gesund bleiben. Econ Verlag, Düsseldorf, 1965

Hertzka, Gottfried, Dr. Strehlow, Wighard, Dr.: Küchengeheimnisse der Hildegard-Medizin. Verlag Hermann Bauer, Freiburg i. Br., 1984

Hillmann, Heinz, Dr. med.: Ernährung für Gesunde und Kranke. Verlag Kremayr, Wien, 1974

Ilg, Hermann: Bewußtsein und Weltbild. Buchdienst E. Diem, Leonberg, 1987

Karsten, Uwe: So besiegen Sie Umweltgifte. Verlag Edition Puplipress, Zürich, 1985

Katalyse (Hrsg.): Chemie in Lebensmitteln. Verlag Zweitausendeins, Frankfurt, 1981

Kenton, L. u. S.: Kraftquelle Rohkost. Heyne Verlag, München, 1987

Körber, K. W. von /Männle, Th./Leitzmann, C.: Vollwerternährung. Grundlagen einer vernünftigen Ernährungsweise. Haug Verlag, Heidelberg, 5. Auflg. 1981

Kollath, Werner, Prof. Dr. med.: Die Ordnung unserer Nahrung. Haug Verlag, Heidelberg, 1977
Zivilisationsbedingte Krankheiten und Todesursachen. Haug Verlag, Heidelberg, 1958
Die Ernährung als Naturwissenschaft. Haug Verlag, Heidelberg, 1967
Zur Einheit der Heilkunde. Verlag Natürlich und Gesund, Stuttgart, 1988

Kühner, Wolfgang: Körper Seele Geist. Aufklärung über die noch vielfach bestehende Unklarheit der drei Wesensteile des Menschen. Eigenverlag W. Kühner, Heuchelheim, 1981

Kulvinskas, Viktoras: Leben und Überleben, Kursbuch ins 21. Jahrhundert. F. Hirthammer Verlag, München, 4. Aufl. 1984

Müller, Max, Prof. Dr./Halder, Alois, Dr.: Herders kleines philosophisches Wörterbuch. Herder Verlag, Freiburg, 4. Aufl. 1962

Nieper, Hans, Dr.: Revolution in Medizin und Gesundheit. MIT-Verlag, Oldenburg, 1985

Nöcker, Rose-Marie: Körner und Keime. Heyne Verlag, München, 1983

Oetinger, Papendorf: Durch Entsäuerung zu seelischer und körperlicher Gesundheit. Eigenverlag, Öhringen-Ohrnberg, 5. Aufl. 1985

Opitz, Chr.: Die Gesundheitsrevolution. Zürich 1990

Ouseley, G. J.: Das Evangelium des vollkommenen Lebens. Aus dem aramäischen Urtext ins Englische übersetzt und herausgegeben von Rev. G. J. Ouseley. Humata Verlag, Bern, 5. Aufl. 1974

Peiter, Jamila: Die Heilkraft der Vital-Ernährung. Access Verlag, Königstein, 1989

Pfeiffer, Carl. C., Dr. med.: Nährstoff-Therapie bei Geisteskranken. Haug Verlag, Heidelberg, 1986

Popp. F. A.: Biologie des Lichtes. Berlin, 1984

Rahner, Karl/Vorgrimler, Herbert: Kleines Theologisches Wörterbuch. Herder Verlag, Freiburg, 1961

Randolph, Therson, G./Moss, Ralph, W.: Allergien: Folgen von Umweltbelastung und Ernährung. Verlag C. F. Müller, Karlsruhe, 1984

Renzenbrink, Udo: Ernährungskunde aus anthroposophischer Erkenntnis. Rudolf Geering Verlag, Dornach (Schweiz), 1979

Sartory, G. u. T.: Johannes Cassian – Spannkraft der Seele. Verlag Herder, Freiburg, 1981
Verborgene Worte Jesu. Verlag Herder, Freiburg, 3. Aufl. 1986

Scheffer, Mechthild: Die Bach-Blütentherapie. Hugendubel Verlag, München, 1981

Schmidt, K. O.: Meister Eckeharts Weg zum kosmischen Bewußtsein. Drei Eichen Verlag, München, 2. Aufl. 1969
Der kosmische Weg der Menschheit im Wassermann-Zeitalter. Drei Eichen Verlag, München, 2. Aufl. 1971

Schneider, Carl: Mysterien. Wesen und Wirkung der Einweihung. Bauhütten Verlag, Hamburg, 1979

Schneider, Ernst, Dr. med.: Nutze die Heilkraft unserer Nahrung. Saatkorn Verlag, Hamburg, 1962

Scholz, Heinz: Mineralstoffe und Spurenelemente – nötig für unsere Gesundheit! Hippokrates Verlag, Stuttgart, 2. Aufl. 1985

Shuitemaker, G. E., Dr.: Orthomolekulare Ernährungsstoffe. Verlag für orthomolekulare Medizin, Freiburg, 1986

Skriver, Carl Anders: Der Verrat der Kirchen an den Tieren. Starczewski-Verlag GmbH, München, 1967
Die Lebensweise Jesu und der ersten Christen. Druck- und Verlagsgesellschaft, Husum, 2. Aufl. 1988

Sommer, Walter: Das Urgesetz der natürlichen Ernährung. Eigenverlag W. Sommer, Ahrensburg, 1958

Spiller, Wolfgang: Neurodermitis, Krankheit ohne Ausweg? Verlag Natürlich und Gesund, Stuttgart, 1987

Steiner, Rudolf: Von Seelenrätseln. Verlag der Rudolf Steiner Nachlaßverwaltung, Dornau (Schweiz), 1960

Theosophie. Einführung in übersinnliche Welterkenntnis und Menschenbestimmung. Rudolf Steiner Nachlaßverwaltung, Dornach (Schweiz) 29. Aufl. 1961

Naturgrundlagen der Ernährung. Ausgewählt und herausgegeben von Kurt Th. Willmann. Verlag Freies Geistesleben, Stuttgart, 2. Aufl. 1981

Stolzenberg, Günther: Weltwunder Vegetarismus. Lebensschutz, Ernährung. Druck und Verlag Dr. Johann Herp, München, o. J.

Székely, Ed. B., Dr.: Das Friedensevangelium der Essener. Buch 1. Verlag Bruno Martin, Südergellersen, 1977

Teilhard de Chardin, Pierre: Der Mensch im Kosmos. Verlag C. H. Beck, München, 4. Aufl. 1959

Thomas, Berthold, Prof. Dr.: Vollkorn bietet mehr. Diatia Verlag, Bad Homburg, 1986

Universelles Leben (Hrsg.): Harmonie ist Leben und Gesundheit des Körpers. Verlag Universelles Leben, Würzburg, 1987

Vogel, A.: Die Natur als biologischer Wegweiser. Verlag A. Vogel, Teufen AR (Schweiz), 1983

Vogel, Werner: Yoga mit Heilwirkungen. Schnitzer Verlag, St. Georgen, 6. Aufl. o. J.

Waerland, Are: Der Weg zu einer neuen Menschheit. Humata Verlag, Bern, 4 Aufl. o. J. (a)

Übersäuerung als Grundursache der Krankheiten. Humata Verlag, Bern, 9. Aufl. o. J. (b)

Wagner, Richard: Der Engelsturz und die Rückkehr ins Reich Gottes. Verlag Universelles Leben, Würzburg, 1987

Wallimann, Silvia: Die Umpolung vom Materiellen zum Geistigen. Verlag Hermann Bauer, Freiburg, 2. Aufl. 1989

Wandmaker, Helmut: Willst du gesund sein? Vergiß den Kochtopf! Waldthausen Verlag, Ritterhude, 2. Aufl. 1989

Weidner, Gisela: Der Weg zur Gesundheit. Wiener Verlag, Himberg, 1985

Wendt, Lothar, Prof. Dr. med.: Gesund werden durch Abbau von Ei-

weißüberschüssen. Schnitzer Verlag, St. Georgen im Schwarz-
wald, 2. Aufl. o. J.

Willmann, Kurt, Th.: Naturgrundlagen der Ernährung. Verlag Freies
Geistesleben, Stuttgart, 1981

Wurster, Gerda: Auch dazu ward ihm der Verstand. Edition Wandlungen, Oldenburg, 11. Aufl. 1978

Yallop, David A.: Im Namen Gottes. Droemer Knaur, München, 1984

Broschüren

Diel, F./Meier-Ploger, A.: Reaktorkatastrophe in Tschernobyl und die
Folgen. Die Auswirkung in Landwirtschaft und Ernährung. Stiftung Ökologischer Landbau, Kaiserslautern, 3. Aufl. 1987

Höschen, Andreas: Weltreligionen und Vegetarismus. Sonderdruck
aus: Der Vegetarier, 6/85; 1 u. 2/86

Markus, Ramon (Hrsg.): Warum kein Fleisch, kein Fisch, kein Ei?
R. Markus Eigenverlag, Berlin, o. J.

Schwarz, Rudolf: Bewußte Ernährung, Edition Wandlungen, Olden-
burg/Hunte, 8. Aufl. 1977

Waldner, Heinz Günter, Dr. med.: Vegetarismus pro & contra. Hrsg.
Eden Stiftung, Bad Soden am Taunus, 1982

Aufsätze

Claude, J. v. a.: Prospektive epidemiologische Studie bei Vegetariern.
Hrsg. Vegetarier-Bund Deutschlands e. V., Verlag Die Werkstatt,
Göttingen, 1987

Leitzmann, C. u. a.: Ernährung und Gesundheit von Vegetariern.
Hrsg. Vegetarier-Bund Deutschlands e. V., Verlag Die Werkstatt,
Göttingen, 1987

Leitzmann, C./Watzel, B.: Rohkost – integraler Bestandteil der Voll-
wert-Ernährung. Hrsg. Der Vegetarier, Juni 1987

Zeitschriften

Oldendorf, Sigrid: Du sollst nicht töten. Religionen zum Fleischverzehr, in »Neuform-Kurier«, Februar 1988

Günther Mittmann: Einfluß der Ernährung auf unser Fühlen, Denken
und Handeln, in »Der Naturarzt«, Januar 1990

Widmung, Danksagung und Empfehlung

Diese Arbeit ist meinem Vater, meiner Mutter und all jenen Menschen gewidmet, die für ein besseres Leben einstehen.

Mein Dank richtet sich an meine liebe Frau Inge sowie an Wolfgang Spiller, Carlo Hörrmann, Gundula Kirens und alle, die es ermöglicht haben, daß dieses Buch entstehen konnte.

Entschuldigen möchte ich mich dafür, daß an manchen Stellen Wiederholungen auftreten. Doch wie heißt es so schön: »Ein Wort, das es nicht Wert ist, zweimal gedruckt zu werden, ist auch nicht wert, einmal gelesen zu werden.«

Wer vom Verstand her nun überzeugt wurde, daß die Rohkost die beste Nahrung ist, dem empfehle ich, seine Geschmacksnerven ebenfalls zu überzeugen und einmal (oder mehrmals) in Deutschlands erstem Rohkostrestaurant essen zu gehen. Die Adresse lautet:

Rohkost-Eremitage, Stiftung Bethanien
79837 Ibach-Lindau, Tel. 0 76 74 / 88 76

Und hier noch ein wichtiger Hinweis:

Der Computercode
Aus technischen Gründen läßt es sich leider nicht vermeiden, daß auch dieses Buch mit dem EAN-Strichcode auf der Rückseite des Buches ausgestattet ist. Es ist jedoch ein Anliegen des Autors, auf folgende Zusammenhänge hinzuweisen:

Der mittlerweile allgegenwärtige Computercode enthält grundsätzlich immer die verschlüsselte Zahl 666. Auf dieses satanische Symbol wird schon in der Offenbarung des Johannes als »Malzeichen des Tieres« hingewiesen (Offenb. 13, 16–18, vgl. auch Artikel in der Zeitschrift »Der heiße Draht« vom Mai 1992).

Da jede Form eine bestimmte Schwingung aussendet, sogenannte Formstrahlen, ist es verständlich, daß jedes Zeichen eine Resonanz in der unsichtbaren Welt erzeugt. Diese Tatsache wird jedem einleuchten, der um die Kraft der Pyramiden und des Kreuzes weiß. So konnte der bekannte Forscher Dr. Körbler nachweisen, daß man sich mit dem Kreuz vor negativen Einflüssen, wie z. B. geopathischen Störzonen, schützen kann.

Der Industriecode fördert auf der feinstofflichen Ebene die Verdunkelung des Seelen- und Nervenfluids. Jegliche Krankheitsentstehung wird durch das EAN-Zeichen gefördert, und die Menschen sind den göttlichen Einstrahlungen noch weniger geöffnet. Verheerend ist vor allen Dingen, wenn unsere Lebensmittel mit dem Industriecode bedruckt sind, was heute fast immer der Fall ist (vgl. J. Rothkranz: »Die Diktatur der Humanität«, Verlag A. Schmidt). Wie können wir uns schützen?

Dort, wo es geht, sollte der Code entfernt werden. Wenn dies nicht möglich ist, empfiehlt es sich, mit der Kraft des Jerusalemer Kreuzes die schädigenden Formstrahlen aufzuheben. Sie können das Jerusalemer Kreuz beliebig oft fotokopieren, oder Sie lassen sich einen Stempel anfertigen. Ein fertiger Stempel ist auch erhältlich bei der Stiftung Bethanien, Adresse siehe gegenüberliegende Seite.

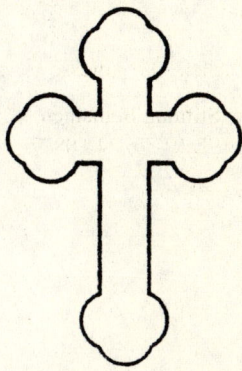

Das Jerusalemer Kreuz

Zuletzt möchte ich Ihnen empfehlen, mit Ihrer Ernährungsumstellung auf Frischkost nicht lange zu warten. Wer nach dem Motto handelt: »Prüfet alles und das Gute behaltet«, wird sicherlich am eigenen Leibe verspüren dürfen, wie segensreich sich die Rohkost auf den Körper, die Seele und den Geist auswirkt.

Wenn Sie Fragen oder Anmerkungen zum Thema dieses Buches haben, können Sie dem Autor gern unter folgender Adresse schreiben:

Gregor Wilz
Postfach 1111, 79731 Görwihl

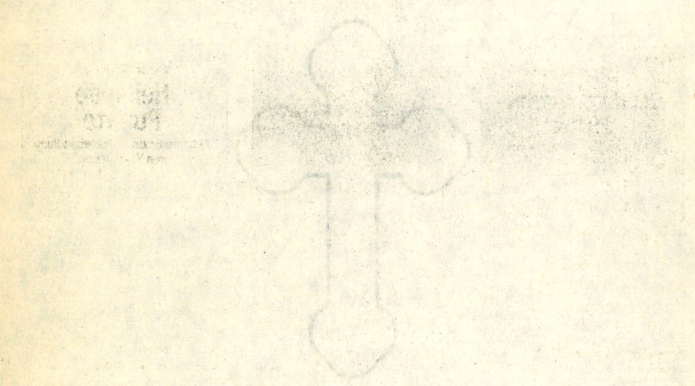

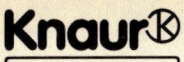

ALTERNATIV HEILEN

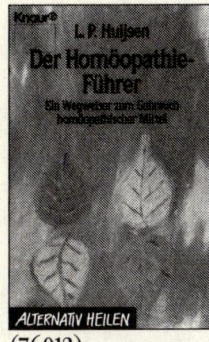

(76012)

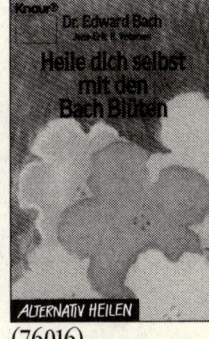

(76016)

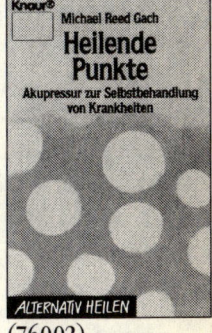

(76002)

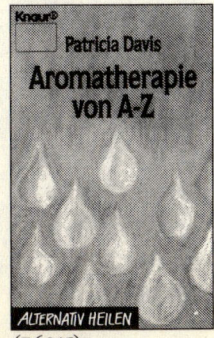

(76015)

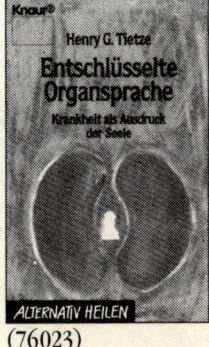

(76023)

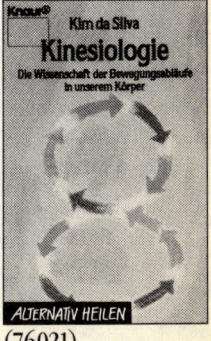

(76021)